Alle Rechte vorbehalten · Copyright by Akademie-Verlag GmbH

Erschienen im Akademie-Verlag GmbH., Berlin W 8, Mohrenstraße 39
Lizenz-Nr. 202 · 100/618/56
Satz, Druck und Bindung: IV/2/14 - VEB Werkdruck Gräfenhainichen - 665
Bestell- und Verlagsnummer: 3014/3
Printed in Germany

AF809876

GRUNDRISS DER MEDIZIN DER ALTEN ÄGYPTER III

HERMANN GRAPOW

KRANKER
KRANKHEITEN UND ARZT

Vom gesunden und kranken Ägypter,
von den Krankheiten,
vom Arzt und von der ärztlichen Tätigkeit

1956

AKADEMIE-VERLAG · BERLIN

Vorwort

Für diesen dritten Band des Grundrisses, der auf Seite 60 des zweiten Bandes in Aussicht gestellt worden ist, gilt hinsichtlich des Anteils meiner Mitarbeiter Dr. Hildegard von Deines und Dr. Wolfhart Westendorf dasselbe, was bereits im Vorwort zum zweiten Band ausgesprochen wurde: ihm ist mancherlei von ihren Beobachtungen und Erkenntnissen zugute gekommen, ohne daß es, nach ihrem Wunsch, ausdrücklich hervorgehoben werden sollte. Beiden sei aufrichtig gedankt.

Das Ganze und Eigentliche des Zieles unserer Arbeit, dessen Kern die philologische Interpretation der Texte und ihre Übersetzung bilden, wird auch in dem vorliegenden Buche noch nicht dargeboten. Es will ebenso wie die beiden ersten Bücher der Reihe noch auf das Ganze hinweisen, auf das es sich aber schon stützt, wie es sich gleichfalls auf die „Untersuchungen" stützt, aus denen im besonderen in neuer Gestaltung das übernommen ist, was dort bereits über die Bezeichnungen des Kranken festgestellt werden konnte. Da auch in diesem dritten Bande alles aus den Texten selbst erarbeitet wurde, so ist auf das moderne Schrifttum zur Altägyptischen Medizin nur da Bezug genommen worden, wo es notwendig erschien; vgl. dazu die Bemerkungen auf Seite 64. Das bedeutet keine Vernachlässigung desselben, zumal wir zu ihm von Fall zu Fall in den Erläuterungen unserer Übersetzung Stellung nehmen werden. Und es soll auch keine Vernachlässigung bedeuten, wenn nicht auf das Buch von G. Lefebvre, Essai sur la Médecine égyptienne de l'époque pharaonique (Paris 1956), eingegangen ist. Das Buch erschien, als mein Manuskript im wesentlichen abgeschlossen war. Unsere Bücher stehen nebeneinander als zwei Bestrebungen nach ähnlichen Zielen, verwandt und doch auch wieder sehr verschieden angelegt. Unter anderem kam es mir darauf an, den gesunden Ägypter in die Betrachtung einzubeziehen und nach dem Krankheitsbegriff zu fragen.

Wenn sich das eine und das andere des in dem Buche Dargelegten früher oder später als irrtümlich herausstellen sollte, so erklärt sich das, auf das Sachliche gesehen, aus der Art dieser Prolegomena als erst vorläufigen Ergebnissen unserer gemeinsamen Arbeit an der Übersetzung der Texte und an ihrer lexikalischen und grammatischen Aufbereitung. Es handelt sich bei unserem Vorhaben ja nicht so sehr um die bloße Mitteilung des anderen und uns selbst schon mehr oder weniger sicher verständlich Gewordenen als vielmehr um Forschungen, von deren Resultaten wir eine neue Grundlegung für die künftige Aufhellung der Probleme erhoffen, welche die Altägyptische Medizin noch auf lange Zeit stellen wird. Wir forschen, daß heißt wir durchsuchen und befragen den zur Zeit vorliegenden Stoff allseitig in seinem ganzen Umfang, wir lernen Tag für Tag Neues und oft Besseres, und wir müssen beständig umlernen, wenn wir allerdings auch mit Schwierigkeiten zu ringen haben, deren Vielfalt und Größe wir anfangs nicht voraussehen konnten.

Es war mein Bemühen, einfach zu schreiben und den Stoff in möglichster Knappheit vorzuführen; dafür sind die Register reichlicher gehalten. Von den unvermeidlich vielen Hinweisen auf Textstellen und andere Zitate habe ich eine beträchtliche Anzahl in einem „Anhang der Stellennachweise" zusammengefaßt, auf den sich Ziffern beziehen zum Unterschied von den Buchstaben der Fußnoten. In der Umschreibung der ägyptischen Wörter ist die Unterscheidung von *s* und *ś* zugunsten von *s* aufgegeben worden; so wollen wir auch im weiteren verfahren.

Berlin 1956 *Hermann Grapow*

Inhaltsverzeichnis

Erster Teil:

Vom gesunden Ägypter, von seinen normalen körperlichen Zuständen im Ablauf seines Lebens

Zur Einleitung 1
I. Von den Wörtern für „gesund sein" und ihrem Gebrauch 3
II. Was der Ägypter unter „gesund sein" verstand 5
III. Von der Erhaltung der Gesundheit 7
IV. Vom Ablauf des Lebens 9
A. Zeugung und Geburt 9
B. Lebensläufe; Lebensalter 17

Zweiter Teil:

Vom Kranksein und von den Krankheiten sowie von ihrer Entstehung und ihrer Heilung

Erster Abschnitt: Vom Krankheitsbegriff 19
I. Wie sich der Kranke krank fühlt 20
II. Von den Wörtern für „krank sein" und ihrem Gebrauch 22
III. Von der Entstehung der Krankheiten 26
A. Allgemeines 26
B. Krankheitsentstehung ohne Angabe der Ursache 29
C. Krankheitsentstehung mit Angabe der Ursache 31

Zweiter Abschnitt: Von den Krankheiten 35

I. Allgemeines 35
A. Krankheitserscheinungen besonderer, nicht rein körperlicher Art . 37
B. Zur Frage der Ordnung der Erkrankungen 39
C. Anzahl der Krankheiten, ihre Häufigkeit oder Seltenheit 41
D. Saison-Krankheiten 42
E. Krankheiten „des Mannes" und „des Mannes oder der Frau" . . . 43
F. Frauenkrankheiten — Kinderkrankheiten 46
G. Krankheiten, von denen wir nur den Namen kennen 47

II. Hauptgruppen äußerer bzw. äußerlicher Erkrankungen 48
A. Wunden — Knochenbrüche — Verbrennungen 48
B. Kopfleiden 51
1. Verschiedene Erkrankungen 51
2. Augenleiden 53
C. Erkrankungen an Arm oder Bein 55
D. Geschwülste, Schwellungen 56

III. „Innere" Krankheiten 59
A. Erkrankungen des Bauches allgemein 59
B. Magen- Herz-Erkrankungen 61

C. Erkrankungen am After 62
D. Krankhafte Zustände der Blase und Beschwerden beim Harnlassen 63
1. Anhang: Zu den Deutungen der Krankheitsbezeichnungen 64
2. Anhang: Vom Schwinden der Krankheit und von der Heilung. . . 68

Dritter Teil:

Vom kranken Ägypter, von seinen Bezeichnungen und von seiner Stellung in der Medizin

Erster Abschnitt: Von den Bezeichnungen des Kranken 72
I. Bezeichnungen des Kranken im allgemeinen. 72
II. Bezeichnungen des Kranken im besonderen 74
A. Zur Bildungsweise 74
1. Die Formen der vollständigen Bezeichnungen 75
2. Die Formen der verkürzten Bezeichnungen 76
B. Zum Inhalt und zum Vorkommen dieser Bezeichnungen des Kranken 76
1. Vorkommen in Rezepten 77
a) Überschriften 77
b) Nachschriften 78
2. Vorkommen in Diagnosen 80
a) In der Überschrift 80
b) Nach der Formel „wenn du untersuchst“. 80
c) Nach der Formel „du sollst sagen“ 81
3. Vorkommen in vergleichenden Hinweisen 81
Anhang: In Personennamen. 81
Zweiter Abschnitt: Vom Kranken als Objekt und als Subjekt ärztlicher Tätigkeit 82

Vierter Teil:

Vom Arzt: von den ärztlich tätigen Personen, vom Ärztestand und von der Ausübung des ärztlichen Berufes sowie von den Heilgottheiten

Erster Abschnitt: Von den ärztlich tätigen Personen 86
I. Der Arzt 86
A. Seine eigentliche Bezeichnung *swnw* 86
1. *swnw*-„Arzt“ in den medizinischen Texten. 87
2. *swnw*-„Arzt“ in nicht-medizinischen Texten 90
B. Eigentliche Bezeichnungen des Arztes, die nicht das Wort *swnw* enthalten 90
C. Bezeichnungslose, anonyme Nennung des Arztes 91
II. Priester und Schreiber, Zauberer und Beschwörer 92
A. Priester und Schreiber 92
B. Zauberer und Beschwörer 94
III. Der Verbinder. 94

Zweiter Abschnitt: Vom Ärztestand (Ausbildung, Spezialistentum, Laienärzte) . . . 95

Dritter Abschnitt: Von der Ausübung des ärztlichen Berufs . . . 99

I. Vorbemerkungen . . . 99

A. Von der nebenberuflichen Tätigkeit . . . 100

B. Von den Hilfsmitteln des Arztes . . . 100

1. Von den literarischen Hilfsmitteln . . . 101

2. Von den technischen Hilfsmitteln . . . 102

a) Instrumente . . . 104

b) Verbandsmittel . . . 106

C. Von Gehilfen des Arztes . . . 107

D. Vom Verhalten des Arztes zum Kranken . . . 107

II. Von der Untersuchung . . . 108

A. Allgemeines . . . 108

B. Untersuchung im besonderen . . . 111

1. Betrachtung und Befragung . . . 111

2. Befühlen und Betasten mit Hand und Finger . . . 113

3. Prüfung durch den Geruch . . . 116

III. Von der Behandlung . . . 117

A. Allgemeines . . . 117

B. Behandlung im besonderen . . . 120

1. Besonderes bei der Applikation von Heilmitteln . . . 121

2. Operatives Tun: Einrenken, Schneiden und Brennen . . . 123

a) Einrenken . . . 123

b) Schneiden und Brennen . . . 125

3. Von der Wundbehandlung . . . 125

4. Verschiedenes Besondere . . . 130

IV. Von der Bereitung der Heilmittel . . . 132

A. Wer die Heilmittel bereitete . . . 133

B. Wie die Heilmittel bereitet wurden . . . 135

Vierter Abschnitt: Von den Heilgottheiten . . . 137

Anhang der Stellennachweise, soweit sie nicht im Text selbst oder in den Fußnoten angeführt sind . . . 141

Register . . . 148

1. Allgemeines . . . 148

2. Autorennamen . . . 155

3. Ägyptische Wörter (in Auswahl) . . . 156

a) Verschiedene Wörter . . . 156

b) Wörter für Krankheiten und Krankhaftes . . . 157

4. Stellennachweise aus den Texten . . . 159

a) Aus den medizinischen Texten . . . 159

b) aus Texten nicht-medizinischen Inhalts . . . 166

Erster Teil

Vom gesunden Ägypter, von seinen normalen körperlichen Zuständen im Ablauf seines Lebens

Zur Einleitung

Für die altägyptische Medizin als Naturwissenschaft vom gesunden und vom kranken ägyptischen Menschen [a]) enthalten die eigentlich medizinischen Texte über den gesunden Ägypter, über seine normalen körperlichen Zustände nur sehr spärliche Angaben, wie etwa in den Traktaten vom Herzen (und von den Gefäßen [b]), (deren normale Anatomie und Physiologie doch dargelegt zu sein scheint, wenn auch mehr auf theoretischer als auf empirischer Grundlage), oder wie in den Schwangerschafts- und Geburtsprognosen oder wie in anderem vereinzelt und beiläufig Erwähnten. Der Hauptinhalt der medizinischen Texte geht auf den kranken ägyptischen Menschen, genauer auf dessen vielfache Leiden und krankhaften Zustände. Und wir fragen uns jetzt, bei unserem, wie wir glauben, vertieften Verständnis der Texte und im besonderen der Herzbücher, ob nicht am Ende sogar auch die scheinbar normalen Inhalte [c]) bestimmter Gefäße und Organe, ob nicht auch Blut, Same, Nasenschleim, Tränen, Harn, Kot und noch anderes vom Ägypter (weil für seine Unkenntnis ihrer physiologischen Entstehung und Funktion bloße Ausscheidungen seines Körpers) mehr als pathologische denn als normale Erscheinungen [d]) und Vorgänge angesehen worden sind. Ja, wir fragen uns noch weitergehend, ob nicht etwa auch der Geburtsvorgang, das Ausstoßen des Kindes (und der Nachgeburt [e]), über deren Abgehen wir allerdings nichts erfahren), im Grunde als eine den Körper verunreinigende Aus-

---

a) Für diese Definition vgl. Bd. I Seite 7.

b) Siehe das nähere darüber Bd. I Seite 63f.

c) Für das einzelne sei auf das Register zu Bd. I verwiesen.

d) In diesem Zusammenhang sei der Zweifel wenigstens als Frage geäußert, ob der Ägypter das Pulsieren des Gehirns, sein „Flattern und Fliegen unter den tastenden Fingern" (Wundenbuch Fall 6; vgl. Bd. I Seite 28) als einen normalen Vorgang aufgefaßt habe. Es wäre ganz denkbar, daß dies Pulsieren, für das man doch keine Erklärung haben konnte, mit der Schädelverletzung, bei der es in Erscheinung trat, zusammengebracht wurde. Der Hinweis auf die schwache Stelle des Köpfchens eines kleinen Kindes, „das noch nicht festgeworden ist", so bemerkenswert er auch ist, enthält weder für die eine noch für die andere Feststellung bzw. Beobachtung etwas darüber, was sich der Ägypter dabei gedacht haben mag.

e) Über die Plazenta siehe das auf Seite 14, Note e Bemerkte.

scheidung oder Absonderung betrachtet wurde; daher denn die Mutter nach der vollendeten Geburt einer vierzehntägigen Reinigung bedurfte[a]). Aber selbstverständlich muß die Geburt hier als ein normales, gesundes Geschehen besprochen werden.

Wir meinen dabei „pathologisch" nicht so, als hätte der Ägypter die oben genannten Ausscheidungen usw. für an sich krankhafte Erscheinungen gehalten, sondern nur in dem Sinne, daß er sie als dem Körper eigentlich fremde Stoffe empfand, die eben aus dem Körper entfernt werden mußten. Geschah das in der üblichen regelmäßigen und schmerzlosen[b]) Weise, so wurde das Notwendige als etwas Selbstverständliches hingenommen. Sobald sich aber Störungen bemerkbar machten, etwa das Harnlassen mit Beschwerden verbunden war oder der Nasenschleim sich durch einen Schnupfen unnormal vermehrte, so wurde die natürliche Verrichtung zum Übel, die sonst nicht weiter beachtete Absonderung zur Krankheit. Wie denn ja wohl überhaupt der primitive Mensch, so damals wie noch heute, sich seines Körpers und dessen Funktionen erst recht eigentlich bewußt zu werden pflegt, wenn so oder so Störungen gleichviel welcher Art auftreten. Diese werden empfunden und beachtet – das, worüber einfache Menschen, besonders weibliche, betreffs ihres Körpers mit Vorliebe sprechen, sind seine Krankheiten! –, der gesunde Zustand ist selbstverständlich, von ihm zu reden oder über ihn zu schreiben (und ihn zu erhalten und zu pflegen) liegt im allgemeinen kein Bedürfnis vor. Daher bekommen wir auf die Frage, wie sich der gesunde Ägypter fühlte, was er unter Gesundsein empfand, aus den Texten nur ungenaue und rein zufällige Antworten, auch dann, wenn wir uns an die ganze Fülle aller ägyptischen Texte aller Art aus allen Zeiten wenden.

Heute sieht der Arzt bei einer Erkrankung auch auf den ganzen kranken Menschen, betrachtet er ein Leiden als eine Störung im Gesamtorganismus. Dem ägyptischen Arzt lag solche Betrachtungsweise fern. Er sah nur oder doch so gut wie nur denjenigen Teil des Ganzen, der jeweils erkrankt war. Und der gesunde Mensch interessierte den ägyptischen Arzt gar nicht. Gleichwohl dürfen aber wir den Versuch machen, uns den kranken Ägypter oder vielmehr seine Erkrankungen verständlicher werden zu lassen, indem wir zusammenstellen, was die Texte über den gesunden ägyptischen Menschen ergeben, darüber ergeben, wie, vom Biologischen und Physiologischen aus gesehen, sein Leben normal, also in Gesundheit verlief. Die folgende Zusammenstellung ist sehr unvollkommen, weil die Andeutungen der Texte sehr ungleich ergiebig und oft dürftig sind.

---

[a]) Vgl. dazu unten Seite 15.

[b]) Der Schmerz welcher Art auch immer wird als „Indikator" sowohl für den Patienten wie für den Arzt eine wichtige Rolle gespielt haben und das „Kranksein" (vgl. dazu unten Seite 22) wird in sehr vielen Fällen ein mit Schmerzen verbundener Zustand gewesen sein.

I. Von den Wörtern für „gesund sein“ und ihrem Gebrauch

Die ägyptische Sprache verfügt über eine ganze Anzahl von Wörtern, die das körperliche Wohlbefinden in seinen verschiedenen Stadien bezeichnen, wie *rnpj* „jung sein“; *wḏ3* „unversehrt, wohlbehalten sein“; *nḏm* „es angenehm haben, sich wohl befinden“; *rwḏ* „fest sein, gedeihen“; und noch andere ähnlicher Bedeutungsbereiche. Das eigentliche Wort für „gesund sein, gesunden; Gesundheit“ ist *snb*, zu dem auch ein seltenes *snb·t* „Genesung“ gehört. Das seit den ältesten Texten belegte und in der alten und älteren Sprache sehr häufige Wort ist im Ablauf der Sprachentwicklung zuletzt selten geworden und schließlich ganz geschwunden. Schon im Demotischen, der spätesten Sprachstufe vor dem mit griechischen Buchstaben geschriebenen Koptisch, tritt es gegenüber dem Wort *wḏ3* (vgl. oben) zurück, und im Koptischen selbst ist es nicht mehr nachweisbar. Das Wort für „gesund“ im Koptischen (das noch einige jüngere Ausdrücke für „gesund, Gesundheit“ besitzt) ist *udschai*, der Abkömmling des alten *wḏ3*. Es hat im Koptischen völlig die Funktion von *snb* übernommen [a]).

Der Gebrauch der oben genannten Wörter zur Bezeichnung guter und erwünschter körperlicher Zustände ist in den medizinischen Texten bis auf den von *snb* ein beschränkter. So findet sich *rwḏ* „fest sein“ nur im ungünstigen Sinne von krankhaft Verhärtetem [b]); *wḏ3* nur ein paarmal von der Unversehrtheit des Fleisches oder der Knochen bei schweren Verwundungen [c]); *nḏm* bis auf eine Stelle von der Schulter „bis es ihr besser geht“ [1] in diesem Sinne nur vom Patienten als Ergebnis der Behandlung. Vielfältiger ist der Gebrauch von *snb*: „gesund werden“ sollen vor allem der Patient oder die Patientin; aber auch erkrankte Körperteile können „gesund werden“, wie der Kopf [2], die Augen [3], der Oberschenkel (*m3s·t*) [4] oder der After (*pḥwj*) [5]. Und ebenso eine Verbrennung (*wbd·t*) [6] oder schmerzende Stellen [7]; für weiteres muß auf das Sonderwörterbuch verwiesen werden.

Viel reichhaltiger und für unsere Frage nach dem Gesundsein aufschlußreicher sind die Texte nichtmedizinischen Inhalts hinsichtlich der Wörter *rwḏ*, *wḏ3*, *rnpj* und vor allem auch *snb*, um nur diese zu betrachten.

„Fest sein“ (*rwḏ*) soll im besonderen der Leib: „du vollendest hundert und zehn Jahre auf Erden, indem dein Leib (*ḥʿ*) fest ist“ [d]) oder es heißt

---

[a]) Auch die in der alten Sprache mit *snb* gebildete Grußformel am Briefschluß wird im Koptischen mit diesem Verbum ausgesprochen: „bleib gesund“ = „lebe wohl!“.

[b]) So besonders von Zuständen der *ʿ3·t*-Geschwülste (Eb. Nr. 868; 871; 872; 873); ähnlich Eb. Nr. 858; Wundenbuch Fall 45.

[c]) Vom Fleisch Wundenbuch Fall 8 und 31; vom *gm3*-Jochschläfenbein ebd. Fall 18; vom Knochen allgemein ebd. Fall 27.

[d]) Anast. III 4, 9. — Damit mag hier und an den folgenden Stellen etwa das Gegenteil vom Schwinden der Körperkräfte gemeint sein, das Conrad Ferdinand Meyer in seiner Novelle „Der Schuß von der Kanzel“ so kennzeichnet (in Kap. 8): „du verlierst deine Muskelkraft, Vetter! Dich entnervt die gliederlösende Senectus!“.

auch „alt werden, indem der Leib fest bleibt, ohne daß er einen Schmerz (*mn·t*) hat“[1] oder auch, daß eine angenehme Lebenszeit darin besteht, „daß die Glieder (*ʿ·t*) fest bleiben und das Auge weit blicken (*gmḥ wꜣw*) kann“[2]. Vereinzelt steht die wunschartige Bemerkung: „das membrum virile sei fest (*rwḏ*) in den Frauen“[3]; medizinisch wird dafür *nḫt* „steif sein“ gebraucht.[4] – In ähnlicher Verwendung wie *rwḏ* an den obigen Stellen findet sich *wḏꜣ* „unversehrt“ öfters vom Leib und auch so: „Fleisch (*iwf*) und Knochen (*ḳs·w*) sollen *wḏꜣ* sein wie bei einem, der noch nicht gestorben ist“[5]. Sehr häufig sind Verbindungen wie „er möge leben, wohlbehalten (*wḏꜣ*) und gesund sein (*snb*)“ als Zusatz zum Königsnamen und in mancherlei Gebrauch sonst.

Das „gesund werden“ und „gesund sein“ (*snb*) ist das Gegenteil zum „krank sein“: so erwünscht ist dem Lebensmüden der ersehnte Tod „wie wenn ein Kranker (*mr*) gesund wird“, wie das „Ausgehen aus dem Hause nach einem Leiden“[6]; die Göttin Hathor sagt zum König, sie „gebe ihm Leben, ohne daß er einen Schmerz habe, indem er gesund sei, ohne irgend etwas Böses (= Krankes)“[7]; „gesund sein“ von (*r*) einem Leiden ist ein wiederholt geäußerter Wunsch der Gottheit für den König[8]. Aber „gesund sein“ ist dem Ägypter mehr als bloßes ohne Krankheit sein.

Die Feststellung der Gesundheit und die Wünsche für sie beginnen schon mit der Namengebung[a]), die, nach allem, was wir über sie wissen, im unmittelbaren Anschluß an die Geburt vom Vater oder von der Mutter oder von beiden, auch wohl von der Amme, vorgenommen wurde. Die ägyptischen Personennamen[b]) enthalten vielfach Aussagen sehr mannigfaltigen Inhalts, der sich bevorzugt auf das Kind bezieht, dem unmittelbar oder auch mittelbar etwas Günstiges für es selbst oder auch für eine andere, ihm nahestehende Person gewünscht wird[c]). Unter diesen Namen ist auch eine nicht unbeträchtliche Anzahl mit *snb*, „gesund sein“ gebildeter[d]), von denen einige angeführt seien[e]): „möge sein Vater gesund sein“ (II 316, 3); „möge ihr Sohn gesund sein“ (II 316, 11); „möge er mir gesund sein“ (II 200); „er ist gesund in meiner Hand“ (I 313, 18); „Gesundheit ist bei mir“ (I 313, 18) und wie solche Satznamen sonst lauten mögen, unter denen sich auch Bildungen finden wie „möge mein Herr gesund sein“ (also mit einem Wunsch für einen anderen) und neben denen es auch bloßes „der Gesunde“ gibt.

---

a) Über sie vgl. H. Ranke, Die ägyptischen Personennamen Bd. II Seite 2, sowie H. Grapow, Wie die alten Ägypter sich anredeten usw. Teil II Seite 17.

b) Das zur Zeit bekannte Material bei H. Ranke, Die ägyptischen Personennamen Bd. I (1935); Bd. II (1952).

c) Jedenfalls in den eigentlichen Namen Günstiges. Über Beinamen wie „Blinder“, „Zwerg“ und ähnliche vgl. unten Seite 82.

d) Auch mit *wḏꜣ* „unversehrt, wohlbehalten“ werden Namen gebildet.

e) Die Verweise beziehen sich auf Ranke, Personennamen.

Auch außerhalb des Bereiches der Personennamen lesen wir oft Bitten an die Gottheit „gesund zu sein", einen anderen oder die Nachkommen „gesund sein zu lassen", „gesund und fröhlich zu sein"[1] oder „lebendig und gesund zu sein". Eine Versicherung lautet „so wahr meine Nase gesund ist" (wohl: richtig und frei atmen kann)[2] und eine den Hörer beschwörende Aussage so: „so wahr du mich gesund sehen willst!"[3]. Auf der Reise soll man „lebendig, wohlbehalten und gesund bleiben"[4] und die Leiter von Expeditionen zu den Alabastersteinbrüchen von Hatnub in Mittelägypten versichern in ihren Inschriften den Nachfolgern wiederholt „jeder Reisende, der seinen Arm zu diesem Bilde [des neben der Inschrift Dargestellten und in ihr Genannten] erheben wird, der wird sein Haus gesund erreichen, nachdem er verrichtet hat, wozu er gekommen ist"[5]. Gelangt jemand in eine fremde Stadt, so stellt er fest „ich kam nach Memphis; seine Bewohner sind gesund"[6] oder er beglückwünscht andere mit den Worten „euere Saat auf dem Felde gedeiht; euere Leute sind gesund; ihr denkt an das Leben und denkt nicht an den Tod"[7]. Und ein Brief endet gern mit einem „Lebewohl!" der Form „mögest du gesund sein", „es ist gut, wenn du gesund bist", wie andererseits ein Glückwunschschreiben so beginnt „du lebst, du bist wohlbehalten, du bist gesund; du bist nicht arm, du bist nicht elend"[8] als wünschbare Feststellung.

II. Was der Ägypter unter „gesund sein" verstand

Was der Ägypter im einzelnen meint, wenn er wünscht, daß „alle Körperglieder vollständig sind und sein Leib ganz gesund (*snb*) sei"[9], ersehen wir im Positiven aus Sprüchen für den Toten, der im Jenseits seine körperliche Existenz wie auf Erden fortsetzen möchte, und im Negativen aus ein paar Äußerungen über das Abnehmen der Kräfte und Versagen der Funktionen mit zunehmendem Alter. Aber auch die Beschreibungen der Alterszustände enthalten ja im Grunde ebenfalls, wie man gerne wäre, wenn das Alter noch nicht schädigend einwirkt. Denn „zu leben und dabei jung (*rnpj*) zu bleiben" ist ein Wunsch, der oft geäußert wird, unbeschadet der Hoffnung, in Ehren das Idealalter von hundertundzehn Jahren zu erreichen. Den wünschenswerten Zustand eines Menschen höchsten Alters spricht der Prinz im Märchen dem weisen Greis, den er doch liegend antrifft, während zwei Diener ihn massieren, in seiner Begrüßung aus: „es sei dein Befinden wie das jemandes, der lebt mit dem Greisentum noch vor sich, der schläft bis zum Tagesanbruch, frei von Leiden, ohne keuchenden Husten (*kḥkḥ·t nt srj·t*)!"[10]

Die Bitte der früh verstorbenen Ehefrau aus dem Grabe an den überlebenden Mann[11] „mein Bruder, mein Gatte, mein Freund! werde nicht müde des Trinkens, des Essens, des Rausches, der Wollust!" klingt als Wunsch für das Weiterleben im Jenseits so „zu essen, zu trinken, zum Beischlaf fähig zu sein"[12] und, auf die normale Ernährung beschränkt, so „zu essen mit meinem Munde, zu entleeren aus meinem After"[13]. Die weitergehenden

Wünsche: „das Herz sei froh, die Glieder seien in unversehrtem Zustand, der Nacken sei fest unter dem Kopf, das Auge schaue in die Ferne, die Nase atme und ziehe Luft ein, das Ohr sei offen und vermöge zu hören, der Mund sei aufgetan und wisse zu antworten, die Arme seien in Ordnung und möchten Arbeit verrichten“[1] werden in einem Spruch an den Toten für sein gutes Ergehen im Jenseits so geäußert: „gegeben werden dir deine Augen um zu sehen, deine Ohren um zu hören, was gesprochen wird; dein Mund redet, deine Beine gehen, deine Unterarme drehen sich nach deinen Oberarmen hin; dein Fleisch ist fest (*rwḏ*), deine *mt*-Gefäße sind geschmeidig (*nḏm*); du erfreust dich aller deiner Körperteile; du überprüfst deinen Leib: er ist vollständig und in gutem Zustand (*wḏꜣ*); es ist überhaupt nichts Böses an dir; dein *ỉb*-Herz hast du wie es richtig ist; dein *ḥꜣ·tj*-Herz hast du wie es früher war“[2].

Das alles ändert sich im Alter[a]), über dessen Einwirkungen auf den Körper und auf die Funktionen seiner Organe wir zwei berühmte Schilderungen besitzen. In seiner Lebensgeschichte klagt Sinuhe[3]: „das Altwerden ist herangekommen; die Altersschwäche, sie ereilte mich; meine Augen sind schwer geworden; meine Arme sind schlaff geworden; meine Beine, sie haben aufgehört, dem Herzen zu folgen[b]), das müde ist“. Ausführlicher heißt es über das Alter in der Weisheitslehre des Ptahhotep[4]: „das Greisentum ist entstanden; das Altwerden ist herangekommen; die Altersschwäche ist herbeigekommen; die kindliche Schwachheit erneuert sich; man liegt ihretwegen matt da jeden Tag. Die Augen sind klein, die Ohren sind taub. Die Kraft vergeht dem mattherzig Gewordenen. Der Mund schweigt und mag nicht mehr sprechen[c]); das Herz (*ỉb*) versagt [var.: ist vergeßlich] und kann sich nicht mehr an gestern erinnern[d]); das Gebein (*ḳs*), es schmerzt auf die Länge der Zeit [? var.: wegen des Altwerdens]. Gutes ist zu Bösem geworden. Jeder Geschmack ist dahingegangen [var.: er ist geschwunden]. Was das Altwerden dem Menschen bereitet, ist böse in allen Dingen. Die Nase ist verstopft und kann nicht mehr atmen; es fällt schwer (?), zu stehen und zu sitzen“[e]).

Alle diese, wenn auch nicht eben sehr vielseitigen und in der Hauptsache auf Äußerliches beschränkten, positiven oder negativen Aussagen über das,

---

[a]) W. Spiegelberg führt in seinem Aufsatz „Zur Darstellung des Alters in der älteren ägyptischen Kunst“ (Äg. Ztschr. 54, 67ff.) als Altersandeutungen unter anderen an: tief gefurchte Nasenlippenfalte (S. 67); Senkung unter den Backenknochen (S. 67); magerer Körper mit Altersbauch (S. 68); vorgebeugte Schulter (S. 68).

[b]) Über das Herz als geistiges Zentrum vgl. Bd. I Seite 67.

[c]) Es gibt sowohl eine senile Geschwätzigkeit als auch ein Wortkargsein im Alter; man möchte glauben, daß an dies hier gedacht ist. Eigentlich steht da, daß der Mund nicht mehr reden „kann“.

[d]) Das Herz ebenso wie in der Sinuhestelle als geistiges Zentrum.

[e]) „stehen und sitzen“, „aufstehen und sich setzen“ wird oft im Sinne von: „sich zur Mahlzeit setzen“ gebraucht. Ob daran hier zu denken ist?

was der Körper leisten kann oder leisten sollte, ergeben immerhin doch etwas für die Frage, was der Ägypter sich vom gesunden Zustand seines Körpers wünschte, was er unter Gesundsein verstand.

III. Von der Erhaltung der Gesundheit

Über das „Wie“ der Erhaltung [a]) solchen gesunden Zustands erfahren wir nicht besonders viel. Wie im Vorstehenden (und wie zumeist auch sonst) müssen wir uns die in den Texten verstreuten Andeutungen über Körperpflege zusammensuchen, um ein ungefähres Wissen von ihr zu erlangen. Hygiene im medizinischen Sinne war dem Ägypter unbekannt. Man wusch sich, weil man schmutzig war oder weil man der Erfrischung durch ein Bad bedurfte [b]), kaum deshalb, weil man glaubte, daß der Körper für seine Gesunderhaltung das Baden nötig habe. Und jedenfalls kennt die altägyptische [c]) Medizin das Baden zu Heilzwecken nicht [d]).

Im übrigen sind wir über die Reinhaltung des Körpers durch Waschen ziemlich gut unterrichtet. Sie begann am Morgen: zu der Beschreibung im Hymnus auf die Sonne in Amarna: „(am Morgen) erwachen die Menschen und stellen sich auf die Füße, die Sonne hat sie sich erheben lassen; gewaschen wird ihr Leib; sie nehmen ihre Kleidung“ [1] paßt die Angabe in einem sehr alten Text „es wäscht sich der Tote, wenn Re erglänzt“ [e]) für den Nachweis der üblichen Morgenwäsche. Das Waschen des Gesichts wird auch sonst erwähnt [2] ebenso wie das der Hände [f]), dieser im besonderen vor der Mahlzeit [g]) (was auch vor einer Opferhandlung selbstverständlich war) [3]. Den Mund hat man ebenfalls am Morgen ausgespült: „Waschung des Mundes“ ist geradezu ein Ausdruck für „Frühmahlzeit“ geworden [h]). Die Reinigung des Mundes [4] ist an einer Stelle, wie es scheint, mit einer Art

a) Über die Diäthaltung, von der Herodot (II 77) und Diodor (I 82) zu berichten wissen, haben wir aus den ägyptischen Texten keine Nachrichten. — Vgl. auch Seite 27.

b) Zeremonialwaschungen im Kult und ähnliche Verwendungen kommen für unsere Frage nicht in Betracht.

c) In der koptischen Medizin sind Heilbäder gebräuchlich (ob unter griechischem Einfluß?); vgl. Till, Die Arzneikunde der Kopten, Seite 11 unter A 14.

d) Denn das „Waschen“ der Augen (Eb. Nr. 384) oder des Gesichts (Eb. Nr. 717 bis 719) mit (*m*) einer bestimmten heilsamen Flüssigkeit gehört nicht hierher.

e) Das heißt: die Sonne geht auf (Pyr. 370).

f) Z. B. Pyr. 788; 2067. — d'Orb. 4, 9 (der vom Felde heimkehrende Landmann erwartet, daß seine Frau ihm Wasser über die Hände gießt). — Zum Waschen der Hände gehört auch das „Reinigen der oberen und unteren Nägel“ (z. B. Pyr. 1368; 2015), also der Nägel an den Fingern und Zehen, was mehr als eine nur kosmetische Maßnahme gewesen sein wird, wie sie Beni Hasan II pl. IV dargestellt ist.

g) Z. B. Pyr. 789; 1181. — d'Orb. 12, 9: sich hinsetzen und die Hände waschen = sich zu Tisch setzen.

h) Der Ausdruck gehört der Sprache des täglichen Lebens an.

Zähneputzen zusammen genannt: „den Mund reinigen, die Zähne säubern (? *snšmšm*)“ [a]).

Für solche Waschungen hatte man eigene Geräte, Schüsseln und Kannen, in deren Bezeichnungen sogar zwischen Waschschüsseln für die Hände und solchen für die Füße unterschieden wird. Und in einem Haus aus der Spätzeit ist ein solcher Waschnapf gefunden worden, der als Geschenk die Widmung hat „du mögest dein Gesicht waschen in Wohlsein und Gesundheit; sei frohen Herzens!“ [1]. Die Reinigung der Hände und der Füße erfolgte vielfach durch Übergießen [2] mit Wasser, soweit sie nicht beim Baden im Fluß [3] oder in einem Teich [4] geschah oder in reicher ausgestatteten Häusern in einem besonderen Badezimmer [5] und auch wohl mit Unterstützung durch Badediener, die in einem sehr alten Text [6] als um den König bemüht erwähnt werden, den sie „reinigen, (d. h. waschen) und abtrocknen“. Als „Seife“ diente Natron (*bd* und *ḥsmn*), sogar bei der Reinigung des Mundes [7].

Was wir sonst über sozusagen Hygienisches in Erfahrung bringen können, ist äußerst dürftig. Die Sprache besitzt ein Wort für „Spucknapf“ (*psg*), und in den Häuserruinen in Amarna scheinen sich einfache Klosettanlagen gefunden zu haben [8]. Aber das Ausspucken wird gewiß im allgemeinen ohne Benutzung eines Spucknapfes erfolgt sein, und schwerlich hatte jedes Haus ein Klosett, wenn auch Herodot berichten zu können glaubt, daß die Ägypter den Darm in den Häusern entleerten, nachdem er vorher bemerkt, daß die Frauen im Stehen, die Männer jedoch im Sitzen sich des Urins entledigten [9]; hier sagt er über den Ort nichts, über den auch wir nichts wissen wie über so vieles die Hygiene Betreffende sonst. Auf die Frage, wie der Ägypter sich die Nase reinigte – auch eine hygienisch nicht unwichtige Frage – können wir so wenig eine Antwort geben wie auf die nach dem Zweck des Zeugstreifens, den er in der einen Hand zu halten pflegt (ein Schweißtuch ?, ein Nasentuch ?).

Des weiteren dürfen wir nicht außer acht lassen, daß die Rezeptsammlungen auch Mittel gegen das Ergrauen der Haare [10], für den Haarwuchs [11], gegen üblen Körpergeruch [12], für Beseitigung von Runzeln im Gesicht [13] und für die Verschönerung der Haut [14] und dergleichen mehr enthalten. Solche Mittel, deren Rezepte sich stilmäßig in nichts von Rezepten für Behandlung von Krankheiten unterscheiden, gehörten also zum Bereich der Medizin, und die Ämter der „Haarbehandler“ (*ỉrj šnj*) und der „Pfleger der Nägel an Fingern und Zehen“ am Hofe [15] mögen von Gehilfen des Arztes ausgeübt worden sein. Bloße Kosmetik und medizinische Körperpflege, Drogerie und Apotheke, waren noch nicht getrennt.

---

[a]) Textes réligieux ed. Lacau Nr. 23 (= Rec. trav. 29, 153). Die Bedeutung des Verbums ist nicht sicher, liegt aber nahe; das Wort ist mit dem Messer determiniert.

IV. Vom Ablauf des Lebens

Nach dem, was sich über die Kenntnisse der Ägypter betreffs der Geschlechtsorgane und über ihre notgedrungene Unkenntnis der physiologischen Vorgänge im Uterus als Folge der Begattung feststellen läßt [a]), können wir nicht erwarten, aus den Angaben der Texte über Zeugung und Geburt mehr als nur sehr Äußerliches zu erfahren. Wir können das um so weniger, als ein guter Teil solcher Angaben biographischen Inschriften oder Erzählungen entstammt, deren Sprache es mit Vorliebe vermeidet, Geschlechtliches, wenn es schon erwähnt werden muß, „mit rechtem Namen zu nennen". Es kommt hinzu, daß manches in den Texten gar nicht erwähnt wird, manches rein zufällig vereinzelt, wie einmal ein Hinweis auf das frühe Heiratsalter der Frau [b]). Aber trotz ihrer Mangelhaftigkeit lohnt es, die wesentlicheren Angaben über Zeugung und Geburt zusammenzustellen, da sie, vom kulturgeschichtlich Interessanten ganz abgesehen, doch auch allerlei so oder so medizinisch Bemerkenswertes bieten, auf das sich das Folgende beschränkt.

A. Zeugung und Geburt

Die Zeugung kann sehr schlicht so beschrieben werden „er schlief zusammen mit seiner Frau in der Nacht" (und sie wurde schwanger usw.)[1] oder so „er schlief zusammen mit ihr; er erkannte sie im Erkennen eines Mannes" [c]). Sie wird hochstilisiert und zumeist in nur andeutenden Wendungen beschrieben in der sehr alten Legende [d]) von der Erzeugung des

---

a) Vgl. Bd. I „Anatomie und Physiologie" Seite 83—90.

b) Inschrift der Frau Taimhotep (Brit. Mus. 147). Aus den Daten ihrer Lebensgeschichte, auf die unten Seite 18 nochmals einzugehen ist, ergibt sich, daß Taimhotep mit 14 Jahren heiratete und nach der Geburt von drei Töchtern und einem Sohn (bei dessen Geburt ihr Mann 43 Jahre alt war) im Alter von 25 Jahren sterben mußte.

c) In der Geschichte von der Wahrheit und der Lüge 4, 4. — Diese Wendung (mit dem Verbum für „erkennen" wie im Hebräischen, Griechischen usw. und wie im Deutschen) findet sich auch im Brüdermärchen (d'Orb. 3, 6) von einer Frau, die ihren unverheirateten Schwager verführen möchte: „ihr Herz stand danach, ihn zu erkennen im Erkennen eines Mannes" („Mann" mit Betonung des Geschlechts), falls der Text nicht so zu verbessern sein sollte „ihr Herz stand danach, daß er [sie] erkenne im Erkennen eines Mannes". Dieselbe Vermutung äußerte schon F. Hintze, Stil und Sprache neuäg. Erzählungen, S. 78, der weiterführend auf das „Erkennen" im Sinne unserer Stellen eingeht. Wie die Wörter für „erkennen" in den verschiedenen Sprachen zu diesem Gebrauch gekommen sind, ist wohl noch ungeklärt.

d) Urk. IV 218ff.; der Text ist schon in Bd. I Seite 87 angezogen worden. Das Ganze übersetzt von K. Sethe, Urkunden der achtzehnten Dynastie I, Leipzig 1914. Ich bin an mehreren Stellen von dieser Übersetzung abgewichen, wie ich glaube, sie verbessernd, den Wortlaut der Texte genauer wiedergebend. — Anspielungen auf diese Legende finden sich mehrfach, so auch in einem der Märchen des Pap. Westcar (vgl. unten Seite 12).

künftigen Königs durch einen Gott in der irdischen Königin; in dem uns leider nur lückenhaft bewahrten Exemplar handelt es sich um die Erschaffung der späteren Königin Hatschepsut durch den Gott Amun in der Königin Ahmes, der Gemahlin des regierenden Königs Thutmosis I.

Der Gott Amun erfährt, daß „die Königin Ahmes eine Jungfrau (*ḥwn·t*) sei, schöner als irgendeine andere Frau". Amun „machte seine Gestalt zu der des Königs Thutmosis" und fand die Königin wie „sie auf dem Bett ruhte in der Schönheit ihres Palastes. Sie erwachte wegen des Duftes des Gottes. Sie lächelte angesichts Seiner Majestät. Er ging auf der Stelle zu ihr. Er geriet in geschlechtliche Erregung (*ḥꜣd*) gegen sie. Er gab sein Herz (*ib*) an (*r*; oder ‚in' ?) sie. Er ließ sie ihn erblicken in seiner wirklichen Gestalt (*irw*) eines Gottes, nachdem er vor sie gekommen war, indem sie jauchzte beim Erblicken seiner Schönheit (*nfrw*). Seine Liebe ging ein in ihren Körper (*ḥꜥ*)". Nach einer größeren Textlücke ist davon die Rede, daß der Gott tat „alles was er wollte an ihr" und daß das Paar sich küßte. Nach einer weiteren Lücke heißt es: „nachdem die Majestät dieses Gottes alles was er wollte mit ihr getan hatte" sprach die Königin: „mein Herr! Wie groß ist doch deine Gewalt (*bꜣw*). Es ist herrlich, dich von vorn zu erblicken. Du hast meine Majestät mit deiner Wundermacht (*ꜣḫw*) vereinigt. Dein Wohlgeruch taut durch alle meine Körperteile". In der das Gespräch abschließenden Erwiderung verkündet Amun den Namen „dieser Tochter, die ich in deinen Bauch (*ẖ·t*) gelegt habe".

Soviel hier von dieser Legende, die uns, aufgelöst in eine Reihe von einzelnen Szenen, in Bildern [a]) und Beischriften (im besonderen Reden der beteiligten Götter und Göttinnen), von Zeugung und Geburt eines Königskindes berichtet.

In unmittelbarem Anschluß an die Verbindung von Mann und Frau ist vom Eintreten der Schwangerschaft die Rede: (er schlief zusammen mit seiner Frau in der Nacht)[b]) „sie empfing und wurde schwanger"; (er erkannte sie im Erkennen eines Mannes) „sie wurde schwanger (*iwr*) in dieser Nacht mit einem kleinen Jungen"[1]. (Nach dem Zusammensein des Amun mit der Königin) „wurde sie auf der Stelle schwanger (*iwr*)"[2]. Auch in der

---

[a]) F. Weindler hat, aus zweiter Hand, in seinem Buch „Geburts- und Wochenbetts-Darstellungen auf altägyptischen Tempelreliefs, München 1915" solche Bilder zusammengestellt. Sie zeigen etwa bei der Geburt Mutter, Kind und die stets weiblichen Helfer (Ammen) in einzelnen Figuren nebeneinander, ergeben aber für die Gynäkologie nichts.

[b]) Prinzengesch. 4, 2. — Der ägyptische Ausdruck *šsp iwr* wird, da *šsp* auch ohne den Zusatz *iwr* vorkommt, wohl nicht bedeuten „sie empfing den Embryo", sondern wird die beiden Verben „empfangen" (also so, wie wir es auch ausdrücken) und „schwanger werden" enthalten; denkbar wäre auch „die Schwangerschaft empfangen" (vgl. Carlsberg VIII Nr. 1) und vielleicht auch „anfangen schwanger zu werden" (?).

märchenhaften Erzählung von der Empfängnis durch einen Holzsplitter von dem Baum, in den ein Mann verwandelt war, per os seitens der Prinzessin, heißt es: „sie schluckte ihn hinunter und empfing (*šsp*) und wurde schwanger (*iwr*) im selben Augenblick“[1].

An keiner dieser und anderer Stellen ist gesagt, woran die eingetretene Schwangerschaft „sogleich“ oder „im selben Augenblick“ erkannt wurde, etwa durch das Ausbleiben der Regel. Sollten die Ägypter diese Erscheinung mit der Schwangerschaft in Verbindung gebracht haben, so ist das jedenfalls nirgends angegeben; zur Menstruation vgl. das in Bd. I auf Seite 90 Bemerkte. Wie man ja auch gar nichts darüber wußte, was nach der Begattung in der Frau vor sich ging; zu den schon[2] mitgeteilten Belegen über die Vorstellungen, die der Ägypter vom Werden des Kindes in der Mutter hatte, seien noch zwei weitere angeführt: „deine Mutter versieht dich mit Leben; sie gibt dich in das Innere ihres Bauches; sie wird schwanger (*bkꜣ*) mit dir“[3] und von einem Gott wird gerühmt „er ist es, der das Ei der Frau[4] wachsen läßt (*srd*), so daß sie schwanger (*bkꜣ*) wird[5]. – Uns berührt es seltsam, daß es gelegentlich heißt „sie wurde schwanger mit einem kleinen Jungen“[6] oder „Isis war schwanger mit Horus“[7] oder „die Frau ist schwanger mit drei Kindern“[8]. Aber der Erzähler weiß das ja im voraus und berichtet ganz unbefangen.

Die Dauer der Schwangerschaft ist in Ägypten wie bei uns auf neun Monate berechnet worden, im Gegensatz zu den Hebräern und Griechen, die entsprechend ihrem anders eingerichteten Kalender auf zehn (Mond-) Monate kamen[a]). Wo in den Texten davon die Rede ist, sind die Angaben gewöhnlich ganz vage: „sie vollendete die Monate der Geburt“[9]; (sie wurde schwanger) „viele Tage danach gebar sie“[10]; „als du geboren wurdest nach deinen Monaten“[b]).

Über den Verlauf der Schwangerschaft bis zum Einsetzen der Wehen erfahren wir nichts. In die Monate der Erwartung mögen einzelne der körperlichen Störungen fallen, die in den Diagnosen über Frauenleiden[c]) erwähnt werden, ohne daß wir in ihnen einen sicheren Anhalt dafür feststellen können. Für sie muß ebenso wir für die Schwangerschafts- und Geburtsprognosen[d]) auf die Übersetzungen der Texte verwiesen werden.

In einer Diagnose für eine bestimmte Erkrankung des Magens heißt es: der Bauch ist verstopft und zeigt auf seiner Oberfläche Erhebungen „wie

---

a) K. Sethe, Die ägyptische Berechnung der Schwangerschaftsdauer, in Ztschr. f. äg. Sprache 58, 24; – F. Jonckheere, La durée de la gestation d'après les textes égyptiens (Chronique d'Egypte, XXX, 1955, p. 19f.).

b) Max. d'Anii 6, 18; beachte „deine“ (= des Kindes) Monate.

c) Vgl. Bd. II Seite 107 und 143 (H.). Es handelt sich um die Diagnosen Kah. Nr. 1–17. Denkbar ist auch, daß manche der hier genannten Störungen erst Folgen einer Geburt sind.

d) Siehe darüber Bd. II Seite 81.

bei einer Frau, die der Embryo (*wnw*) geschlagen hat (*ḥwj*)“ [1]. Wir glaubten zunächst, diese Angabe auf die ja zuweilen heftigen und sogar äußerlich sichtbaren Bewegungen des werdenden Kindes deuten zu müssen. Wahrscheinlich aber bezieht sich die Stelle auf das Einsetzen der Wehen, die der Ägypter sich hier als nicht von der Mutter, sondern vom Kind ausgehend vorgestellt hätte [a]). Von dieser Stelle abgesehen wird sonst nur das Schmerzhafte [b]) des Geburtsaktes und seiner Einleitung erwähnt. Als die Frau des Priesters des Re, die „schwanger ist mit drei Kindern“ dieses Gottes, an einem Tage „daran litt und es schmerzhaft wurde, daß sie gebären würde“ [c]), entsandte der göttliche Vater der erwarteten Kinder vier weibliche Geburtshelfer [d]). Diese treffen den Priester vor der Tür seines Hauses, der ihnen sagt, daß „eine Frau da sei, die daran leide (*mn* statt *šnj* wie an der ersten Stelle); es sei schmerzhaft (*ḳsn* wie auch oben), daß sie gebären würde“ [e]). Vom *šnj* „leiden“ ist auch bei den Wehen der Königin Ahmes allein die Rede [2] und ebenso in einem Gebet an Amun als Gott der Luft: „eile herbei als Nordwind. Denn die Schwangere hat ihre Zeit erfüllt. Sie ist voll Schmerzen (*ḳsn*), ihre Zeit hat sich genaht“ [f]). Um die Wehen als um einen „schmerzhaften Zustand“ (*s·t ḳsn·t*) scheint es sich auch in einer Diagnose über ein Frauenleiden (mit Störungen beim Harnlassen) zu handeln [g]). Möglicherweise ist eine Stelle in einem Zaubertext dahin zu deuten, daß eine Frau beim Weinen über einen sie erschreckenden Anblick plötz-

---

a) Für diese Erklärung einer Verstopfung sei auf den demotischen Ausdruck für „die Wehen einer Frau (die gebären will)“ mit dem Verbum *sḫt* „hindern, hemmen“ hingewiesen (Sonnenauge 8, 24 und Glossar Nr. 709) sowie auf den Gebrauch des koptischen Derivats von *sḫt sōsche* bei Crum, Dict. 377 b (WTh 178).

b) Nicht anders als im ersten Buch Mose 3, 16 der alte Fluch es ausspricht: „Ich will dir viel Beschwerden bereiten bei Schwangerschaften; mit Schmerzen sollst du Kinder gebären“.

c) Westcar 9, 22. – Die hier verwendeten Wörter *šnj* „leiden“ und *ḳsn* „schmerzhaft sein“ (hier kaum nur „schwierig“, wie gewöhnlich übersetzt wird; vgl. Sethe, Kommentar zu seinen Lesestücken 32, 19) werden auch sonst (vgl. die weiteren Belege oben) für die Bezeichnung der Wehen gebraucht.

d) Beim Geburtsakt sind nach den Bildern nur weibliche Helfer tätig. Der Gott Chnum, der dem Neugeborenen im Märchen Gesundheit verleiht, tut das erst nach Vollendung der Geburt.

e) Westcar 10, 4. – Die seltsam unbestimmte Angabe „daran“ könnte neutrisch zu nehmen sein und ein Leiden vertreten, daß man nicht nennen mag: sie litt daran = sie hatte Wehen (so Sethe zu Lesestücke 33, 10 in den Erläuterungen). Ob übersetzt werden darf „sie litt an sich (selbst)“?

f) Chassinat, Mammisi d'Edfou 132 (es handelt sich um eine Geburt im Bereich der Götterwelt). Dazu ähnliche Stellen bei Sethe, Amun § 194. – Die „Zeit“ ist die für die Dauer der Schwangerschaft „bestimmte Zeit“ (*dmḏj·t*).

g) Kah. Nr. 34 (= 3, 27–28). Wahrscheinlich gehört hierher auch „die schmerzhafte Erkrankung“ (*mr·t ḳsn·t*) der beiden Rezepte Eb. Nr. 815 (und 816); die Umgebung, Erkrankungen der Scheide und des Uterus, spricht jedenfalls nicht gegen die Deutung „Wehen“.

liche Geburtsnöte (*šnj*) bekommt; das in deren Folge geborene Kind ist blind[1].

Die Niederkunft erfolgte in hockender Stellung auf einem primitiven Gebärstuhl aus Ziegelsteinen[a]), für dessen Schutz es einen eigenen Zauberspruch gibt[2], der zu rezitieren ist „über den beiden Ziegeln des [Gebärens]". Der Gebärstuhl wird auch sonst erwähnt, so ohne Zusammenhang mit der Geburt in einem Vergleich: ein Mann, der sich gegen die Schutzgöttin der thebanischen Totenstadt versündigt hatte und durch den Zorn der Gottheit irgendwie krank geworden war, schildert seinen Zustand „ich war in der Göttin Hand in der Nacht wie am Tage; ich saß auf dem Ziegel wie die Schwangere; ich rief nach Luft; nicht kam sie mir"[b]). Auf den Geburtsziegeln steht nach dem Volksglauben das Schicksal des Neugeborenen, von einer Gottheit aufgezeichnet: „Thoth, der die Lebenszeit bestimmt, der die Jahre berechnet, der das Schicksal befiehlt auf dem Gebärstein" wird angerufen[c]) und am Ende einer Aufzählung der Hauptdaten eines Lebens steht „jene Stunde trat ein, welche auf deinem Geburtsziegel geschrieben war"[3].

Für die Erleichterung der Geburt kannte man Sprüche[4] und im besonderen erhoffte man von Amun, daß er als Lufthauch[5] der Gebärenden helfe; denn er „macht fest das Herz der Schwangeren beim Gebären und erhält am Leben den aus ihr Hervorgekommenen"[6]. Aber es scheint, als hätte man auch praktisch[d]) für die Erleichterung der Geburt gesorgt, auch durch Herabminderung der Schmerzen mittelst eines Rausches. Im Geburtstempel von Edfu, erbaut für die Niederkunft der Göttin Isis, steht folgender Text: „froh wird das Gesicht dieser Gebärenden; sie ist trunken entsprechend dem Krug der Biergöttin . . . für diese Gebärende"[7]. Schwerlich hätten die Ägypter der Göttin eine Geburt in Trunkenheit zugeschrieben, wäre die Anwendung eines Rauschtranks in solchen Fällen im täglichen Leben unbekannt gewesen. Und jedenfalls wurde ungleicher Verlauf der Geburt unterschieden: eine normale, unkomplizierte Geburt war eine glückliche „befriedigende" (*ḥtp*) zum Unterschied von einer irgendwie schwierigen

---

[a]) Über ihn hat ausführlich gehandelt W. Spiegelberg in: Ägyptologische Randglossen zum Alten Testament (Leipzig 1904), S. 20–25.

[b]) Erman, Denksteine C; vgl. H. Brunner, Lehre des Cheti, Sohn des Duauf, zu dort 7, 3.

[c]) Edfou I 27. — Vgl. auch Westcar 10, 12–14: die Personifikation des Gebärstuhls (*msḫn·t*) verkündet das Schicksal des Neugeborenen, der einst König werden soll.

[d]) Die kleine Gruppe von Mitteln für Umschläge auf den Leib, Tränke, Eingießungen in das Genital mit der gemeinsamen Bestimmung „für das Lösen (*sfḫ*) eines Kindes aus dem Bauch der Frau" wird für die Erleichterung der Geburt sorgen sollen. Denkbar wäre auch für die Einleitung der Geburt; auf einen Abortus gehen diese Mittel wohl sicher nicht (Eb. Nr. 783—807).

(*bnd*) und von einer „zögernden" (*wdf*), einer nicht so bald erfolgenden[a]).

Der naiven Feststellung entsprechend, „der Mensch kommt heraus aus dem Bauch (*ẖ·t*) seiner Mutter"[1], wird von der Geburt, wenn überhaupt: als von etwas Selbstverständlichem berichtet: „es wurde ein Sohn geboren", „sie gebar einen Sohn" und ähnlich. Eine etwas eingehendere, wenn auch medizinisch sehr unzugängliche Schilderung liegt uns in einem Märchen vor[b]). Die mit den Kindern des Sonnengottes schwangere Priesterfrau, von der schon die Rede gewesen ist, soll von den Göttinnen Isis und Nephthys unter Assistenz der Göttin Heket[c]) entbunden werden: „sie traten ein vor die Frau hin. Sie verschlossen die Kammer. Isis begab sich vor sie, Nephthys hinter sie. Heket ließ das Gebären schnell geschehen. Da glitt dieses Kind heraus (eigtl. ‚es floh') auf ihre Hände als ein Kind von einer Elle. Sie wuschen es, schnitten seinen Nabel (seine Nabelschnur) ab." Soweit ist die Schilderung voll verständlich und die Übersetzung gesichert. Es folgt noch ein Satz, dessen Erklärung schwierig ist. Er schließt sich im Ägyptischen unmittelbar an das Wort für „Nabel(schnur)" an: (sie schnitten ab seinen Nabel) „gelegt auf ein Laken in einen Ziegelstein". Der Satz ist bislang immer auf das Kind gedeutet worden: „gelegt (scil. das Kind) auf ein Laken in (ein Bett aus) Ziegelstein"[d]); man dachte dabei an ein aus Ziegeln aufgemauertes, primitives, niedriges Lager, wie in einem modernen Fellachenhaus, an eine sogenannte Mastaba. Auch der ägyptologische Laie wird das Gewundene dieser Deutung zugeben. Und so fragen wir uns, ob dieser Zusatz nicht auf den Nabel, die Nabelschnur (äg. dasselbe Wort) zu beziehen ist: ob die Nabelschnur in ein Leinen gehüllt in den Ziegelstein (es ist nur von einem die Rede) gegeben wurde, das heißt in den einen der beiden Ziegel des Gebärstuhls?[e]). Wie das im einzelnen zu denken ist, stehe dahin,

---

a) Bln. Nr. 196. — Für das *wdf* „zögern" einer Geburt vgl. auch Kh. Nr. 26, und für das *ḥtp* einen Satz in einem Zauberspruch (Pap. Leiden 347, 11, 11) „ich wurde geboren in Befriedigung" (*m ḥtp·w n ỉb·j*).

b) Westc. 10, 7ff. — In der Übersetzung ist unwesentliches beiseite gelassen.

c) Die Göttin hat die Gestalt eines Frosches, nicht die der Geburtshelferkröte. Näheres bei H. Bonnet, Reallexikon der ägyptischen Religionsgeschichte, 1952, unter „Frosch" und „Heket".

d) So Sethe, Erläuterungen zu den Lesestücken, Seite 42 zu Lesest. 33, 19.

e) Für die zum Teil seltsamen Manipulationen mit der Nabelschnur und Nachgeburt bzw. Plazenta vgl. W. Köhler, Menstruation — Schwangerschaft — Geburt in Afrika (Wiss. Ztschr. Univ. Jena, Jahrg. 3 [1954] S. 135). — Die über die „Nachgeburt" und Plazenta in Bd. I Seite 90 gemachten Angaben sind nicht mehr haltbar, und dasselbe gilt für die ebenda Seite 89 mitgeteilte bisher angenommene Deutung von *mw·t-rmṯ* als Uterus. Der Ausdruck bezeichnet vielmehr, wie H. v. Deines erkannt hat, die Plazenta; siehe für alles nähere den Aufsatz von H. v. Deines: *mw·t-rmṯ* „Mutter der Menschen" in Mitt. Institut f. Orientforschung d. Deutsch. Ak. d. Wiss., Bd. IV (1956) Seite 27—39.

und ebenfalls, aus welchen Gedankengängen heraus es geschah, sollte unsere Vermutung das Richtige treffen.

Mehr gibt diese Schilderung einer Entbindung[a]) nicht her bis auf eine Bemerkung im weiteren Verlauf der Erzählung: „die Priesterfrau reinigte sich mit einem Reinigen von vierzehn Tagen"; es ist die einzige Nachricht (Westcar 11, 18), die wir über die Vorstellung besitzen, daß die Mutter in Ägypten nach der Entbindung als unrein[b]) galt oder sich unrein fühlte. Wie die „Reinigung" erfolgte, wissen wir nicht. Möglicherweise war sie nur eine symbolische, indem die Frau sich während der Zeit völlig zurückgezogen verhielt. Für die Sache darf man gewiß an unser Wochenbett denken.

Die Lebensfähigkeit des Neugeborenen, das an seinem Geburtstag, am „Tage des zur Welt Bringens"[c]) (der als „guter Tag" galt im Gegensatz zum „bösen Tag", dem Todestag[1]) den Namen erhielt[2], suchte man durch Teste zu ermitteln: „Erkennung eines Kindes am Tage, da es geboren wird: wenn es *njj* sagt, so bedeutet es, daß es lebt; wenn es *mbj* sagt, so bedeutet es, daß es stirbt"[d]) und „wenn man seine Stimme findet, indem sie ächzt, so bedeutet es, daß es stirbt; wenn es sein Gesicht nach unten gibt, so bedeutet es ebenfalls, daß es stirbt"[3]. Besonders interessant ist ein dritter Test, der „für den Knaben am Tage seiner Geburt" gemacht werden soll, indem „ein Klümpchen von seiner (!) Menschenmutter (= Plazenta) in Milch verrieben und ihm an drei Tagen gegeben wird"; „wenn er es ausbricht, so bedeutet es, daß er sterben wird; wenn [er es bei sich behält o. ä.], so bedeutet es, daß er leben wird"[e]).

Die Ernährung durch Muttermilch oder Milch einer Amme zog sich bis zu drei Jahren hin: in einer Ermahnung, gut zu der Mutter zu sein, die soviel Last mit dem angeredeten Sohn hatte, heißt es „als du geboren wurdest nach deinen Monaten, war ihre Brust drei Jahre lang in deinem Munde"[4]. Es gab Mittel „Milch herbeizuführen für eine Amme, die ein Kind

---

[a]) Es verdient hervorgehoben zu werden, daß ein Zaubermittel für den „Schutz eines Kindes am Tage seiner Geburt" dessen „Kot von grüner Farbe" erwähnt und verwendet: das Kindspech (Mekonium) (Pap. Ramesseum IV C 15—16).

[b]) Möglicherweise galt auch schon die Schwangere als unrein (Spiegelberg, Graffiti VI).

[c]) Rhind I 1, 8 (Möller Seite 15). Der Ausdruck besagt wörtlich „der erste Tag des zur Erde Gebens" (demotisch wiedergegeben mit „Tag der Geburt"), wobei man an die auf dem Boden hockende Stellung der Gebärenden denken könnte.

[d]) Eb. Nr. 838. Das Wort *njj* kennen wir sonst nicht; *mbj* klingt an ein Wort für „nein" an.

[e]) Pap. Ramesseum IV C 17—19. Die Plazenta (vgl. Note e zu Seite 14) ist also die des jeweiligen Kindes, das ja mit ihr durch die Nabelschnur in der Mutter verbunden war. — Das Neugeborene bekommt zugleich etwas von seiner bisherigen Ernährung aus der Plazenta und von seiner neuen Nahrung, der Muttermilch; so könnte der Gedankengang der Ägypter wohl gewesen sein.

nährt[a]"). Ein Zauberspruch „Beschwörung der Brust"[1] beginnt so: „Dies sind die Brüste, an denen Isis litt, als sie gebar"; ob dabei an das schmerzhafte Einschießen der Milch in die Brüste gedacht werden darf?

Das erstgeborene Einzelkind (ein Junge[b]); von Mädchen ist nur selten die Rede) hieß im besonderen „der den Bauch (seiner Mutter) spaltete (öffnete)"[2] oder auch „der erste des Bauches". Ein echtes Zwillingspaar sind die Brüder Hor und Suti, von denen der eine auf ihrem gemeinsamen Grabstein[3] erzählt: „ich freue mich über meinen Bruder, der von meiner Art ist (*mj ḳd·j*); er ist zusammen mit mir aus dem Mutterleib gekommen an demselben Tage". Drillinge sind die drei Kinder der Priesterfrau, von deren Geburt kurz nacheinander oben berichtet ist. Von Fünflingen weiß die Göttersage: „Geb und Nut gebaren Osiris, Horus, Seth, Isis und Nephthys aus einem Bauch [eins] nach dem anderen von ihnen"[4]; diese Geburt soll an fünf aufeinander folgenden Tagen geschehen sein[5].

Vom Abortus, vel hoc vel illo modo, bei den Ägyptern wissen wir etwas, nur daß die Textstellen nicht durchweg eindeutig sind. So ist zweifelhaft die Auffassung der Rezeptüberschrift „für das Veranlassen, daß eine Frau zur Erde gibt"[6] mit derselben Wendung, die an der oben Seite 15 (Note c) aus einem späten Text angeführten Stelle sicher normales Gebären bezeichnet; in unserem Falle aber soll sich die Frau entblößt auf eine nicht bestimmbare Droge *nj3j3* setzen! Zwei Mittel[7] „für das Veranlassen, daß alles, was im Bauch einer Frau ist, abgeht (*h3j*)" dürften einen Abortus betreffen; denn zum Abführen pflegt ein Mittel nicht in das Genital gegossen zu werden. Sicher wird das Abortieren bezeichnet mit dem Ausdruck „abgehen aus der Schwangeren (*h3j m iwr·t*)"; in einer Aufzählung der möglichen Todesarten wird auch ein „Tod von abgehen aus der Schwangeren" genannt[8]. Dieselbe Wendung lesen wir in einer Klageschrift gegen verschiedene Leute[9], deren einer beschuldigt wird, daß „er das Abgehen der Schwangerschaft der Frau N. N. bewirkt habe (*irj·f h3j p3 iwr*)"; hier ist deutlich genug von Abtreiberei die Rede.

In diesem Zusammenhang gehört vielleicht ein „Zauberspruch für eine rote (ob = rothaarige?) Frau, die *ḫprw·w* gebar"[10]. Wir kennen das Wort sonst nicht. Aber da in dem anschließenden Spruch mehrmals von einem Kinde gesprochen wird, das geschützt werden soll, und da am Schluß an-

---

[a]) Eb. Nr. 836 und 837. Auf einen Sympathiezauber hat G. Möller, Ztschr. f. äg. Sprache 54, 139 aufmerksam gemacht: es gab hohle Ammenfigürchen, aus deren Brustwarze man eingegossene Milch träufeln ließ, um die Milchgebung der Mutter oder Amme günstig zu beeinflussen.

[b]) Die Beschneidung der Knaben (über die der Mädchen, falls sie üblich gewesen sein sollte, wissen wir nichts) fand nicht im Anschluß an die Geburt statt, sondern wurde an größeren Knaben vollzogen. Näheres zuletzt bei F. Jonckheere, La Circonsion des anciens Egyptiens (in: Centaurus, Intern. Magazine of the history of science and medicine, 1951, p. 212ff.).

gegeben wird, daß ein Amulett an Hals und Leib des Kindes getan werden muß, so ist die Vermutung[a]) nicht von der Hand zu weisen, es handle sich um eine Frühgeburt, die durch den Zauber lebensfähig erhalten werden soll.

B. Lebensläufe; Lebensalter

Über den eigentlichen Ablauf eines normalen, gesunden Lebens erfahren wir kaum etwas für unsere Frage Belangreiches aus den Texten. Schon gar nicht aus den „Biographien" der gesamten älteren Zeit mit ihren Berichten über die Ämterlaufbahn, über Expeditionen und Kriegstaten und was dergleichen mehr ist. Ihr Inhalt ist eine unendlich reiche Quelle für die Kulturgeschichte, ergibt aber für die Biologie des Ägypters so gut wie nichts. Das Wenige für uns Lehrreiche ist im vorstehenden verwendet und wird weiterhin an seiner Stelle erwähnt werden. Sogar Angaben, wie alt der Betreffende geworden ist, fehlen in den älteren Biographien so gut wie gänzlich. Von einer „Lebenszeit hoch an Jahren", einem „langen Leben", einem „schönen Leben" und von ähnlichem ist oft die Rede. Aber präzise Angaben wie „Amenophis Sohn des Hapu erreichte achtzig Jahre"[1] oder „Amenemopet vollendete achtundachtzig Jahre"[2] oder jemandes „Lebenszeit betrug vierundachtzig Jahre"[3] sind in älterer Zeit sehr selten. Und Bemerkungen wie diese „er war ein *ḥwn* von sechsundzwanzig Jahren"[4], „ein *ḥwn* von zehn Jahren"[5], „er wurde König als ein guter *ḥwn* nachdem er erwachsen war und er achtzehn Jahre vollendet hatte"[6] ergeben bestenfalls etwas für das Wort *ḥwn*: es kann, abgesehen von seiner Verwendung für ein ganz kleines Kind, je nach dem Lebensalter ebensogut einen Knaben wie einen Jüngling oder einen Mann der zwanziger Jahre bezeichnen.

Das wird anders in den Lebensbeschreibungen aus der ägyptischen Spätzeit der Jahrhunderte vor und nach Chr. Geb. Diese sind hinsichtlich des Biologischen gegenüber den älteren[b]) auffallend beredt, wenn auch für unsere Neugierde längst nicht genug. Aber wie die folgenden Beispiele zeigen, enthalten sie doch bemerkenswerte Daten für einige wichtige Lebensabschnitte: „Im Jahre 13 am 27. des Monats Athyr des Königs Ptolemäus wurde ein schöner Sohn im Hause seines Vaters geboren; N. N. war sein Name. Sein Vater war (ein Beamter usw.), namens N. Man zog ihn auf usw. . . . Er zeugte einen Sohn und eine Tochter, um ihn zu überleben. Er überschritt 59 Jahre und trat ein in das 60. Jahr, um 7 Monate und 14 Tage, indem er im Überfluß saß usw. Er beging das Fest jedes Gottes wie den ersten Tag des Zur-Welt-gebracht-werdens (= seinen Geburtstag) bis zum

a) Von K. Sethe geäußert in: Erläuterungen zu den Lesestücken S. 52, 17.

b) Man könnte auf den Gedanken kommen, daß der Ägypter früher nicht so sehr Wert darauf legte, zu wissen und festzuhalten, wie viele Jahre er lebte, als darauf, daß er lange und wohlbehalten überhaupt lebte. Die ganz vage Zahl von 110 Jahren als Idealalter drückt ja nur den Wunsch aus, möglichst alt zu werden.

Lebensende, das ihm Thoth auf seinen Gebärstein geschrieben hatte"[1]. Zwei Lebensgeschichten von Frauen mögen folgen: „Im Jahre 19, am 26. des Monats Pachons des Königs Ptolemäus. Ein guter Tag (d. h. Geburtstag). Geboren wurde eine schöne Frau im Hause ihres Vaters und ihrer Mutter. Ihr Name war N. N. Nachdem sie die Tochter ihres Vaters gewesen war (= demotisch: ‚als sie ein verständiges Weib geworden war') wurde sie die Hausherrin (= demotisch: ‚Ehefrau') des N. Sie wurde [Mutter] eines Sohnes und einer Tochter in seinem Hause, um sie zu überdauern. Der Abschluß ihrer Lebenszeit war das 54. Jahr (dann starb sie)"[2]. Erzählt diese Biographie von einer Frau, so spricht die folgende im Ich-Ton zu den Hinterbliebenen: „Im Jahre 9, am 9. Tage des Monats Choiakh unter König Ptolemäus XIII. . . . das ist der Tag, an dem ich geboren wurde. Im Jahre 23, am 1. Tage des Monats Epiphi unter denselben König gab mich mein Vater zum Weibe dem N. Es freute sich das Herz des N. deshalb gar sehr. Ich wurde ihm schwanger dreimal, ohne ein männliches Kind zu gebären außer drei Töchtern. (Da erbat sich N. einen Sohn vom Gotte Imhotep[a]). Der Gott bewirkte, daß N. mich schwanger machte mit einem männlichen Kinde. . . . Er ward geboren im Jahre 6 am 15. Tage des Monats Epiphi unter der Königin Kleopatra . . . Im Jahre 10 am 16. Tage des Monats Mechir: das ist der Tag, an dem ich starb (und begraben wurde)"[3].

Solche Lebensbeschreibungen mit den Angaben des Geburtstages, der Eheschließung, der Zahl der Kinder, des Todestages, der Anzahl der Lebensjahre liegen uns besonders aus dem Kreise der Hohenpriester vom Memphis vor, wiederholt durch mehrere Generationen. Mit das Wichtigste, das sie uns kennen lehren, sind die Lebensalter in erstaunlich genauen Zahlen sogar der Monate und Tage. Selbstverständlich können wir aus ein paar Dutzend derartiger Angaben keine Berechnungen des Durchschnittsalters der Ägypter anstellen. Aber es ist doch interessant, die Zahlen zu betrachten: Lebensalter[4] von Männern: 26; 33; 34; 38; 43; 44; 50; 60; 65; 66; 71; 72; 77; 80. – Von Frauen: 25; 49; 54; 64 und 97. Davon sind zwischen 20–30 alt geworden 2; zwischen 30–40: 3; zwischen 40–50: 5; zwischen 50–60: 2; zwischen 60–70: 5; zwischen 70–80: 5; zwischen 80–90: 2; zwischen 90–100: 1.

---

[a]) Über Imhotep als Arztheiligen siehe unten Seite 140.

Zweiter Teil

Vom Kranksein und von den Krankheiten sowie von ihrer Entstehung und ihrer Heilung

Erster Abschnitt: Vom Krankheitsbegriff

„Krank sein" ist das Gegenteil vom gesund sein: nach Anwendung eines Heilmittels „wird einer, der krank war, auf der Stelle gesund wie einer, der nicht krank ist" [a]); „der Kranke wird gesund und kann wieder ausgehen nach dem Leiden"[1]; der Genesene „vergißt die Krankheit, die er hatte"[2]. Aber solche Äußerungen, deren es ähnliche mehr gibt, vermitteln uns noch keine Antwort auf die Frage, was der ägyptische Kranke und was der ägyptische Arzt unter dem Zustand des Krankseins verstanden haben. Und die Antwort ist nicht leicht zu finden, weil uns eine irgendwie formulierte Bestimmung des Krankheitsbegriffs nicht vorliegt, etwa der Art wie „Gesamtheit aufeinander folgender abnorm gearteter Reaktionen eines Organismus oder seiner Teile auf einen krank machenden Reiz" oder kürzer „Störung der normalen Vorgänge im Körper oder in seinen einzelnen Teilen"[3]. Das ist, vom Altägyptischen aus gesehen, allzu modern gedacht, wenn es auch das Sachliche gewiß so gut wie möglich trifft. Und vom gegenwärtigen medizinischen Denken müssen wir uns für das Verständnis der Medizin der Alten nach Möglichkeit frei halten, was nicht oft genug betont werden kann, auch noch bei der Medizin der Griechen und erst recht bei der der alten Ägypter.

Was der ägyptische Arzt unter krank sein verstand und wie er sich die Erkrankung als solche erklärte, ist so verschiedenartig und zum Teil auch so widerspruchsvoll, daß selbst ein weitgespannter Krankheitsbegriff[4] gar nicht formuliert werden kann. Das wird sich überall im folgenden zeigen und im besonderen in den Abschnitten über Ursachen, Entstehung und Verbreitung der Krankheiten und über ihr Vergehen und ihre Heilung. Von ihrer magischen Seite, vom Glauben an göttliche und dämonische Mächte als Krankheitsursachen ganz abgesehen, erweist sich auch die eigentliche Medizin vielfach noch als ebenso theoretisch – vorstellig wie die Physiologie. Dazu kommt, daß eine Erkrankung gelegentlich (und vermutlich häufiger,

---

a) Eb. Nr. 251 (= 47, 17): vom kranken Kopf, aber gewiß ebenso für den Kranken selbst gültig.

als wir feststellen können) nicht so sehr als ein Zustand denn als etwas Stoffliches angesehen wird, das, ebenso wie es in den Körper eingedrungen ist und sich in ihm verbreitet hat, auch wieder aus dem Körper herausgehen kann, das der Arzt im Harn oder im Kot abgehen läßt, ganz so wie er etwa einen Eingeweidewurm aus dem Körper entfernt. – Alles Einzelne über die sozusagen objektive Seite des Krankheitsbegriffs wird noch dargelegt werden.

I. Wie sich der Kranke krank fühlt

Über die subjektiven Krankheitszeichen, darüber, wie sich der Kranke krank fühlt, erfahren wir aus den eigentlichen medizinischen Texten kaum etwas. Und das kann auch gar nicht anders sein, da der Kranke der Diagnosen und Rezepte im allgemeinen das Objekt der ärztlichen Bemühung ist, als handelnde und sich äußernde Person fast ganz zurücktritt. Wohl aber liegen uns in Texten außerhalb des medizinischen Bereiches mehrere Beschreibungen krankhafter Zustände vor, von denen die bemerkenswertesten hier doch vorweg mitgeteilt sein sollen. Es sind teils unmittelbare Äußerungen eines Kranken, teils literarische Krankheitsbeschreibungen, die aber gewiß auf persönlicher Erfahrung oder auf Erkundigungen[a]) beruhen werden.

In seiner zwar literarisch zurechtgemachten, aber im Kern wohl erlebten Biographie erzählt Sinuhe von einem Ohnmachtsanfall während seines Empfangs durch den König nach der Rückkehr aus der Fremde: „(ich war ausgestreckt auf dem Bauch) ich wußte nichts von mir vor ihm, während der König mich freundlich grüßte. Ich war wie ein Mann, ergriffen von der Dämmerung. Meine Seele war gegangen. Mein Körper war matt geworden. Mein Herz, nicht war es in meinem Bauch. Ich hatte [aber doch] Kenntnis vom Leben mehr als vom Tode (denn dann hörte ich des Königs Stimme)“[1].

Eine sehr anschauliche Schilderung von der Wirkung einer Vergiftung (wohl durch Skorpionsgift) besitzen wir in einer Göttersage, nach welcher Isis den Sonnengott sich an etwas vergiftetem Spitzen stechen läßt, um ihn zur Preisgabe seines geheimen Namens zu zwingen, mit dem Versprechen, den Gott dann vom Gift zu befreien. Unmittelbar nach dem Stich schreit der Sonnengott laut auf, und der Schmerz ist so heftig, daß er auf die Frage seines Gefolges, was denn geschehen sei, zunächst gar nicht antworten kann: „nicht fand er seinen Mund, um darauf zu antworten, indem seine Lippen zuckten und alle seine Glieder zitterten“. Als er sich dann zur Antwort aufraffen kann und sagt, daß ihn etwas Unbekanntes gestochen habe, erklärt er „ich kostete nichts so Schmerzhaftes wie es, es gibt nichts Krankhafteres als es. Es ist nicht Feuer, es ist auch nicht Wasser. Mein Herz hat

---

[a]) Es sei aus der Literatur der Gegenwart etwa an die Beschreibungen des Verlaufs des Typhus von Th. Mann in seinen „Buddenbrooks“ oder der Tuberkulose im „Zauberberg“ erinnert.

Hitze. Mein Körper zittert. Alle meine Glieder haben Schüttelfrost. Ich bin kälter als Wasser, ich bin heißer als Feuer. Mein ganzer Körper ist bedeckt mit meinem Schweiß. Mein Auge zittert, ohne fest zu bleiben. Ich kann nicht klar sehen. Der Himmel regnet auf mein Gesicht[a]) mitten in der regenlosen Zeit“. Aber da er seinen Namen nicht nennen will „wurde das Gift nicht aufgehalten in seinem Gang; es wurde dem großen Gott nicht besser“, vielmehr „brannte das Gift mit Brennen und war mächtiger als Flamme und Feuer“ bis Isis nach Erreichung ihres Ziels das Gift bannt[1]. – Eine wesentlich kürzere Fassung[2] in Form eines Zwiegesprächs ist dadurch interessant, daß Isis dem kranken Gott sein Leiden schon ansieht: „O Re, mein Herr! Was ist es, daß du Schmerzen hast? Ist nicht dein Gesicht schlaff? Zwischen deinen Augenbrauen ist Schweiß.“ „Ja, Isis, meine Schwester. Etwas hat mich gebissen in der Nacht. Es ist heißer als Feuer, es ist brennender als eine Flamme, es ist schärfer als ein Dorn.“

Einer, der sich gegen die Göttin der thebanischen Nekropole versündigt hatte und mit Krankheit unbekannter Art bestraft wurde, schildert seinen Zustand so: „ich war in der Hand der Göttin bei Nacht und Tag. Ich saß auf dem Gebärziegel wie eine Schwangere. Ich rief nach Luft, (aber) sie kam nicht zu mir“[3]. Und von einem anderen, dem ein Gott Krankheit gesandt hatte, wird gesagt, daß „er krank da lag im Zustand des Sterbens“[4].

An die Klage „ich schwur falsch bei Ptah dem Herrn der Wahrheit: er ließ mich am Tage Dunkelheit sehen“[b]) sei noch angeschlossen der Originalbrief eines Augenkranken an seinen Sohn[5]: „was der Maler Pai zu seinem Sohn dem Maler Prahotep sagt: laß mich nicht im Stich, es geht mir nicht gut. Höre nicht auf, um mich zu weinen, denn ich bin im [Dunkeln]. Mein Herr Amun hat sich von mir abgewendet. Bringe mir etwas Honig für meine Augen und ebenso . . . und echtes Stibium. Tue es, tue es! Bin ich nicht dein Vater? Ich bin elend. Suche ich meine Augen, so sind sie nicht da“[c]).

Anhangsweise[d]) soll doch auch erwähnt werden, daß wir außer von echten Erkrankungen, in deren subjektive Kennzeichnungen die obigen Schilderungen einen wenn auch nur dürftigen Einblick gewähren, auch von Krankheiten zum Schein wissen, von Krankheiten, die man sich und anderen eingebildet hat. So legt sich die Frau des Bata, die ihren Schwager vergeblich zu verführen versucht hat, aus Angst vor ihrem Mann, der es ja erfahren haben könnte, scheinbar krank ins Bett[6]. Und so stellt sich auch

---

[a]) Der plötzliche Schweißausbruch.

[b]) D. h. er ließ mich (vorübergehend?) blind werden (Erman, Denksteine D).

[c]) Für die erbetenen Heildrogen, deren eine nicht sicher lesbar ist, vergleiche die Rezepte gegen Augenleiden.

[d]) Die übertragenen bildlichen Gebrauchsweisen der Wörter für krank, leiden, Arzt, Heilmittel und ähnliche lehren medizinisch nichts. Für sie darf auf Grapow, Die bildlichen Ausdrücke des Ägyptischen, Leipzig 1924, Seite 140 verwiesen werden.

der Liebende aus Sehnsucht krank: „ich werde mich in meinem Hause ins Bett legen und zum Schein krank werden. Meine Nachbarn werden hereinkommen, um nach mir zu sehen. Kommt meine Geliebte mit ihnen, so wird sie die Ärzte überflüssig machen, denn sie kennt meine Krankheit“[1]. Diese Liebeskrankheit kann sogar Kennzeichen eines wirklichen körperlichen Leidens aufzeigen: „sieben Tage sind es bis gestern, daß ich die Geliebte nicht gesehen habe. Ein Leiden ist in mich eingedrungen und ich bin schwer geworden an meinem Leibe und ich wußte nichts von mir. Wenn die Oberärzte zu mir kommen, so hat mein Herz keine Erquickung von ihren Mitteln. Die Cherhebpriester bringen keine Hilfe: mein Leiden ist nicht beurteilt worden. (Aber) wer mir sagt: da ist sie!, der erhält mich am Leben. Ihr Name ist es, der mich aufrichtet, das Kommen und Gehen ihrer Boten ist es, was mein Herz belebt. Nützlicher ist mir die Geliebte als alle Heilmittel, wichtiger ist sie für mich als das gesamte Rezeptbuch“[2].

II. Von den Wörtern für „krank sein“ und ihrem Gebrauch

Von den ägyptischen Wörtern, die so oder so „krank sein“ bezeichnen, ist das eigentliche und auch in der Sprache der Medizin häufigste das Wort *mr* „krank (sein, werden)“, zu dem es auch zwei Substantiva *mr·t* und *mr* „Krankheit“ gibt und ein seltenes *mr* „Kranker“. Das Verbum ist schon in den ältesten nichtmedizinischen Texten nachweisbar, ist aber ebenso wie die Substantiva desselben Stammes in seinem Vorkommen auf die älteren Sprachstufen beschränkt. Das Demotische und das Koptische kennen diese Wörter nicht mehr, die also ganz dasselbe Schicksal gehabt haben wie die des Stammes *snb* „gesund“, des bedeutungsmäßigen Gegenstücks zu *mr* „krank“[a]). Und es ist im wesentlichen die gelegentliche Gegenüberstellung von *snb* „gesund“ und *mr* „krank“, auf der die Feststellung der Bedeutung von *mr* als „krank“ beruht: „krank“ ist „nicht gesund“, ganz allgemein.

Neben *mr* „krank“ kennt die Sprache der Medizin (das Wort ist aber nicht auf sie beschränkt) noch ein häufiges Wort *mn*, das nicht so sehr krank bedeutet als vielmehr „leiden an etw.“, „Schmerzen haben an etw.“ Und neben *mr·t* „Krankheit“ steht ein *ḫꜣj·t* (älter *ḫꜣ·t*), das mehrfach wie ein Synonym zu *mr·t* erscheint, aber doch nicht ganz dasselbe bedeuten wird. Wir werden es mit „Leiden“ wiedergeben können. Die Bedeutungen dieser Wörter und noch anderer seltenerer des allgemeinen Begriffsbereiches „krank“ genau zu bestimmen, ist vielfach nicht möglich, wenn auch oft der Zusammenhang einer Verwendung deutlich werden läßt, was im besonderen gemeint sein mag. Über ein solches „mag“ kommen wir nicht hinaus.

---

a) Vgl. dazu die Bemerkung oben auf Seite 2 darüber, daß das Kranksein ein oft mit Schmerzen verbundener Zustand gewesen sein wird.

Im übrigen gibt es eine Anzahl von Rezepten, die nicht einmal auch nur in allgemeinster Weise eine Erkrankung angeben, eine solche vielmehr unausgesprochen voraussetzen. Ein paar Beispiele etwa für die *mt·w* („Gefäße; Muskeln; Sehnen")[a]), an denen verschiedene krankhafte Zustände wie *nḫt* „steif sein"[1] oder „zucken" (*nhp*)[2] und noch andere wohl ausdrücklich genannt werden, für die es aber auch Rezepte gibt, deren Überschrift nur besagt, daß man sie „behandeln" (*srwḫ*)[3] oder „weich machen" (*sgnn*)[4] oder „kühlen" (*sḳbb*)[5] oder „angenehm machen" soll (*snḏm*)[6] und ähnliches, und denen auch aus den Applikationen der Mittel gar nichts über die Zustände der so zu behandelnden *mt·w* entnommen werden kann. Ähnlich steht es auch sonst, wie mit „behandeln (*srwḫ*) der *smꜣ*-Lunge"[7] oder mit „in Ordnung bringen (*smꜣꜥ*) des Bauches"[8], wenn wir auch bei den Mitteln gerade hierfür an Abführmittel denken dürfen, die sonst mit „Entleeren (*wḫꜣ* oder *spḫꜣ*) des Bauches" bezeichnet sind, also Verstopfung oder derlei beseitigen sollen. Solche Nichtnennung der Erkrankung (oder nur verkürzende Fortlassung der Hauptsache in der Rezeptüberschrift?[b]) begegnet uns vielfach. Und auch unter den Rezepten für Augenbehandlung[c]) finden sich solche mit den Angaben „behandeln (*śrwḫ*) der Sehfähigkeit (*mꜣꜣ*)"[9], „stärken (*srwḏ*) der Sehfähigkeit"[10], „öffnen (*wbꜣ*) der Sehfähigkeit"[11]; die Mittel sollen in die Augen, außen an die Augen und noch auf andere ähnliche Weise „gegeben" werden, etwa wie wir „Augentropfen" verwenden oder am Morgen die durch eine Bindehautentzündung verklebten Lider waschen, was für das „Öffnen der Sehfähigkeit"[d]) ja passen könnte. Näheres erfahren wir nicht.

Aber die Nichtnennung einer Krankheit ist noch viel weitergehend festzustellen in so gut wie allen Fällen, in denen nur das Wort *mr* „krank sein" vorkommt. Es ist nicht verwunderlich, wenn in der Sprache der medizinischen Laien allein gesagt wird, daß jemand „krank" sei, eine „Krankheit" gehabt habe, „krank war wegen seines Ohres", wenn also die besondere Art des Krankseins nicht angegeben ist. Aber es verwundert, wenn auch die Medizin sich in dieser Weise äußert. Und doch ist es so. Ein Mittel „für einen Zehennagel"[12] ist genau so unbestimmt hinsichtlich der Erkrankung des Nagels wie ein Mittel zum „behandeln (*srwḫ*) der Zehe, die erkrankt ist (*mr·f*)"[13]; auch hier ist nur ganz allgemein gesagt, daß ein krankhafter Zustand besteht, aber nicht, was im besonderen vorliegt. Das Rezept für „das Gesundmachen des Kopfes der erkrankt ist"[14] gibt so wenig an, woran der Kopf krank ist, wie ein Mittel „für die weibliche Brust, die krank ist"[15] erkennen läßt, um welche Erkrankung es sich handelt.

---

a) Siehe über sie Bd. I (Register unter *mt*).

b) Vgl. Bd. II Seite 66f.

c) Vgl. Bd. II Seite 122.

d) Wörtlich „das Sehen".

So steht es überall bei *mr* „krank“ und nicht anders bei *mr·t* resp. *mr* „Krankheit“. Ob angegeben wird „behandeln eine Zunge, die krank ist“[1] oder Mittel „für eine Zunge, die krank ist“[2] oder „beseitigen einer Krankheit (*mr·t*) der Zunge“[3] bleibt sich sachlich gleich wie „Mittel für den Bauch, der krank ist“[4] und „beseitigen der Krankheit im Bauch“[5], und auch wie „töten des *pnd*-Wurmes“[6] und „behandeln (*srwḫ*) des *pnd*-Wurmes“[7] und „beseitigen der Krankheit, die durch einen *pnd*-Wurm entstanden ist“[8]: die Kaumittel für die Zunge und die Trankmittel gegen den Wurm im Bauch sagen über die spezielle Erkrankung nichts aus!

In dieser unbestimmten Weise als „krank“ (*mr*) werden in der Medizin angegeben:

1. der kranke Mensch[9].
2. als Körperteile resp. Körperstellen: der Kopf (*tp*)[10] – das Auge[11] – die sieben Löcher des Kopfes[12] – die Zunge[13] – die weibliche Brust[14] – der Magen (*rȝ ib*)[15] – der Bauch[16] – die Seiten (*ḏrw·w*)[17] – der Damm (*kns*)[18] – der After (*pḥwj·t*)[19] – das Knie[20] – die Beine[21] – die Finger[22] – die Zehen[23] – jedes *ʿ·t*-Glied (jede Körperstelle)[24].
3. die Ausscheidungen Kot[25] und Urin[26].

Dazu ist noch zu sagen, daß einmal (Eb. Nr. 561) von den Beinen angegeben ist, daß sie „geschwollen krank“ (*šfw mr*) seien, und daß in dem Mittel Eb. Nr. 616 weiterhin bestimmte Symptome der „Erkrankung der Finger oder Zehen“ mitgeteilt werden, die also das krank sein genauer feststellen. Und auch der Erkrankung des Kopfes in Eb. Nr. 253 ist noch ein Wort unklarer Bedeutung beigefügt, das wohl die besondere Art enthalten könnte. Aber an allen anderen oben aufgeführten Stellen ist das „krank sein“ völlig unbestimmt.

Und bei *mr·t* resp. *mr* „Krankheit“ [a]) steht es grundsätzlich ebenso. Es gibt nur ein paar Stellen, an denen *mr·t* nicht nur im allgemeinen „Krankheit“ bedeutet. Die „schmerzhafte Erkrankung“ (*mr·t ḳsn·t*), die einmal[27] genannt ist, wird möglicherweise auf die Wehen Bezug nehmen (vgl. das oben Seite 12 Bemerkte). Die „Blutkrankheit“ (*mr·t snf*)[28] wird eine spezielle, wenn auch nicht genauer erkennbare Krankheit sein, und die Bezeichnung „diese Krankheit“ (*mr pn*)[29] geht in dem Rezept, das sie erwähnt, auf ein vorher erwähntes spezielles Leiden.[30] Sonst ist *mr·t* „Krankheit“ immer ganz unbestimmt, auch da, wo gesagt ist, daß „die Gefäße die Krankheit aufnehmen“[31] und daß „die Krankheiten des Afters durch gewisse Gefäße entstehen“[32] wie auch „die Krankheiten, die durch Würmer

[a]) Das Wort *mr* ist das jüngere. An der einzigen Stelle, wo im Ebers (der sonst nur *mr·t* kennt) *mr* zu stehen scheint (Eb. 14, 7), könnte nach der Stellung des schlechten Vogels darüber das *-t* vielleicht in der Faksimile-Ausgabe vom Zeichner übergangen bzw. vom alten Schreiber ausgelassen sein.

(im Bauch) entstehen“[1]. Und der gelegentliche Zusatz „jegliche“ Krankheit (*mr·t nb·t*)[2] betont das Unbestimmte nur.

Zumeist ist *mr·t* „Krankheit“ mit der Angabe eines Körperteils verbunden, und zwar gewöhnlich als „in“ (*m*) ihm befindlich. Genitivische Verbindungen sind selten: Krankheit der Zunge[3], des Herzens[4], des Afters[5]. Sonst ist eine Krankheit in (*m*) allen Körperteilen[6], im Bauch[7], im Bein[8], in den Lippen der Scheide[9], im halben Kopf (als Migränebeschwerden)[10], in der einen Hälfte des Bauches[11]. Aber es gibt auch Krankheit im Innern des Körpers[12] und befindlich im Kopf[13] oder im Körper[14], ohne daß die verschiedenen sprachlichen Ausdrucksweisen irgendwie etwas Genaueres über ein solches Kranksein ergeben.

Gegenüber der Fülle von besonderen Krankheitsbezeichnungen, die wir leider oft genug nicht näher bestimmen können, verwundert, wie gesagt, solche ganz allgemeine Feststellung des bloßen Krankseins in verbaler oder nominaler Form, und noch dazu so verhältnismäßig häufig. Aber den ägyptischen Ärzten muß diese allgemeine Krankheitsbenennung ja wohl genügt haben. Möglicherweise hatten sie auch für gewisse Erkrankungen oder krankhafte Zustände, wie etwa „belegte Zunge“, keine speziellen Bezeichnungen.

Mit dem schon oben erwähnten Wort *ḫ3j·t* „Leiden“ steht es, nach unserem Material zu urteilen, etwas anders, wenngleich es (ebenso wie *mr·t*) „Leiden“ im allgemeinen bedeutet, „Leiden in den Augen“[15], „Leiden im Bauch“[16], „Leiden der Leber“[17]. Bevorzugt wird „Leiden“ von den krankhaften Zuständen des am Magen Leidenden gebraucht[18], auch deutlich im Plural „diese Leiden“[19] des Kranken, einmal auch als „Leiden das frißt (*wnm*)“[20]. Aber immer allgemein[a]), nicht als Bezeichnung einer speziellen Magenkrankheit. Ob es sich bei dem *ḫ3j·t mr(·t)* „krankhaftem (oder: schmerzhaftem?) Leiden“, das einmal genannt wird[21], um eine besondere Erkrankung handelt, ist nicht zu erkennen.

Auch das Verbum *mn* „leiden“ (es ist wie die übrigen im vorstehenden besprochenen Wörter in den späten Sprachstufen nicht mehr lebendig) hat eine allgemeine Bedeutung: „an etwas leiden“, „Schmerzen haben an etwas“, „an etwas leiden“ (*mn iḫ·t*) wird in alten Texten geradezu für „krank sein“ gebraucht: jemand wünscht sich „auf seinen Füßen lebendig zu sein, ohne daß er an etwas leidet“[22]; die Weihung eines Denksteins erfolgte, als der Weihende „an etwas litt unter den Fingern des *wʿb*-Priesters (= des Arztes)“[23]; „als ich an etwas litt und gesund wurde“[24]. Vergleiche dazu auch die Bezeichnung „sie leidet daran“ für die Frau, die Wehen hat, oben auf Seite 12. – Für den Unterschied zwischen *mr* „krank sein“ und

---

[a]) So auch Eb. 101, 20 (Nr. 855); P. med. London 8, 4 (im Spruch gegen eine bestimmte Krankheit) und in der Schilderung der Leiden des Liebeskranken oben Seite 22, und so auch in der oben Seite 5 erwähnten Feststellung, daß der Greis noch im höchsten Alter „frei von Leiden“ ist.

mn „Schmerzen haben“ ist die Angabe bezeichnend, daß eine Frau, die krank ist (*mr*), im besonderen Schmerzen hat (*mn*) in den Augenhöhlen[1].

In den medizinischen Texten ist *mn* in zwei Gebrauchsweisen häufig: leiden an einem Körperteil und leiden an einer bestimmten Krankheit. Dabei ist es nicht auszumachen, ob es sich um „leiden“ überhaupt oder im Speziellen um „Schmerzen haben“ handelt; es wird wohl beides sein. Der Kranke kann an allen möglichen Körperteilen oder -stellen „leiden“, „Schmerzen haben“: am Arm oder an den Beinen, an Brust und Nacken, am Magen, in den Augenhöhlen, an den weiblichen Genitalien, und noch an anderen Stellen, deren vollzählige Aufführung nebst Belegen hier nicht erforderlich ist. Und dasselbe gelte für die Stellen für „leiden“, „Schmerzen haben“ an einer Krankheit wie Nackensteifheit, Entzündung, rheumatische Beschwerden, Harnstörungen und anderes. Ungewöhnlich ist die Erklärung der Angabe „(der Verwundete) leidet an Versteifung an seinem Nacken“ in der Glosse durch „sein Nacken leidet an Steifheit“[2]; hier ist der Träger des „Leidens“ der Körperteil, nicht wie sonst der Patient.

Zu diesem Verbum gibt es auch ein Substantiv *mn·t*, eigentlich wohl „Schmerz“, das in den medizinischen Texten aber bevorzugt „kranke und schmerzende Körperstelle“ bedeutet, die man durch Abtasten feststellt, die man verbindet, salbt und zu lindern oder heilen sucht. Auf das Einzelne kann bei diesem Wort so wenig eingegangen werden wie bei noch anderen Bezeichnungen für „Leiden, Kranksein“ im allgemeinen, wie *ꜣh* (*ỉh*), das besonders im Wundenbuch beliebt ist, oder *s·t–ꜥ* „(böse) Einwirkung“ vor allem einer Gottheit oder eines Toten auf den Körper, oder *ḏw·t* „Schlimmes“ = Krankheit, um nur diese zu nennen. Sie werden erst im Textzusammenhang bedeutsam. Im übrigen vgl. für allgemeine Krankheitserscheinungen unten Seite 36.

III. Von der Entstehung der Krankheiten

A. Allgemeines

Deutlicher als aus dem Vorstehenden werden die Anschauungen des ägyptischen Arztes vom Kranksein durch eine Betrachtung der in den medizinischen Texten ziemlich zahlreich enthaltenen Andeutungen über die Entstehung der Krankheiten, ihre Einwirkungen auf den Körper und dessen Verhalten zu ihnen. Die Stellen sollen hier nicht vollständig aufgeführt werden – das ist Sache unseres Wörterbuches –, aber doch so in ausgewählten Beispielen, daß die ganze Buntheit und Seltsamkeit der Vorstellungen möglichst anschaulich wird. Dabei ist hinsichtlich des oben gebrauchten „zahlreich“ gleich eine einschränkende Bemerkung zu machen: Es liegt keineswegs so, daß wir über die Entstehung usw. jeder der vielen Krankheiten etwas erfahren, ganz davon abgesehen, daß ein „*tḫn*-Krankheit, die sich im Auge festgesetzt (*ṯs*) hat“[3] neben bloßem „*tḫn* im Auge“[4]

ebenso selten ist wie „beseitigen (*dr*) einer Krankheit, die durch den *ḥft*-Wurm entstanden ist“[1] neben „beseitigen des *ḥft*-Wurms im Bauch“[2], wobei wir wohl berechtigt sind, beide Kennzeichnungen der Augenkrankheit *tḫn* und beide Aussagen über den *ḥft*-Wurm für gleichwertig zu halten. Dasselbe gilt für „Albugines (*šḥḏ·w*) in den Augen“[3] und „Albugines, die in den Augen entstanden ist (*ḫpr*)[4] und für noch andere solcher Bezeichnungen einer Krankheit.

Es gibt ganze Gruppen von Erkrankungen, in denen nur das Leiden als solches genannt ist, ohne irgendeinen Hinweis auf die Ursache, wie, um ein Beispiel für viele anzuführen, die „Verbrennungen“, „Brandwunden“ (*wbd·t*). Unter den Fällen schwerer Verletzungen des Wundenbuches des Pap. Smith ist nur in Fall 33 (Verstauchung der Nackenwirbel) angegeben, daß sie die Folge eines Sturzes auf den Kopf sei[a]). Anders liegt es bei den Bißwunden: hier ist jedesmal gesagt, ob es sich um den Biß von einem Menschen, Krokodil, Nilpferd, Löwen oder Eber handelt[5]. Aus der Art der Behandlung dieser Verletzungen durch Verbände ist gegenüber den Schlag- oder Schnittwunden, Knochenbrüchen und dergleichen jedenfalls nicht zu ersehen, weshalb die Bezeichnungen der Bißwunden so spezialisiert sind, zumal auch die Wundbeschreibung grundsätzlich dieselbe ist[b]).

In den Andeutungen über die Entstehung einer Krankheit ist diese entweder Objekt oder Subjekt, das heißt eine Erkrankung wird „gemacht“ (*irj*), „geschaffen“ (*ḳmꜣ*), „wird eindringen (*sꜥḳ*) gelassen“ oder sie „entsteht“ (*ḫpr*), „bildet sich“ (*ṯs*), „befällt (*hꜣj*)“ den Körper und ähnlich. Die Ursachen können im Körper selbst liegen: Blut, Kot, Gefäße, Entzündungen und anderes. Sie können aber auch äußere sein, wie Würmer oder Lufthauche oder Dämonen oder sogar Gottheiten, die an sich dem Menschen gnädig sind, ihm aber als Strafe für eine Sünde eine Krankheit senden. Der Unterschied zwischen Subjekt und Objekt einer Krankheit hinsichtlich ihrer Entstehung oder Verursachung ist ein fließender und gelegentlich nur äußerlicher im sprachlichen Ausdruck. Denn in einer Angabe wie „eine Krankheit die entstanden ist durch einen *pnd*-Wurm“[6] ist die Krankheit natürlich die Folge und also das logische Objekt der Einwirkung des Wurmes auf den Körper.

Wenn wir Herodot um (450 v. Chr. Geb.) Glauben schenken dürfen, so stand im Mittelpunkt des ägyptischen ärztlichen Denkens die Vorstellung, daß zumindestens die inneren Krankheiten Folgen von Ernährungsfehlern waren: „(Die Ägypter) gebrauchen Abführmittel drei Tage[c]) hintereinander jeden Monat und sorgen für ihre Gesundheit durch Brechmittel und

---

a) Eine allgemeine Angabe wie „Schlagwunde“ (*sḳr*) ist für uns nichtssagend.

b) Vgl. das darüber Bd. II Seite 124 zu Pap. Ebers Gruppe 17 Bemerkte.

c) Die ägyptischen Abführmittel haben am Schluß in der Regel den Vermerk „bis zu 4 Tagen“ bzw. „bis zu Tag 4“. Ob die Angabe bei Herodot (Diodor spricht allerdings von 3 oder 4 Tagen) mit der ägyptischen in Verbindung gebracht werden

Klistiere, da sie der Meinung sind, daß alle Krankheiten der Menschen von den genossenen Speisen entstehen"[1]. Und Diodor (um 50 v. Chr. Geb.) ergänzt diese Sätze so: „Um den Krankheiten vorzubeugen, pflegen die Ägypter des Körpers mit Klistieren, Fasten und Brechmitteln, manchmal Tag für Tag, zuweilen setzen sie aber auch drei oder vier Tage aus. Sie meinen nämlich, daß von aller im Körper verdauten Nahrung der größere Teil überflüssig sei und daß sich aus diesem die Krankheiten erzeugen. Und da nun die angegebene Behandlungsweise die Ursachen der Krankheit entferne, so werde auf diese Weise am besten für die Gesundheit gesorgt[2]".

Diese Nachrichten passen recht gut zu der großen Zahl von Rezepten über allerlei Erkrankungen des Leibes und ihrer Beseitigung durch Trankmittel und Einläufe[3], und sie passen auch für die ägyptische Gegenwart, in der bei Klagen über schlechtes Allgemeinbefinden die erste Frage zu sein pflegt: „ist es *el baṭn*"?, „der Bauch"? Aber in der altägyptischen Medizin ist expressis verbis von Ernährungsfehlern als Krankheitsursachen nur verhältnismäßig selten die Rede, und irgendeine Äußerung, die mit den griechischen Nachrichten in Verbindung gebracht werden könnte, liegt erst recht nicht vor. Wir erfahren, daß es schädlich ist, die ungenießbaren Früchte der Sykomore (*kꜣ·w nh·t*) zu essen[4], daß ein Magenleiden auf das Verzehren von zu scharf gebratenem und möglicherweise verdorbenem Fleisch (*ḏꜣf*) zurückgeführt wird[5], daß ein Magenkranker nicht essen soll, bis seine Eßlust sich wieder einstellt[6] oder daß jemand unlustig und wählerisch beim Essen ist[7]. Wasser trinken und zugleich eine bestimmte Sorte Fische essen, bewirkt Fieber[8], und wenn man träumt, man habe warmes Bier getrunken, so ist das ein schlechter Traum; denn das Trinken warmen Bieres verursacht Beschwerden[9]. Bei gewissen Erkrankungen soll die Frau hungern[10], und ein Mittel zur Beseitigung eines Eingeweidewurms muß am Morgen auf nüchternen Magen genommen werden[11]. – Soviel über Krankheitsentstehungen infolge von Ernährungsfehlern und ähnlichem. Sie sind vorweg besprochen, weil sie doch etwas anderer Art sind als die Verursachungen von Krankheiten sonst.

Die Frage betreffs der Vorstellungen der ägyptischen Mediziner von der Entstehung der Erkrankungen ist eine doppelte, insofern wir eigentliche, neue, selbständige und sozusagen uneigentliche als Begleit- oder Folgeerscheinungen schon bestehender Krankheiten unterscheiden müssen. Die Fälle dieser zweiten Gruppe berühren sich sachlich mit Beschreibungen wie „eine Wunde klafft", „hat Lippen (= Wundränder)", „ist entzündet"[12] und dergleichen. Aber es ist doch etwas anderes, wenn es heißt, daß eine *šnʿ*-„Verstopfung" im Magen weitere krankhafte Zustände „macht" (*ỉrj*)[13], daß Erhitzung der Blase[14] oder eine *ḥnḥn·t*-Geschwulst[15] oder eine Entzündung[16]

kann, so, daß „bis zu Tag 4" den Sinn hätte, drei Tage lang bis zum vierten Tag (an dem aufzuhören wäre)? – Zum Ausdruck der Ordinalia durch Kardinalia vgl. Sethe, Von Zahlen und Zahlworten, Seite 105 und 123.

Folgeerscheinungen „machen“ (= hervorrufen, bewirken). Häufig ist dies „machen“ von den Gefäßen gesagt: Herzzustände[1], Taubheit[2], Erhitzung des Afters[3] und noch anderes wird auf solches „machen“[a]) zurückgeführt, wobei der Inhalt der Gefäße (Blut, Luft, Kot) als das die Krankheit eigentlich Bewirkende mitunter gar nicht angegeben wird. Solcherart Entstehung von etwas Krankhaftem aus etwas schon vorhandenem Krankhaften wäre noch mancherlei zu nennen, etwa daß ein krankes Ohr eine bestimmte Feuchtigkeit „gibt“ = absondert[4] oder daß Wunden Blut „geben“[5]. Und im Grunde gehören hierher auch Rezeptüberschriften der Fassung „Mittel für das Beseitigen von *šfw·t*-Schwellung, das Stillen (*sgr·t*) des Juckens, im Oberschenkel“[6]; denn wir müssen doch wohl annehmen, daß der Juckreiz eine Folge der Schwellung ist.

Bei den nicht, wie im vorstehenden, „endogenen“, sondern bei den „exogenen“ Krankheiten – sit venia verbo, aber auf die ägyptischen Vorstellungen passen diese Bezeichnungen recht wohl – müssen wir in der Hauptsache unterscheiden solche, bei denen nur angegeben ist, daß sie entstanden sind, sich gebildet haben usw., und solche, für die auch noch ein Urheber, gleichviel welcher Art und in welcher Weise wirksam, genannt ist.

B. Krankheitsentstehung ohne Angabe der Ursache

Am häufigsten ist der Gebrauch des Verbums *ḫpr* „werden, entstehen“, und zwar in der Regel als Aussage darüber, daß eine Krankheit (krankhafter Zustand) „entstanden ist“; denn für das erst „entstehen“, das sich Anbahnen eines Leidens konnten die ägyptischen Ärzte nur in Ausnahmefällen Wahrnehmungen machen. Aber: wir müssen uns doch zum wenigsten fragen (wenn auch ohne Erwartung einer Antwort), ob vielleicht die folgenden Aussagen über die Augenkrankheit *sḥḏ·w* (Albugines oculorum) Verschiedenes enthalten in dem Sinne, daß „*sḥḏ·w* der Augen“[7] und „*sḥḏ·w* im Auge“[8] die schon vorhandene Krankheit meint, *sḥḏ·w ḫpr m ỉr·tj* jedoch „*sḥḏ·w* die entsteht in den Augen“ bedeutet oder nur die gleichfalls bereits vorhandene Erkrankung feststellt „*sḥḏ·w* die in den Augen entstanden ist“[9]. Und ähnlich könnte, wir betonen: könnte!, es auch sonst sein[b]).

---

[a]) Mit *km3* „schaffen“ anstatt „machen“ von einer Geschwulst als Subjekt z. B. Eb. Nr. 858; 861; 871; Smith 13, 12 (= Fall 39). – Von einem Gefäß Eb. 99, 11 (= Nr. 854). – Von der *ꜥ3ꜥ*-Krankheit Eb. Nr. 62.

[b]) Wie vorsichtig wir sein müssen, mit welchen Möglichkeiten wir auf Schritt und Tritt zu rechnen haben, zeigt folgender Fall. Das Rezept Eb. Nr. 751 hat die Überschrift „das Beseitigen der *nsj·t*-Krankheit *m ỉr·tj*“, was man unbefangen mit „in den Augen“ übersetzen würde. Aber *nsj·t* ist sonst nicht als ein Augenleiden bezeugt (das Wort soll vielmehr die Epilepsie bezeichnen nach B. Ebbell in Ztschr. f. äg. Sprache Bd. 62, 13) und das Mittel ist eines zum Einnehmen (was für ein Augenleiden durchaus ungebräuchlich ist). Die Lösung bringt die Angabe in Eb. Nr. 855,

Es ist ungewöhnlich, daß nur angegeben wird, eine Krankheit sei entstanden[1] oder daß ihr Entstehen verhindert werden soll: „nicht Erhitzung"[2] („Ergrauen der Haare"[3]) „entstehen zu lassen". Zumeist wird die Körperstelle genannt, „an" (*r*) oder „in" (*m*) oder „auf" (*ḥr*) der eine Krankheit entstanden ist: „ein Auge, an dem allerlei Schlimmes entstanden ist"[4]; „jede Körperstelle, an der Blut (ob: Blutung?) entstanden ist"[5]; „nicht Erhitzung (*srf·t*) an irgendeiner Körperstelle entstehen zu lassen"[6]; „eine [Frau], an deren Scheide Krankheit entstanden ist"[7]; „nicht Ergrauen auf den Augenbrauen entstehen zu lassen"[8]. Auch am Patienten kann eine Krankheit entstehen: „einer, an (*r*) dem nichts entstanden ist", d. h. der nicht erkrankt ist[9].

Eine scheinbar ursachenlos entstandene Erkrankung „setzt sich fest" (*ṯs*), wie etwa das *tḫn*-Augenleiden „das sich im Auge festgesetzt hat"[10] oder wie mehrmals Magenbeschwerden auf krankhaftes „das sich festgesetzt hat" zurückgeführt werden[11], dabei auch auf ein „Blutnest (Ansammlung besonderer Art von Blut), das sich noch nicht festgesetzt hat"[12], gegen das es auch ein eigenes Rezept gibt[13]. Wie das des näheren gemeint oder vorgestellt ist, können wir nicht ersehen. Merkwürdig ist auch der Gedanke, daß eine Krankheit wie eine Pflanze im Körper festgewachsen sei: die Überschrift eines Rezeptes spricht vom „töten der Wurzeln (*mnj·t*) der *wḥꜣ·w*-Krankheit am Bauch"[14].

Eine Krankheit ist gewiß in den Augen des ägyptischen Arztes so und so oft ein Zustand, aber ebenso gewiß auch, wie schon oben bemerkt ist, eine dingliche Realität, ein „Etwas, das von selbst entstanden ist (*iḫ·t ḫpr·t ḏs·s*)"[15] und in den Körper eindringt" (*ʿḳ*)[16], auf einen Körperteil „fällt" (*ḫr*)[17], „auf (*ḥr*) ihn herabkommt" (*hꜣj*)[18]. So dringt ein Gift in den Körper ein[19] oder schädliche „Hauche"[20], ganz so wie die Atemluft[21]; Krankheit im allgemeinen kommt auf den Kranken herab[22]; gewisse Schmerzstoffe (*wḫd·w*) fallen auf das Herz[23] oder eine besondere Art von Fieber[24]. Und wir haben schon oben in den Schilderungen der Alterszustände gelesen (vgl. S. 6), daß „das Altwerden herankommt", „die Altersschwäche den Menschen ereilt", „das Greisentum entsteht" und so fort. Das sind nicht nur bildliche Ausdrücke, sondern gewiß Ausdrücke für die Vorstellung, daß auch die Krankheit des Altwerdens in ihren verschiedenen Formen viel mehr etwas Dingliches ist als nur eine zuständliche Änderung des jugendlich gesunden Körpers und seiner Funktionen.

Wie gelangen die Krankheiten in den Körper? Nun, dämonische Mächte vermögen sie einfach in (*m*) das Fleisch, in den Kopf, in die Schultern, in

---

wonach die mit der *nsj·t*-Erkrankung in engerem Zusammenhang stehende *dḥr·t*-Krankheit durch die Augen in den Körper gelangt und aus dem Nabel wieder herausgeht. Danach ist „die *nsj·t*-Krankheit in den Augen" in Eb. Nr. 751 wohl so zu verstehen, daß sie sich irgendwie an den Augen, etwa durch deren Rötung oder ähnlich, bemerkbar macht.

jede andere Körperstelle eindringen zu lassen (*sʿḳ*)[1]. Aber die von der Natur gegebenen Eintrittsstellen sind die Körperöffnungen Mund, Ohr, Auge und als Austrittsstellen der Mund[2], der After, die Blase. Die Nase gehört nicht dazu: sie ist nur das Organ, durch das die Atemluft eingeht[3]. Wohl aber kann der Hauch des Todes in die linke Schulter eintreten (wie der Hauch des Lebens in die rechte); die Gefäße der Schulter leiten ihn weiter. Und aus dem Nabel kann eine Krankheit austreten, die durch das linke Auge eingedrungen ist. Da diese besonderen Funktionen der Körperöffnungen in der „Anatomie und Physiologie" schon behandelt sind, darf auf die Stellen verwiesen werden: Mund Bd. I 39; Auge[4] Bd. I 35; Ohr Bd. I 31; Nabel Bd. I 62; Schulter Bd. I 31; After Bd. I 82; Blase Bd. I 83.

C. Krankheitsentstehung mit Angabe der Ursache

Als Ursachen oder Verursacher einer „exogenen" Krankheit in dem oben gekennzeichneten Sinne werden in der Hauptsache angegeben:

1. Würmer. Während ein Rezept gegen einen Eingeweidewurm gewöhnlich diesen unmittelbar nennt: „beseitigen eines *ḥf·t*-Wurms im Bauch" oder „töten eines *pnd*-Wurms" und ähnlich[5], sprechen einige Rezeptüberschriften von der durch einen solchen Wurm erregten Krankheit: „beseitigen der Krankheit, die entstanden ist durch einen *ḥf·t*-Wurm durch einen *pnd*-Wurm"[6] oder „beseitigen der Krankheit, die entstanden ist durch einen *pnd*-Wurm"[7]. – Auch die Entstehung des Zahnschmerzes hat man, jedenfalls in Laienkreisen, auf die Einwirkung eines Wurmes zurückgeführt: von jemandem, der an Gesichtszuckungen und auch an einem Augenleiden krankt, heißt es überdies noch „der *fnṯ*-Wurm beißt seinen Zahn"[8]. Aber medizinisch ist das Rezept für das „herausnehmen (*šdj*) des *fnṯ*-Wurmes aus Finger (oder) Zehe"[a]), das einen Umschlag (Verband, *wt*) für Finger oder Zehe verordnet[9]; vgl. auch S. 55.

Diese Vorstellungen sind natürlich für die Deutung der Würmer im Bauch sehr zu beachten. Gewiß wird man im Kot abgegangene Würmer beobachtet haben. Aber ebenso gewiß werden auch Darmerkrankungen auf „Würmer" rein theoretisch-vorstellig zurückgeführt worden sein, ohne daß sie festgestellt werden konnten.

2. Der Körper selbst durch das, was seine *mt*-Gefäße enthalten, im besonderen durch das Blut und auch durch den Kot. Die durch die Gefäße und durch das Blut bewirkten Krankheitsursachen sind in der „Anatomie

---

a) Es ist immer gut, sich Ungewöhnliches durch Gewöhnliches zu verdeutlichen: wenn in Mecklenburg im Winter durch starken Frost die Fingerspitzen „absterben" und dann ein „Prickeln" in ihnen anzeigt, daß das „Blut zurückströmt", spricht man (sprach man) vom „Nagelwurm im Finger". In Ostpreußen soll ein Panaritium, weil am Nagel des Fingers, als „Nägelwurm" bezeichnet worden sein.

und Physiologie" schon so auch im einzelnen besprochen, daß ein Verweis auf Seite 73 und 76 des Bandes I genügen dürfte. Für den Kot als Krankheitsursache vgl. Eb. Nr. 30 „beseitigen von Kot, der krank ist im Bauch" und Eb. Nr. 855 (= 100, 18): die Gefäße des Afters enthalten Kot, der Krankheit verursacht.

3. Äußere Einwirkungen wie Schläge werden, wie schon oben Seite 27 bemerkt ist, im Wundenbuch nur vereinzelt angegeben und sind auch sonst in der eigentlichen Medizin selten. Gegen Striemen (?) von Schlägen enthält der Ebers ein paar Rezepte (Nr. 510–514) und zur Behandlung von Schlägen (in beiden Fällen *ḥwj·t*) gibt der Hearst einige Mittel an (Nr. 89–92). Ein Hieb auf das Auge des Horus hat es krank werden lassen[1] und durch eine vergiftete Nadel hat Isis den Sonnengott krank gemacht (vgl. oben Seite 20). Sie hat ihm künstlich einen Skorpionsstich beigebracht. – Über die durch Bisse entstandenen Verletzungen vgl. oben Seite 27.

4. Eine besondere und zum Teil sehr merkwürdige Rolle als „Krankheitsursache" spielt „die Luft" (*ṯ3w ? nfw ?*), „der Hauch", im allgemeinen und auch von einem bestimmten Erreger, dabei auch von Personen. Auch wir sagen ja volkstümlich, daß einem eine Krankheit „angeflogen ist", um das plötzliche und unerklärliche des Krankwerdens zu kennzeichnen, und wir sprechen auch davon, daß eine Viele befallende bestimmte Krankheit gewissermaßen „in der Luft liegt", also jeden erreichen kann. Es wäre denkbar, daß ähnliche unklare Vorstellungen den Ägyptern nicht fremd waren, wenn sie „vom Hauch des Lebens und dem des Todes (oder: des Toten?)" sprechen, die in die Ohren eindringen[2] oder vom „Hauch eines Gottes von außen"[3], um die unter Ziffer 5 erwähnte *ʿḳ·t m rw·tj*-Erscheinung zu erklären. Für den „Hauch der Pest des Jahres" vgl. das in Band I Seite 113 Dargelegte bzw. Vermutete. Bei der Angabe in einem Fall des Wundenbuches „das Fleisch des Kranken hat Luft aufgenommen"[4] denken wir, vielleicht nicht mit Recht, jedenfalls nur vermutend, an Blähungen. Die Angabe, daß ein gewisser krankhafter Zustand des Herzens (*ʿmd-ib*) entstanden sei durch die Luft, mit der die Gefäße gefüllt seien[5], ist deshalb rätselhaft, weil die Luft doch ein „normaler" Inhalt der Gefäße ist[a]). Und rätselhaft sind auch die Angaben, daß gewisse krankhafte Herzzustände bewirkt würden durch „die Luft der Tätigkeit des *wʿb*-Priesters"[6] und durch „die Luft der Tätigkeit des Vorlesepriesters" (des „Cherheb")[7], rätselhaft, weil nicht zu verstehen ist, um welche „Luft" es sich handeln könnte (Anhauch des Atems?), die durch die Tätigkeit dieser Priester Krankheit hervorrufen soll, zumal der Cherheb mehrfach als ärztlich wirkender, heilender Priester genannt wird (vgl. dazu unten Seite 93).

---

[a]) Bei den Ägyptern und in der gesamten älteren griechischen Medizin (Pneuma). Das Absurde dieser Vorstellung wird einem erst richtig klar, wenn man an die Schrecken einer Luftembolie denkt.

5. „Das was von außen eintritt" (*ʿḳ·t m rwtj*) als Bezeichnung einer Krankheitsveranlassung ist in der „Anatomie und Physiologie" auf Seite 32 Note 1 hinlänglich besprochen.

6. Das Reich der Dämonen als Krankheit verursachender Mächte ist in der ägyptischen Medizin kein ganz kleines, zumal es nicht auf Zaubersprüche beschränkt ist, sondern auch in echten Rezepten in Erscheinung tritt. Unter den Einnehme- (= Abführ-)mitteln gegen Erkrankungen des Bauches sind zwei Gruppen, deren eine nach den Überschriften für „Beseitigung des Zaubers (*ḥkȝ·w*) im Bauch" bestimmt ist[1], deren andere „den Toten[a]) im Bauch beseitigen" soll[2]. Beide Gruppen stehen in Zusammenhang miteinander durch eine Reihe von Rezepten, deren erstes[3] die Überschrift hat „beseitigen des Zaubers, des Samens (? *ʿȝʿ*) eines Gottes, eines Toten im Bauch". Auch von den Rezepten gegen den Toten im Bauch nennen mehrere[4] ebenfalls den Samen eines Gottes, eines Toten. Was der ägyptische Arzt sich dabei dachte, welche Erkrankungen des Bauches, falls überhaupt bestimmte, er meinte, läßt sich nicht ersehen. Aber wir dürfen wohl die Angabe, daß der Hauch des Toten in das linke Ohr eintritt, mit den Rezepten gegen den Toten im Bauch in Verbindung bringen: auf diesem Wege könnten diese „Krankheiten" in den Bauch gelangt sein.

Neben den obigen Einnehmemitteln gibt es auch eine Anzahl von Rezepten für Salben, also äußerliche Medikamente, für „das Beseitigen eines Gottes, der Gespenster (*šwj·t*) des Toten, der Toten"[5], als „feindliche Wesen, die zum Kranken kommen und die als Toter (oder) Tote in dessen Leib eindringen" wollen[6]. Dabei wird der Patient bezeichnet als „ein Mann der mit einem Totengespenst behaftet ist"[7]. Zwei dieser Rezepte geben außer Salben auch noch einen Trank an[8], in einem Fall, um Erbrechen hervorzurufen[9]. Da die schmerzenden Stellen gesalbt werden[10] sollen, mag es sich bei den „Gespenstern" um Krankheiten handeln, die, als im Körper hausend, Schmerzen ausstrahlen. – Auch Räuchermittel werden gegen solche Krankheitsgeister verordnet[11] und gelegentlich wohl noch anderes (falls die Erwähnungen der Gespenster in den Überschriften in jedem Fall richtig sind).

Das Reich der Krankheitsdämonen in seinem ganzen Umfang zu durchwandern, liegt nicht in unserer Absicht. Sie werden vielfältig in den Zaubersprüchen genannt, die medizinisch aber doch lehren, wie der Ägypter sich solche Krankheitsbringer vorstellte. Sie haben einen „obersten Verleumder" (*srḫj ḥrj*) als Anführer, der sie in das Fleisch, in den Kopf und in andere Körperstellen eindringen läßt[12]. Als Boten[13] der Göttin Sachmet bringen sie den Hauch der Pest des Jahres[14], sie schleichen sich unsichtbar in mannig-

a) Daß nicht „der Tod", sondern „der Tote" als Krankheit bringendes Gespenst (neben dem auch „die Tote" genannt werden kann) gemeint ist, hat Ad. Erman in seinen „Zaubersprüchen für Mutter und Kind", Seite 13, wahrscheinlich gemacht.

facher Gestalt [a]) in das Haus[1], dessen Fenster [b]) man salben muß, um sie unpassierbar zu machen[2] und um so zu verhindern, daß sie die Speisen und die Betten befallen[3]. Ein solcher Krankheitsdämon kommt „um in des Menschen Knochen zu beißen, um jede Art böser Wirksamkeit in seinem Bauch auszuüben"[4]. Ein Eingeweidewurm wird in dem Zauberspruch, der einem Rezept für das Töten des *ḥf·t*-Wurms angehängt ist, als „der auf seinem Bauch Befindliche (= kriechender Wurm) den ein feindlicher Gott [c]) gemacht hat"[5] bezeichnet. Und was dergleichen Vorstellungen sonst sein mögen. Siehe auch Seite 36.

7. Außer den mehrfach im vorstehenden erwähnten „feindlichen Göttern" können auch dem Menschen sonst wohlgesinnte und gnädige Gottheiten eine Krankheit senden als Strafe für eine Sünde; die wesentlichen Stellen sind oben auf Seite 21 schon mitgeteilt. In feste Verbindung mit dem mehrmals als Heilgott genannten Mondgott Chons ist eine der *ʿꜣ·t*-Geschwülste in dem Buch am Schluß des Ebers gebracht: „*ʿꜣ·t*-Geschwulst des Chons" (Eb. Nr. 874); eine andere heißt „*ʿnw·t* des Chonsgemetzels" (Eb. Nr. 877). Ob diese Bezeichnungen auf schädliche Beeinflussungen des Mondes zurückzuführen sind, wie vermutet worden ist [d]) läßt sich aus den Texten dieser Fälle nicht ersehen.

Über die Verbreitung der Krankheiten im Körper, ihre Einwirkungen auf ihn und das Verhalten des Körpers zu ihnen können hier und in diesem Zusammenhang nur Andeutungen gemacht werden. Es ist ein zu weites Feld, die große Zahl von allgemeinen und besonderen krankhaften Zuständen und Begleiterscheinungen hier zu besprechen, wo es auf wesentliches der Vorstellungen der ägyptischen Ärzte vom Kranksein als solchem ankommt. Im übrigen ist die sehr drastische Beschreibung der Auswirkungen des Schnupfens schon in Bd. I Seite 28 mitgeteilt worden, die, wenn sie auch nur in einer Beschwörung des Schnupfens enthalten ist, doch gewiß Anschauungen wiedergibt, die dem ärztlichen Denken nicht fern lagen.

Die so oder so in den Körper gelangte Krankheit wird von ihm „empfangen, aufgenommen" (*šsp*) [e]) durch die *mt*-Gefäße[6] oder auch unmittelbar vom Kranken[7]. Die Gefäße verteilen dann offenbar den Krankheitsstoff im Körper, so daß ein „Leiden sich ausbreiten kann" (*sš*[8]), wie auch „Gift

---

a) Dafür sind die Zaubersprüche für Mutter und Kind ed. Erman zu vergleichen, im besonderen die Sprüche C, D, E, M, R, S, T, V.

b) Dazu unten Seite 70 noch Näheres. Man könnte vermuten, daß die Gespenster die Tür, durch welche die Lebenden ein- und ausgehen, vermeiden und sich deshalb als Zugänge in das Haus der Fensteröffnungen bedienen.

c) Es steht da „den ein Gott gemacht hat, den ein Feind gemacht hat", also Zerlegung der Bezeichnung „feindlicher Gott" in zwei parallele Ausdrücke.

d) Bonnet, Reallexikon der ägyptischen Religionsgeschichte Seite 144.

e) Vgl. auch die oben Seite 32 besprochene Stelle im Wundenbuch: „das Fleisch des Kranken hat Luft aufgenommen (*šsp*)".

das Fleisch durchzieht (*pḫr*)“[1] oder krankhafte Flüssigkeiten sich umherbewegen[2]. – Für die Ausscheidung des Krankheitsstoffes aus dem Körper, für das Schwinden der Erkrankung und ihre Heilung siehe unten Seite 68.

Es ist ein sehr buntes Bild mit vielfach vermischten Farben und durcheinander laufenden Konturen, das wir aus dem Vorstehenden erhalten von dem, was der ägyptische Arzt unter dem Zustand des Krankseins verstand. Empirie und Magie, gutes Wissen und völlige Unkenntnis, Beobachtung und bloße Theorie, Erfahrung und Vermutung gehen nebeneinander her und durchkreuzen sich beständig. Auf jeden Fall zeigt sich, daß es ganz unmöglich ist, eine auch sehr weit gefaßte Bestimmung des Krankheitsbegriffes zu formulieren; vgl. auch das schon oben auf Seite 19 dazu Bemerkte.

Zweiter Abschnitt: Von den Krankheiten

I. Allgemeines

Das Thema „von den Krankheiten“ bietet neben dem anderen „von den Arzneistoffen“ die größten Schwierigkeiten. Diese liegen einmal in dem nur sehr bedingt und vielfach gar nicht lösbaren Problem der exakten Bestimmung der Krankheit, die sich hinter ihrer ägyptischen Bezeichnung verbirgt. Und sie liegen zum anderen auch im mehr allgemeinen, in einer ganzen Anzahl von Fragen, welche uns schon die Formulierung der Angaben über eine Krankheit stellt bis zum rein Sprachlichen hin betreffs der Auffassung grammatischer und syntaktischer[a]) Erscheinungen. Ob es gelingt, diese Fragen sämtlich befriedigend zu beantworten, sei es jetzt, sei es in der Zukunft, ist eine Sache für sich; wo das Material nicht zureicht, dürfen wir jedenfalls nicht versuchen, phantasievolle Antworten zu geben (was leider nicht ganz selten geschehen ist)[b]). Zunächst gilt es, die Probleme nicht zu verkennen und die Fragen zu stellen. Und das zu tun, ist ja immer der erste Schritt zur Erkenntnis, wenn auch nicht der Wahrheit, so doch ihrer Verwandten, der Wahrscheinlichkeit.

Als Fragen von grundsätzlicher Wichtigkeit erheben sich diese drei:

1. In welchen Fällen haben die Ägypter Krankheitserscheinungen, die tatsächlich nach heutiger Anschauung nur als Symptome oder Begleitzustände oder Folgeerscheinungen einer und derselben Krank-

[a]) Auf diese ist schon in Bd. II Seite 58, 59 und 54—55 hingewiesen worden. Wir kommen unten nur auf die Unsicherheit in der Auffassung der Präpositionen *m* und *ḥr* zurück.

[b]) Zu den sehr beherzigenswerten Warnungen, die H. E. Sigerist äußert, vgl. unten Seite 66.

heit zu beurteilen sind, als verschiedene besondere Erkrankungen betrachtet und dementsprechend verschieden bezeichnet?

2. Wie weit sind von den Ägyptern Erkrankungen, die heute als verschiedene erkannt sind, auf Grund ihnen gemeinsamer ähnlicher Merkmale als eine einheitliche Krankheit angesehen worden?
3. Welche der ägyptischen Krankheitsnamen gehen auf eigentliche Erkrankungen, welche nur auf Symptome oder auf allgemeine Erscheinungen, die nicht nur bei einer bestimmten Krankheit auftreten, sondern sich bei mehreren Krankheiten finden?

Diese Fragen zu stellen ist ebenso leicht wie es schwierig und vielfach (noch) unmöglich ist, sie zu beantworten. Was die ersten beiden Fragen angeht, so glauben wir Anlaß zu haben, zu vermuten, daß einige der Fälle der Magenkrankheiten (vgl. Bd. II Seite 35 und 117), der Geschwülste (vgl. Bd. II Seite 36 und 132), vielleicht auch des Wundenbuches (vgl. Bd. II Seite 108 und 111), der über zwanzig Augenleiden (vgl. Bd. II Seite 122), der Bauchkrankheiten, der Frauenleiden und noch anderer Gruppen jeweils unter sich enger zusammengehören als es nach ihrer verschiedenen Benennung und textlichen Abgrenzung zunächst erscheint. Aber diese Fragen, die natürlich nur da überhaupt Berechtigung haben, wo die ägyptischen Angaben ausführlich genug sind, können erst auf Grund der philologischen Aufbereitung der Texte erörtert werden.

Etwas besser steht es bei der dritten Frage: denn wir dürfen eine ganze Anzahl von Beschwerden und anderen Krankheitserscheinungen als mehr allgemeine, nicht spezielle Leiden und auch nicht an bestimmte Erkrankungen gebundene ansehen, wie etwa die *wḫd·w* (im Munde, an den Zähnen, in der Brust, im Bauch, am After, an irgendeiner anderen Körperstelle)[a]. Die *wḫd·w* scheinen schmerzhaft wirkende schädliche Stoffe flüssiger Form zu sein, mehr Urheber von Erkrankungen als bloße Begleiterscheinungen, mit denen sich unter anderem das zweite der beiden Gefäßbücher fast ausschließlich befaßt. Mehr allgemeinere Krankheitserscheinungen sind weiter die Versteifungen (*nḫt*), die Ansammlungen von Feuchtem, Ergüsse (*ʿḥʿ·w*; *ʿḫ·t*), das Jucken (*wšʿ*), geschwollen sein und Schwellung (*šfw*; *šfw·t*), Fieber (wie *šmm·t*), Zittern (*dȝ*) und noch manche sonst. Aber auch hier ist es nicht in jedem Falle leicht, eine klare Abgrenzung zu finden. Und beispiels-

[a]) Es ist merkwürdig, daß einigemale nebeneinander *wḫd·w* und *wḫd·t* „männliche und weibliche *wḫd*“ als zu beseitigende genannt werden (Eb. Nr. 131 und Nr. 385 in Zaubersprüchen, Eb. Nr. 242 und Nr. 246 in „Göttermitteln“), dabei in Eb. 131 als „böse Einwirkungen der männlichen und weiblichen *wḫd*“, die also als Wesen gefaßt sind, wie die oben Seite 33 besprochenen dämonischen Mächte. Dazu paßt gut, daß sie nicht „beseitigt“ u. ä. werden, sondern „getötet“ (*smȝ*), wie etwa die Eingeweidewürmer. Ganz ähnlich gibt es auch neben der *nsj·t*-Krankheit gelegentlich ein männliches *nśj* (L. Nr. 5 und Beatty VI Rs. 2, 2; beide Texte sind Zaubersprüche).

weise *t3w* „Erhitzung" (an den Augen, im Bauch, am Herzen, am weiblichen Genital, am After, an der Blase) wird man wohl als eine eigentliche Krankheit beurteilen müssen. Dasselbe gilt offenbar für die *wḥ3·w*-Krankheit, die jedenfalls mit *wḫd·w* nicht enger zusammengehört, wie vielfach angenommen wurde.

Die Angaben über den Sitz einer Krankheit am oder im Körper sind nicht in jedem Falle eindeutig. Gewiß, wenn es heißt „Krankheit der Zunge" oder „Bauch, der krank ist", so ist das so unmißverständlich wie „Schwellungen der Zehen" oder „Ohr, das fauliges Wasser gibt". Aber wie die überwiegend häufigen Hinweise auf den Ort einer Krankheit mit den Präpositionen *m* oder, seltener, *ḥr* jeweils aufzufassen sind, bleibt vielfach ungewiß. Ist eine „Ansammlung (*ʿḫ·t*) von Wasser in (*m*) den Augen"[1] hinsichtlich ihres Ortes anders gemeint als eine „Ansammlung (*ʿḫ·t*) von Blut auf (*ḥr*) der Vulva"[2], das heißt, befindet sich das Blut wirklich nur „auf" oder „an" der Vulva, also anders als das Wasser „in" den Augen? Ist die „Erhitzung (*t3w*) im (*m*) After" (Eb. Nr. 142 und 154) etwas anderes als die „Erhitzung (*t3w*) auf (*ḥr*) dem After" (Eb. Nr. 155)? Die Rezepte Nr. 142 und 155 verordnen ein Darmzäpfchen, das Rezept Nr. 154 sieht ein Trankmittel vor. Bei den Erkrankungen der Augen heißt es fast immer, daß sie „in" (*m*) den Augen sind, aber die Mittel sollen so und so oft „an die Außenseite" der Augen gegeben werden, also äußerlich, wie es auch die Erkrankungen sein werden; denn was heißt „im" Auge oder „in" den Augen? Was im Augapfel (Netzhaut) oder an der Linse vor sich ging, konnte der ägyptische Arzt ja gar nicht wissen. Aber auch bei den Augenleiden haben wir nebeneinander „beseitigen von Blut in (*m*) den Augen"[3] und „beseitigen von Blut an (*ḥr*) den Augen"[4]; in beiden Fällen (es ist gewiß nur *ein* Fall) soll das Mittel „gegeben werden in (*m*) die Augen".

A. Krankheitserscheinungen besonderer, nicht rein körperlicher Art

Die meisten Krankheiten sind, soweit wir sehen können, körperliche. Aber wir wissen auch von sozusagen geistigen Erkrankungen, vom Versagen des Gedächtnisses, von Störungen des Bewußtseins, von Zuständen der Verzückung und ähnlichem. Unter den seltsamen Ausdrücken mit „Herz" in der Glossensammlung des ersten der beiden Herzbücher[a]) ist einer, der sicher auf das Herz als geistiges Zentrum Bezug nimmt: der Ausdruck „sein Herz ist voll Feuchtigkeit (*mḥ*)" wird erklärt: „das bedeutet, sein Herz wird vergeßlich wie bei einem, der an etwas anderes denkt"[5]. Diese Vergeßlich-

[a]) Vgl. Bd. I Seite 66 und Bd. II Seite 43.

keit des Herzens nennt auch Ptahhotep unter den Folgen des Altwerdens [a]) und auch das Rezept Eb. Nr. 227 soll „Vergeßlichkeit des Herzens", „Gedankenflucht" und „Herzstiche" (ob: Gewissenbisse?) beseitigen [b]).

Von dem Ohnmachtsanfall, den Sinuhe vor dem König erleidet, war schon oben Seite 20 die Rede. Auch bei ihm spielt das „Herz, das nicht in seinem Bauch geblieben war" eine Rolle und ebenso in den Fällen von Ohnmacht, auf die in der Fußnote ebenda verwiesen ist. Derselbe Sinuhe erzählt gleich zu Anfang seiner Lebensgeschichte noch von einem anderen ungewöhnlichen Zustand, in den er infolge einer ihn sehr erschreckenden Nachricht geriet: „verwirrt wurde mein Herz; auseinander fuhren meine Arme; Zittern war in alle meine Glieder gefallen"[1]. Die geistige Verwirrung ist ägyptisch mit dem Ausdruck *psḫ ib* bezeichnet, bei dem bisher nicht beachtet worden ist, daß er im Koptischen eine genaue Parallele besitzt in *pōschĕs ĕn hēt* „verrückt werden" mit demselben Verbum, nur mit Ersatz des Wortes *ib* „Herz" durch die koptische Form des anderen Wortes für „Herz" *ḥꜣ·tj*.

In der Weisheitslehre des Amenemope lautet eine Mahnung: „lache nicht über einen Blinden; verhöhne nicht einen Zwerg [c]); schädige nicht den Zustand eines Lahmen; verhöhne nicht einen Mann, der in der Hand Gottes ist"[2]. Der Herausgeber [d]) des Textes hat richtig erkannt, daß neben den anderen Kranken der „Mann in der Hand Gottes" eine Bezeichnung für einen Geisteskranken sein werde. Aber er hat eine, wohl verfehlte, Erklärung gegeben, wenn er sagt: „die heutige Vorstellung, daß ein Geisteskranker ein besonderer Freund Gottes ist, ist in Ägypten wahrscheinlich uralt". Wir müssen den Ausdruck „in der Hand Gottes" wörtlich nehmen: ein von der Hand Gottes Gepackter, und ihn mit einer Stelle in dem Reisebericht des Unamun[3] zusammenbringen, in der es heißt: (während der Opferhandlung) „ergriff der Gott einen von den Pagen des Fürsten und machte ihn rasend" (worauf der Knabe nach Art der alttestamentlichen Propheten in ekstatische Rufe ausbricht und die ganze Nacht hindurch „als Rasender rast"). Wie hier das rasend werden (ägyptisch *ḫꜣwt* = koptisch *schŏit* „rasend") durch den Zugriff der Gottheit bewirkt wird, so wird auch der Geisteskranke im Amenemope in seinen Zustand gekommen sein.

Schließlich sei für dieses schwierige, weil uns nur mehr andeutungsweise greifbare, Thema der geistigen Erkrankungen noch auf ein demotisches Zaubermittel[4] „einen Mann oder eine Frau verrückt (*lb* = koptisch *lībĕ*)

---

a) Siehe oben Seite 6.

b) Dazu vgl. Bd. I Seite 67, 2. Sicher ist von der Übersetzung nur „Vergeßlichkeit"; die beiden anderen Ausdrücke „könnten" den angegebenen Sinn haben.

c) Von Riesenwuchs wissen wir nichts. Aber für „Zwerg" besitzt die Sprache mehrere Bezeichnungen, auch als Beischriften zu daneben abgebildeten Zwergen (Beni Hasan II 16 und 32); auch ein Buckliger ist Beni Hasan II 32 abgebildet und benannt.

d) H. O. Lange, Das Weisheitsbuch des Amenemope (Det kgl. Danske Videnskabernes Selskab, Hist.-filol. Meddelelser XI 2, Kopenhagen 1925) Seite 122.

zu machen“ verwiesen, und es sei wenigstens die Frage aufgeworfen, ob und wieweit nicht einzelne der oben Seite 32 besprochenen Krankheitsverursachungen, wie Lufthauche oder Dämonen, Erscheinungen bewirkt haben können, die zu diesem Bereich „geistiger“ Erkrankungen gehören, auch wenn das aus den Texten nicht zu entnehmen ist. Jedenfalls werden durch eine schwere Schädelverletzung hervorgerufene Lähmungen nicht auf die Beschädigung des Gehirns zurückgeführt, sondern auf den von außen eingedrungenen Hauch eines Gottes oder eines Toten[1]. Auch die Lähmungserscheinungen infolge einer Verschiebung (*wnḫ*) eines Nackenwirbels[2] wird man sich ähnlich erklärt haben wie den wiederholt bei schweren Verletzungen festgestellten Zustand der Benommenheit oder Ohnmacht (*dgm*), der in einer Glosse[3] so erklärt wird: „er ist *dgm*-ohnmächtig (benommen): das bedeutet, daß er schweigend ist aus Schwäche, ohne zu sprechen, wie einer, der mit Schwäche behaftet ist wegen etwas, das von außen eingedrungen ist“. Im Verlauf dieses Zustandes kann der Kranke den Mund nicht öffnen[4], kann er nicht hören[5], macht er unbewußte Bewegungen[6].

Solche Krankheitserscheinungen, deren Zurückführung auf ihre vermeintlichen Ursachen so recht zeigt, wie ahnungslos die Ägypter über die Funktion des Gehirns und Rückenmarks gewesen sind, sind wohl nur bedingt als echte Krankheiten im üblichen Sinne angesehen worden. Anders stand es mit der Migräne (Hemikranie). Wir haben zwei Zaubersprüche für die Beschwörung oder Beseitigung „des halben Kopfes“[7], „der halben Schläfe“[8] und auch ein echtes Rezept gegen „die Krankheit im halben Kopf“[9], das den in Öl (*mrḥ·t*) gekochten Schädel des Welsfisches zum Salben des Kopfes empfiehlt. Dasselbe Mittel findet sich noch einmal genau ebenso in einem Rezept[10] unter mehreren „anderen“[a]), welche die gemeinsame Überschrift tragen „einen Dorn, der im Körper (*ḥʿ*) ist, herauszunehmen“. Ob die Vorstellung bestand, daß der Schmerz durch einen Dorn im Kopf verursacht wurde? Zwar ist der Kopf als erkrankt nicht ausdrücklich angegeben; aber das nur noch hier vorkommende Mittel spricht für diese Auffassung. Und vermutlich gehört auch die sonst nicht genannte *h*(ꜣ)*k*(ꜣ)-Krankheit zweier Zaubersprüche hierher, deren einer jedenfalls die linke Schläfe erwähnt, aus der das Leiden ausfließen soll[11].

B. Zur Frage der Ordnung der Erkrankungen

Die sinnvolle Ordnung der übrigen Krankheiten, unter denen sich noch einige nicht bloß körperliche befinden mögen, wäre leicht, wenn wir alle Erkrankungen genau genug bestimmen könnten, um sie etwa als äußerliche und innere Leiden und diese weiter nach Magen-, Darm-, Herz- und so fort

[a]) Möglicherweise gehören noch andere oder alle Rezepte der Gruppe Eb. Nr. 726—731 hierher.

Krankheiten aufzugliedern. Das ist für gewisse Bereiche wie Wunden, Bruchverletzungen, Verbrennungen, Augenleiden und noch andere weitgehend möglich. Und einen ersten Entwurf einer solchen Ordnung haben wir am Schluß des II. Bandes auch versucht. Aber gerade für die inneren Krankheiten ist da noch vieles unsicher, weil es auch dem ägyptischen Arzt unsicher gewesen ist infolge seiner unklaren Kenntnisse bzw. Vorstellungen von den inneren Organen: es sei nur daran erinnert, daß der Husten (*srj·t*) ägyptisch beurteilt eine Erkrankung des Magens ist!

Aber auch davon abgesehen – man könnte sich ja mit sehr summarischen Gruppen helfen – ist eine befriedigende Ordnung schwierig, da sie sich keinesfalls nach einem einheitlichen Prinzip durchführen läßt. Denn weder können wir allein nach den Krankheiten ordnen noch allein nach den Körperteilen oder Körperstellen, an denen sie sich zeigen. Wir können es nicht restlos nach den Krankheiten, weil auch Körperteile und Körperstellen als zu behandelnde angegeben werden, ohne daß ihre Erkrankung ersichtlich ist[a]). Und wir können es nicht nur nach den Organen, weil nicht jede Krankheit lokalisiert ist[a]), sei es genau, sei es so vage wie „im Bauch" oder noch undeutlicher mit der anschließend besprochenen Angabe *m ʿ·t nb·t*.

Die an den *ʿ·t*-„Körperteilen" in der häufigen Verbindung *m ʿ·t nb·t* „an (in) irgendeinem Körperteil", „jedem einzelnen Körperteil", „jeder Körperstelle" (vgl. dazu Bd. I Seite 18) ungenau genug lokalisierten Erkrankungen sind durchweg solche, die auch an bestimmten Körperteilen genannt werden. Die Angabe *m ʿ·t nb·t* ist an sich belanglos oder selbstverständlich und hätte entweder überall gemacht sein sollen, wo nicht ein ganz bestimmter Körperteil als erkrankt genannt ist, oder überall dort fortbleiben können. Jedenfalls läßt sich von uns aus kein Unterschied erkennen zwischen dem „Erweichen eines (verhärteten) *mt*-Stranges" und dem „Erweichen eines (verhärteten) *mt*-Stranges an irgendeiner Körperstelle" (z. B. H. Nr. 232); das ist, von dem verschiedenen Verbandsmittel (es gab eben mehrere dafür geeignete Mischungen) abgesehen, doch dasselbe. Medizinisch lehren uns die Stellen mit *m ʿ·t nb·t* also eigentlich nichts besonderes, es sei denn, daß sie vermitteln, welche Erkrankungen am ganzen Körper auftreten können: Knochenbrüche (H. Nr. 233) – Bißwunden (H. Nr. 239) – Brandwunden (Eb. Nr. 487) – wandernde Schmerzstoffe (H. Nr. 42) – Schwellungen (Eb. Nr. 565) – Jucken (Eb. Nr. 563) – Geschwülste (Eb. Nr. 858 folg.) – Rheuma (Bln. Nr. 140) – Zittern (Eb. Nr. 625) – Versteifungen (sehr oft) – Zucken eines *mt*-Stranges (Eb. Nr. 644) – um doch die häufigeren zu nennen. Es sind zumeist äußerliche Krankheiten.

Betreffs der Ordnung, bei der wir unten je nachdem bald die Krankheit, bald die Körperstelle bevorzugen werden, kommt noch ein weiteres hinzu: die schon erwähnte Nennung zweier oder mehrerer Erkrankungen wie auch

[a]) Vgl. dazu das oben Seite 23 Bemerkte.

Körperstellen. Wohin gehört beispielsweise ein Rezept[1] wie das folgende: „Behandeln der Brust, Kühlen des Herzens, Kühlen des Afters. Beseitigen jeglicher (irgendeiner) Entzündung an ihm"? Erst soll ein Trankmittel gereicht, dann ein Einlauf in den After verabfolgt werden. Zu den „inneren" Krankheiten gehört es gewiß. Aber soll dies Rezept ein Leiden der Brust und im besonderen des Herzens lindern oder eins des Afters? Ist die Entzündung am After das Eigentliche, verursacht durch die Erkrankung der Brust und des Herzens, oder ist sie nur eine Folge- und Begleiterscheinung?

C. Anzahl der Krankheiten, ihre Häufigkeit oder Seltenheit

Von den Diagnosen vom kranken Magen, von den Frauenleiden, von den Geschwülsten, von den Wunden des Wundenbuches und von vereinzelten Texten dieser Gattung sonst sowie von den bloßen Zaubersprüchen abgesehen, liegen uns rund 900 Rezepte vor. Aber davon sind rund 440, also nahezu die Hälfte, sozusagen inhaltlich leere Rezepte, insofern sie als bloße *kt* „andere" Rezepte erscheinen, also Varianten von Rezepten sind, deren Überschrift mit einer Aussage über den Zweck für die „anderen" mit gilt. Allein unter den Mitteln für Erkrankungen des Bauches gibt es 125 „andere", unter den Augenmitteln 28, auf ein Rezept „für das Beseitigen des Hustens" folgt ein volles Dutzend „anderer", und ähnlich steht es überall. Es bleiben rund 450 Rezepte mit Überschriften, die irgendwie eine Angabe über die Krankheit enthalten, für deren Behebung sie bestimmt sind, und wenn es auch nur eine „Krankheit der Zunge" oder ein „Bauch, der krank ist" sei. Jedoch auch unter solchen Rezepten gibt es eine beträchtliche Zahl, die wiederholt dieselbe Erkrankung nennen, wie beispielsweise vier Rezepte ausdrücklich in gleicher Weise die *sḥḏ·w*-Albugines im Auge. So reduzieren sich auch die Rezeptüberschriften mit Inhalt nicht unerheblich; im ganzen werden (Wunde, Schwellung, Verbrennung, Bruch und so fort nur je einmal gezählt) etwa zweihundert eigentliche (und auch wohl uneigentliche) Krankheiten genannt.

Über die Seltenheit und Häufigkeit einer Krankheit oder einer Gruppe von Erkrankungen etwas zu erkennen, ist schwierig, und jedenfalls ist die geringe oder die große Zahl von Mitteln an sich kein Beweis. Aber allerdings spielen die Lunge, die Leber, die Galle, die Milz (Organe, die man doch anatomisch kannte) als erkrankte Körperteile keine Rolle, und eigentliche Geschlechtskrankheiten[a]) werden, soweit man sehen kann, nicht erwähnt, wennschon es nicht ausgeschlossen wäre, daß unter den Frauenkrankheiten etwas hierher Gehöriges enthalten sein könnte. Erkrankungen des membrum virile werden nicht genannt: das Glied wird nur erwähnt[b]) bei gewissen

[a]) Darüber die Bemerkungen Bd. I Seite 75.

[b]) Vgl. dazu Bd. I Seite 86.

Störungen des Harnlassens und bei der Verletzung eines Nackenwirbels, die eine unfreiwillige Erektion bewirkt. Daß Erkrankungen am Arm selten, solche am Bein häufig und vielartig auftreten, kann Zufall sein. Und der Zufall wird auch sonst die Seltenheit so mancher Krankheit erklären.

Demgegenüber gibt es auch eine Häufigkeit, sei es, daß viele Krankheiten eines Organes genannt werden, sei es, daß eine bestimmte Erkrankung an mehreren Organen oder Körperstellen festzustellen ist. Zur ersten Gruppe gehört das Herz mit über dreißig so oder so krankhaften Zuständen, das Auge mit etwa zwanzig Erkrankungen, der Magen mit neunzehn Diagnosen und einer Anzahl von Rezepten, die Genitalien der Frau mit vielen Diagnosen und Rezepten, der Darm mit mehreren Eingeweidewürmern, Blase und After mit mancherlei Beschwerden und Krankheiten, um nur diese hervorzuheben. Zur zweiten Gruppe gehören die zahlreichen und verschiedenartigen Wunden, die Verbrennungen, die Geschwülste und Schwellungen, die Bruchverletzungen, Schmerzen allerlei Art, Erhitzung und Fieber, Versteifungen und noch anderes.

D. Saison-Krankheiten

Die meisten Erkrankungen werden aufgetreten sein ohne saisonmäßige Gebundenheit [a]). Aber bei einigen ist ausdrücklich ihre Zeit angegeben. Ein Augenmittel „um die Sehfähigkeit zu stärken (*srwḏ mꜣꜣ*)“ soll angewendet werden im ersten und zweiten Monat der Sproßzeit (*pr·t*), d. h. in den Monaten Tybi und Mechir (Eb. Nr. 393) und ein anderes (Eb. Nr. 388) in den beiden folgenden Monaten Pharmuthi und Phamenoth, im dritten und vierten Monat derselben Jahreszeit. Auch hier ist keine eigentliche Augenkrankheit genannt. Aber die Augen bedurften wohl in dieser Jahreszeit eines die Sehfähigkeit stärkenden Mittels, das „in (*m*) die Augen gegeben werden sollte“, wie die Applikationsanweisung bei beiden lautet. Bei einem dritten Mittel, einer nachts vorzunehmenden Schminkung, ist ausdrücklich vermerkt, daß sie in jeder der drei Jahreszeiten des ägyptischen Kalenders angebracht sei (Eb. Nr. 389): Aber galt diese Zeitangabe „während des ganzen Jahres“ nicht für alle anderen Mittel auch, nicht bloß solcher gegen Augenleiden, auch da, wo über die Zeit nichts gesagt ist? Auf die Jahreszeiten der Trockenzeit (*šmw*) und der Sproßzeit (*pr·t*) waren gewisse rheumatische Schmerzen beschränkt (Bln. Nr. 139), andere nur auf die Sproßzeit (Bln. Nr. 140). Nur für die Trockenzeit ist eine Salbe gegen Körpergeruch (*ḫnš*) bestimmt (Eb. Nr. 708) und ein Einnehmemittel zur Anregung des Herzens und der Verdauung (Bt. Nr. 18). Irgendwie müssen die beiden Jahreszeiten, Trockenzeit und Sproßzeit, für die genannten Beschwerden besonders bestimmend gewesen sein.

---

[a]) Vgl. aber auch die Sprüche gegen die Pest des Jahres (Bd. II Seite 22 und 113).

E. Krankheiten „des Mannes“ und „des Mannes oder der Frau“

Sehr viele Krankheiten können wohl beide Geschlechter befallen, auch diejenigen, bei denen nur *s* „der Mann“ = „der Patient“ (Näheres unten Seite 72ff.) als Kranker angegeben ist; und viele Rezepte sind überdies ganz allgemein gehalten in ihren Anwendungsvorschriften, ohne den Patienten überhaupt zu nennen. Aber wir haben auch spezielle Frauenleiden und eigens als solche bezeichnete Kinderkrankheiten. Besondere Männererkrankungen lassen sich eigentlich nicht feststellen außer der *sr*-Krankheit [a]), bei deren Behandlung unter anderem das Glied gesalbt werden soll (Eb. Nr. 781 und 780) und außer in drei Mitteln (Eb. Nr. 269; 270; 272) für „das Regeln des Urinlassens“; auch diese empfehlen Salben des Gliedes, der Harnröhre. Näheres über die Besonderheit der Beschwerden ist nicht zu ersehen. Darüber hinaus werden gewiß noch andere Erkrankungen bevorzugt solche gewesen sein, die im besonderen oder allein bei einem Manne aufgetreten sind. Wir brauchen nur an die zum Teil ja sehr schweren Verletzungen zu denken, die das Wundenbuch beschreibt. Jedoch haben wir keine direkten Hinweise.

In diesem Zusammenhang muß auch auf die teils in der Überschrift, teils in der Anwendungsvorschrift einer Anzahl von Rezepten (rund zwanzig) vorkommende Bezeichnung des Patienten als „Mann oder Frau“ statt des üblichen „Mann“ eingegangen werden [b]). Es fragt sich, jedenfalls wir fragen uns, ob diese ausdrückliche Nennung der Frau neben dem Manne belanglos ist oder ob sie einen besonderen Sinn hat. Das kann nur eine Zusammenstellung und Überprüfung der Stellen zeigen.

1. in der Überschrift:

Eb. Nr. 99: „Töten des *wḫd·w*-Schmerzstoffes, Beseitigen des ʿꜣʿ-Samens eines Toten, einer Toten im Bauch eines Mannes oder einer Frau“. – Anwendung: nur „essen“.

Eb. Nr. 103: „Töten des *wḫd·w*-Schmerzstoffes im Bauch, Töten der Wurzel des *wḥꜣ·w*-Leidens im Bauch eines Mannes oder einer Frau“. – Anwendung: nur „essen“.

Eb. Nr. 167: „Beseitigen des Zaubers im Bauch eines Mannes oder einer Frau“. – Anwendung: „einzunehmen von einem Manne oder einer Frau“.

Eb. Nr. 300: „Beseitigen von Rheuma (*st·t*) im Bauch eines Mannes oder einer Frau“. – Anwendung: nur „einzunehmen“.

---

[a]) Für Eb. Nr. 780 (Einnehmemittel) vgl. unten Seite 79.

[b]) Die in Zaubersprüchen (z. B. H. Nr. 170; L. Nr. 6; 25) vorkommende Bezeichnung *mn ms·n mn·t* „N. geboren von der Frau N. N.“ = „irgendwer, irgendeiner“ gehört natürlich nicht hierher.

Eb. Nr. 705: „Beseitigen der *špn*-Krankheit, die den Körper (*ḥʿ*) eines Mannes oder einer Frau bindet (*mr*)“. – Anwendung: Einlauf in den After.

Eb. Nr. 709: „Beseitigen von Gestank am Körper eines Mannes oder einer Frau“. – Anwendung: „den Körper salben“.

H. Nr. 13: „Glattmachen (*snʿʿ*) eines Knochens der gebrochen ist an irgendeiner Körperstelle eines Mannes oder einer Frau“. – Anwendung: nur „verbinden“.

H. Nr. 83: „Beseitigen des *ʿȝʿ*-Samens eines Gottes, eines Toten im Bauch eines Mannes oder einer Frau“. – Anwendung: nur „einzunehmen“.

H. Nr. 133: „Wasser herauszuholen aus einer *ḫsd*-Geschwulst an irgendeiner Körperstelle eines Mannes oder einer Frau“. – Anwendung: “verbinden, bis das Wasser kommt“.

H. Nr. 134: „Beseitigen von Krankheit in irgendeiner Körperstelle eines Mannes oder einer Frau“. – Anwendung: „verbinden“.

H. Nr. 139: „Beseitigen von Krankheit (und?) Blut in irgendeiner Körperstelle eines Mannes oder einer Frau“. – Anwendung fehlt (nur die Überschrift erhalten).

H. Nr. 151: „Beseitigen von Gestank am Gesicht eines Mannes oder einer Frau“. – Anwendung: ein Verband.

NB! Die Zweitschrift in H. Nr. 32 hat so: „beseitigen von Gestank am Körper“, also ohne den Zusatz „eines Mannes oder einer Frau“ und zudem mit der besseren Lesart „Körper“ statt „Gesicht“ (was uns hier allerdings nicht interessiert).

H. Nr. 232: „Erweichen der *mt·w*-Stränge an irgendeiner Körperstelle eines Mannes oder einer Frau“. – Anwendung: ein Verband.

Bt. Nr. 10: „(Mittel für) eine Art Quetschung (??), Beseitigen von Erhitzung am After, an der Blase, ..., eines Mannes oder einer Frau“. – Anwendung: Verband.

Bt. Nr. 11: „(Mittel für) das Eintretenlassen (?) der Blase, Beseitigen von *šnf·t*, Beseitigen irgendeiner Krankheit am After eines Mannes oder einer Frau“. – Anwendung: Einlauf in den After.

2. in der Anwendung:

Eb. Nr. 93: (Überschrift: Beseitigen von Fieber). „du sollst es (das Mittel) geben einem Manne oder einer Frau in angenehmer Wärme, bis er gesund ist“.

Eb. Nr. 154: (Überschrift: Beseitigen von Erhitzung im After). „werde getrunken von einem Manne, der an Erhitzung leidet, oder einer Frau“.

Eb. Nr. 162: (Überschrift: Gesundmachen den After, der krank ist). „werde gemacht zu einem Darmzäpfchen für einen Mann oder eine Frau“.

Eb. Nr. 167 siehe oben unter Gruppe 1.

Eb. Nr. 212: (Überschrift: anderes für den Magen). „werde getrunken von einem Manne oder einer Frau“.

Eb. Nr. 458: (Überschrift: das Haar nicht ausgehen zu lassen). „werde gesalbt (*wrḥ*) der Kopf eines Mannes oder einer Frau“.

H. Nr. 37: (Überschrift: gegen Zucken in den Gliedern). „werde gegeben an die zuckende Stelle in irgendeinem Glied (Körperstelle) eines Mannes oder einer Frau“.

Bln. Nr. 38: (Überschrift: gegen Hustenreiz). „werde getrunken von einem Manne oder einer Frau“.

NB! Die Zweitschrift in Eb. Nr. 310 hat nur „werde eingenommen vom Manne“.

Bln. Nr. 42: (Überschrift wie Bln. 38). „werde gemacht für einen Mann oder eine Frau“.

Die Erwähnung auch der Frau in den Anwendungsbestimmungen ist weit seltener als in den Rezeptüberschriften, und sie findet sich nur Eb. Nr. 167 an beiden Stellen. Weiter war sie anscheinend keine gebotene, in der Krankheit (vgl. in Gruppe 1 H. Nr. 151) begründete oder bei der Anwendung (vgl. in Gruppe 2 Bln. Nr. 38) erforderliche, fehlte jedenfalls dort wie hier in der einen Vorlage. Und dasselbe ungleiche Verhalten würde sich gewiß noch sonst zeigen, wenn wir der Parallelen mehr hätten. Zu beachten ist in Eb. Nr. 154 die lockere Anfügung „oder einer Frau“ an die volle Bezeichnung des männlichen Patienten „ein Mann, der an Erhitzung leidet“, und in Eb. Nr. 93 der Zusatz „bis er gesund wird“, nicht „bis sie gesund werden“; nur der Mann ist bezeichnet. Für Eb. Nr. 458 ist aber zu bemerken, daß in anderen Rezepten der Gruppe (Eb. Nr. 453–457) mehrmals ausdrücklich vom Manne bei der Anwendung der Mittel die Rede ist. Die in den Überschriften der Rezepte unserer Gruppe 2 genannten Krankheiten sind nicht besonders für die Frau bezeichnende.

Auch unter den Erkrankungen der Rezepte unserer Gruppe 1 sind mehrere, die noch sonst erwähnt werden, die jedenfalls nicht erkennen lassen, weshalb die ausdrückliche Nennung der Frau eine besondere Bedeutung haben sollte. Am ehesten fällt das Rezept für „das Glattmachen eines gebrochenen Knochens“ auf (H. Nr. 13). Das Verbum *snʿʿ* findet sich mit Bezug auf Knochenbehandlung nur an dieser Stelle (und auch in der fast völlig zerstörten Überschrift von H. Nr. 14); ob die Angabe „oder einer Frau“ mit einer sorgfältigeren Zusammenfügung etwa der Bruchstellen zu erklären ist?? Die anderen Rezepte für die Heilung von Knochenbrüchen nennen den Patienten sonst nicht oder (H. Nr. 226; 233; Eb. Nr. 636) den Mann, dessen Knochen „fest gemacht“, „gekühlt (!)“ oder „gesund gemacht“ werden sollen. Für die Überschrift und Nachschrift des Rezeptes Eb. Nr. 167 mit der ungewöhnlichen Erwähnung auch der Frau an beiden

Stellen vgl. das anschließend bei den Frauenleiden zu Eb. Nr. 169 und Nr. 174 Bemerkte. Vor dem Rezept H. Nr. 151 „Beseitigen von Gestank am Körper (so nach der Parallele wohl zu emendieren) eines Mannes oder einer Frau" steht H. Nr. 150 „Beseitigen von Gestank am Körper des Menschen (*rmṯ*) in der Trockenzeit" (vgl. dazu oben Seite 42). Ob diese ganz allgemeine Bezeichnung des Patienten als „Menschen" der Sinn der Nennung von Mann oder Frau sein sollte? Dann wäre der Zusatz „oder einer Frau" in der Tat ein belangloser, jedenfalls beim derzeitigen Stande unseres Wissens.

F. Frauenkrankheiten – Kinderkrankheiten

Neben den allgemeinen Krankheiten resp. den Krankheiten der Männer, wenn man so will oder so sagen darf, – der Mann präponderiert in der Medizin; auch bei dem Neugeborenen handelt es sich um einen Knaben, nicht um ein Mädchen [a]) – und den Krankheiten „eines Mannes oder einer Frau" haben wir eine beträchtliche Anzahl von speziellen Frauenkrankheiten. Einmal die eigentlichen in den Diagnosen des Pap. Kahun und in mehreren kleinen Gruppen [b]) des Pap. Ebers (Gruppe 38; 40; 41) und die Rezepte für die weibliche Brust (Eb. Gruppe 39). Weiter werden die meisten der Haarpflegemittel sowie die Schönheitsmittel im besonderen die Frau betreffen, wenn es sich auch nicht immer dabei um Erkrankungen in unserem Sinne handelt. Und dann natürlich die mancherlei Geburtsprognosen bzw. Geburtsteste, die freilich nur am Rande zu den Frauenkrankheiten gehören. Aber dazu kommen noch zwei Rezepte für „das Beseitigen des Zaubers (*ḥkꜣ*) im Bauch", die auffallen. Das Rezept Eb. Nr. 167 hat die Überschrift „Beseitigen des Zaubers im Bauch eines Mannes oder einer Frau" und bestimmt am Schluß „einzunehmen (*sdb*) von einem Manne oder einer Frau". Darauf folgt das Rezept Eb. Nr. 168 (mit sechs anschließenden „anderen" Rezepten). Die Überschrift von Nr. 168 lautet: „Beseitigen des Zaubers und des ꜥꜣꜥ-Samens (?) eines Gottes, eines Toten im Bauch des Mannes" mit der Anweisung „werde getrunken vor dem Schlafengehen", also ohne ein „vom Manne". Ebenso lautet die Anweisung in den Rezepten Nr. 170, 171, 172, 173. Aber in den Rezepten Nr. 169 und 174 heißt es ausdrücklich, daß das Mittel einzunehmen sei „von einer Frau". Hier werden also eigens für die Frau zwei Mittel im Speziellen angegeben. Und auffallend ist schließlich noch eine Erwähnung der Frau in dem Mittel Eb. Nr. 272 bis „für das Regeln (*smꜣꜥ*) des Urins eines Kindes". Seine Anweisung lautet: „werde getrunken von einer Frau; werde dem Kinde gegeben in einem Napf (*hnw*)".

a) Vgl. das Seite 16 Bemerkte.

b) Alles Nähere in Bd. II Seite 114ff. (Analyse des Pap. Ebers) und Seite 143.

Wir können uns dabei nur denken, daß die Frau das Mittel einnehmen soll [a]), um es durch die Milch dem Brustkinde einzuflößen; das schon entwöhnte Kind kann das Mittel selbst aus dem Napf trinken. Zu dieser Deutung würde passen, daß gemäß dem Rezept Eb. Nr. 273 ein Mittel in der Milch der Amme verrieben werden soll, um vom Kinde (noch „in der Windel", also sehr klein) beim Brustnehmen mit der Milch aufgelutscht zu werden [b]).

Solcher spezieller Mittel für Kinderkrankheiten, die schon im II. Band auf Seite 75 gestreift sind, liegen uns mehrere vor. Es sind teils echte Rezepte, teils Zaubersprüche. Unter den Rezepten sind allein drei, die das Harnlassen des Kindes betreffen (ob zum Teil das bloße „sich Naßmachen" ?). Das Rezept Eb. Nr. 262 gibt ein Mittel „zum Salben des Bauches bis das Harnlassen sich regelt" an; die Überschrift lautet: „veranlassen, daß ein Kind (unbestimmten Alters) ausharnt die Ansammlung von Harn, die in seinem Bauch ist". Das Rezept Eb. Nr. 272 bis wurde oben schon erwähnt. Das Rezept Eb. Nr. 273 für „ein Kind, das an Harnverhaltung (o. ä.) leidet" unterscheidet ein Kind, das schon selbst trinken kann und ein noch in den Windeln liegendes Kind, dem das Mittel mit der Milch der Amme gemischt gereicht werden soll; auch hiervon war oben schon die Rede. Ein Rezept gegen „Husten in (so!) einem Kinde" nennt Bln. Nr. 30; es ist ein Trankmittel. Dazu kommen noch zwei Rezepte „zum Abwehren der Krankheit *bʿʿ*" in Zaub. f. Mutt. u. Kind J und K. Das eine gibt ein Trankmittel an (K), das andere (J) ergänzt die Anwendung des Trankes durch die Bemerkung, daß das Kind nach einem vierundzwanzigstündigen Schlaf gesund erwachen wird (ob das Mittel etwas Einschläferndes enthält, läßt sich nicht ersehen). Gegen dieselbe Krankheit ist in Text H ein Mittel angegeben, welches nicht das Kind, sondern „eine Frau" trinken soll. – Zu diesen Rezepten treten ergänzend mehrere Zaubersprüche mit zauberischen Handlungen und Amuletten gegen die uns noch nicht bekannten Krankheiten *nšw*, *ssmj*, *tmj·t* sowie gegen Fieber. Auf das Wesentliche ihres Inhalts ist schon in Band II, Seite 21 und 22, eingegangen worden.

G. Krankheiten, von denen wir nur den Namen kennen

Wir haben eine Anzahl von Krankheiten, von denen nur ihr Name angegeben ist, ohne die Körperstelle und ohne irgendeinen weiteren Hinweis. Bei diesen lassen sich aber aus den Anweisungen für die Anwendung des Mittels gewisse Schlüsse dahin ziehen, ob es sich um äußere oder innere Leiden handelt, und auch Schlüsse auf die Körperstelle. Allerdings ist hier Vorsicht geboten, da es Krankheiten gibt, gegen die teils ein Einnehmemittel,

---

[a]) Auch in dem Rezept Zaub. f. Mutt. u. Kind (Erman Text H) soll zum Abwehren des in den Texten J und K als Kinderkrankheit behandelten Leidens *bʿʿ* die Mutter (nicht das Kind wie in J und K) das Mittel trinken.

[b]) Dazu Bd. II Seite 120.

teils auch ein Verband verordnet werden, in dem einen Rezept das eine, in einem anderen das andere. Da wir erkannt haben, daß *wrḥ* – „salben“ nur bei Krankheiten am Kopf vorkommt (*gś* – „salben“ findet sich dagegen an vielen Stellen des Körpers), dürfen wir Erkrankungen wie *mḥs*[1], *mššw·t*[2], *sšpn*[3] als solche des Kopfes ansehen, wobei für *sšpn* eigens bestimmt ist, daß das Salben in die Nase erfolgen soll, was wohl auf eine Krankheit in diesem Organ deutet wie die Determinierung von *mššw·t* auf eine der Haare. Die Erkrankungen *ꜣšj·t*[4], *ꜣkw·t*[5], *sʿš·t*[6], *tmj·t*[7] könnten äußerliche Leiden sein, da sie äußerlich behandelt werden sollen (durch Verbände). Bei *sr*[8] oder *dḥr·t*[9] würde man, da Einnehmemittel verordnet sind, an etwas im Leib denken und ähnlich noch bei anderen völlig ungreifbaren Krankheiten. Aber bei der mit einem anscheinend fremdartigen Namen bezeichneten Erkrankung *irtn*[10] soll zugleich ein Einnehmemittel gegeben und ein Schnitt in das untere Bein (*ins·t*) gemacht werden, und bei einer Krankheit *ʿꜣ·t*[11] muß sowohl abgeführt als ein Schweißausbruch (durch Räuchern) bewirkt werden. Auch bei noch anderen solcher bloßen „Namen“-Erkrankungen sind die Kriterien unsicher. Eine auch nur annähernde Gewißheit über die Leiden, die sich unter ihren Bezeichnungen verbergen, läßt sich nicht erreichen.

II. Hauptgruppen äußerer bzw. äußerlicher Erkrankungen

A. Wunden – Knochenbrüche – Verbrennungen

Von den verschiedenartigen äußeren und inneren Krankheiten hebt sich eine verhältnismäßig deutlich umgrenzte Gruppe ab, die der im wesentlichen äußerlich erkennbaren Verletzungen der Oberfläche des Körpers oder seiner Knochen. Sie bestehen in der Hauptsache in 1. Wunden; 2. Knochenbrüchen; 3. Verbrennungen.

1. Bei den Wundverletzungen unterscheidet der Ägypter, ähnlich wie auch wir Schnitt-, Hieb-, Stichwunden und Bißwunden unterscheiden, Wunden (*wbn·w*) und Bisse (*psḥ*).

Eine *wbn·w*-Wunde, offene[a]) Fleischwunde, kann natürlich überall am Körper entstehen, „an irgendeiner Körperstelle (*mʿ·t nb·t*)“[12]. Aber in unserm Material kommen andere Körperteile als die im Wundenbuch genannten[b]) zufällig nicht vor[c]). Wo außerhalb des Wundenbuches und der

[a]) Ist in Fall 39 des Wundenbuches wirklich von einer *wbn·w*-Wunde die Rede, die „sich von selbst öffnen (*wbꜣ*) soll?“ So wie der Text vorliegt, ist er wörtlich nicht wohl anders zu übersetzen.

[b]) Vgl. die Aufzählung in Bd. II Seite 109—111.

[c]) Die Wunde auf der *ḳꜣb·t*-Brust (Eb. Nr. 528) und die am Nacken (Eb. Nr. 529) gehören ja in denselben Bereich.

aus Pap. Eb. angeführten Stellen in der Medizin von *wbn·w*-Wunden die Rede ist, sind sie nicht lokalisiert. Eine Wunde hat eine Öffnung, ihren „Mund"[1], und wie dieser „Lippen"[2], d. h. die Wundränder. Ist eine Wunde nur „eine kleine"[3], nur eine „wie ein Sprung an einem Topf", dann ist sie „eng und ohne (eigentliche) Wundränder"[4], die aber weit auseinander stehen können[5], wenn es sich, wie oft bei den schweren Verletzungen des Wundenbuches, um eine „klaffende Wunde (*wbn·w n kft*)"[6] handelt, deren schlimmste Form sich darin zeigt, daß „ihr Fleisch aufgeworfen ist und ihre Seiten getrennt sind"[7]. „Wunde" schlechthin und „klaffende Wunde" sind die häufigsten Bezeichnungen, neben denen auch vielleicht „eine Stoßwunde am Körper"[8] erwähnt wird und eine „Wunde einer Verbrennung" (*wbnw n wbd·t*; vgl. unten bei Ziffer 3); auf tief gehende Wunden deutet die Angabe „eine Wunde, die bis auf den Knochen geht"[9]. Aus der Wundöffnung fließt Blut[a])[10], aber sowohl an ihr als an den Rändern können allerlei komplizierte und ungünstige Zustände auftreten, deren das Wundenbuch mehrere angibt und die im Zusammenhang seiner Fälle in der Übersetzung nachgelesen werden müssen. Auch Rezepte[11] nennen solche, und ein Zauberspruch soll „den Feind in der Wunde beseitigen"[12]. – Im Wundenbuch treten die Wunden fast immer in Verbindung mit Bruchverletzungen auf.

Die „Bisse" (*psḥ*)[b]) sind auch für den Ägypter Wunden, die wie solche behandelt werden sollen. Und die Beschreibung eines Krokodilsbisses[13] ist wörtlich dieselbe wie die der klaffenden Wunde an der Achsel in Fall 47 des Wundenbuches: „ihr Fleisch ist aufgeworfen, ihre Seiten sind getrennt" (vgl. das Vorstehende). Während wir jedoch bei fast keiner Wunde etwas über ihre Ursache erfahren, ist bei den Bissen jedesmal ausdrücklich gesagt, wodurch sie verursacht sind; das einzelne ist schon oben auf Seite 27 dargelegt worden.

2. Für die Knochenbrüche ist das Wundenbuch[c]) unsere Hauptquelle. Was außer ihm an Bruchverletzungen erwähnt wird, ist von untergeordneter Bedeutung (vgl. Band II, Seite 135 unter Hearst, Gruppe b; hinzu kommt noch Eb. Nr. 766 mit der Erwähnung eines gebrochenen Fingers, der eitert o. ä. wie ein erkranktes Ohr). Die Fälle von Knochenverletzungen[d])

---

a) Aber es ist auffallend, wie selten das doch selbstverständliche Bluten einer Wunde erwähnt wird. Ob deswegen, weil es selbstverständlich, naturgegeben ist? Bei den schweren Schädelverletzungen blutet der Patient mehrfach aus der Nase und aus den Ohren (!); daß die jeweilige Wunde blutet, wird an keiner Stelle ausdrücklich bemerkt. Unser Wörterbuch wird über *snf*-Blut genaue Auskunft geben.

b) Dazu vgl. Bd. II Seite 124 und den dort in Anmerkung 1 genannten Aufsatz.

c) Vgl. die Übersicht in Bd. II Seite 109—111.

d) Zu ihnen gehört nicht das „Schmerzen der Knochen" im Alter (vgl. oben Seite 6), das ganz ebenso unmedizinisch klingt wie unser „mir tun alle Knochen weh". – In Bln. Nr. 167 und 173 sind Rezepte gegen „Krankheit eines Knochens" genannt, die als Mittel Einläufe in den After angeben. Der Herausgeber des Pap.

des Wundenbuches mit ihren mehrfachen Begleit- und Folgebeschwerden können nur in den Textzusammenhängen zulänglich erörtert und verständlich gemacht werden. Das wird in der Übersetzung geschehen, so weit sich das überhaupt tun läßt. Hier sollen nur die verschiedenen Brüche kurz genannt werden, zu denen wir auch die *wnḫ*-Zerrung (Ausrenkung) und die *sḫm*-Quetschung (Stauchung) ziehen: eine *wnḫ*-Zerrung findet sich am Unterkiefer (Fall 25), am Nackenwirbel (Fall 31), an den Schlüsselbeinen (Fall 34) und an den Rippenknochen der Brust (Fall 43); eine *sḫm*-Quetschung in Fall 33 an einem Nackenwirbel. Eine Knochenverletzung besonderer Art bezeichnet das Wort *thm*, ein mehr oder weniger rundes „Loch", das am Schädel festgestellt wird (in Fall 3 und 7), in der Wangenpartie (Fall 15), im Jochschläfenbein (Fall 19) und im Brustbein (Fall 40). Auch die in einer Glosse (Fall 30) als eine Bruchverletzung erklärte Erkrankung *nrw·t* an einem Wirbel des Nackens (Fall 30), des Rückgrats (Fall 48) und an den Rippenknochen der Brust (Fall 42) muß eine ungewöhnliche gewesen sein wie auch die *nsw·t*-Senkung an einem Wirbel des Nackens; die Glosse zu Fall 32, in dem allein sie vorkommt, erklärt sie so: „ein Wirbel des Nackens ist in das Innere des Nackens gesunken wie ein Fuß in den Ackerboden einsinkt".

Die eigentlichen Knochenbrüche werden unterschieden als *pšn* „Spaltung", *sḏ* „Bruch" und *ḥsb* „Bruch". Was unter einem *pšn*-Spaltbruch zu verstehen ist, erklärt eine Glosse zu Fall 4 („klaffende Wunde am Kopf mit einem Spalt des Schädels"): „sein Schädel ist gespalten, das bedeutet, daß sich Scherbe von Scherbe seines Schädels getrennt hat". Andere Spaltbrüche werden festgestellt in der Wange (Fall 16), im Jochschläfenbein (Fall 21) und im Oberarm (Fall 38).

Die beiden Wörter *sḏ* und *ḥsb* bedeuten an sich etwas Verschiedenes. Nach einer Glosse zu Fall 5 („klaffende Wunde am Kopf mit einem *sḏ*-Bruch des Schädels") bezeichnet *sḏ* ein Zerbrechen in mehrere Stücke, während *ḥsb* ursprünglich vom Zerbrechen eines Stabes in zwei Stücke gebraucht wird[1]. Dieser Unterschied der Bedeutungen ist in der Medizin nicht immer erkennbar; aber es wird seine Gründe gehabt haben, weshalb bald *sḏ*, bald *ḥsb* verwendet ist. Von *sḏ*-Bruchverletzungen ist auch in den oben angeführten Rezepten die Rede: *sḏ*-Bruch eines Knochens (nicht näher bestimmt, wohl ein Röhrenknochen der Extremitäten)[2], der Rippen[3] und des Fingers[4]. Im Wundenbuch kommen *sḏ*-Brüche vor am Schädel (Fall 5, 6 und 8; dabei in Fall 6 als *sḏ wr* „großer Bruch"), an der Nase (Fall 13), in der Wange (Fall 17) und im Jochschläfenbein (Fall 22); *ḥsb*-Brüche am Nasenbein (Fall 11), in der Kammer der Nase (Fall 12), am Unterkiefer (Fall 24), an den Schlüsselbeinen (Fall 35), am Oberarm (Fall 36

Berlin, W. Wreszinski, hat mit Recht Anstoß genommen: Ob *mr·t ḳsn·t* gemeint und nach dem auf Seite 24 für diesen Ausdruck Vermuteten aufzufassen ist?

und 37), an den Rippenknochen (Fall 44). In den Fällen 37 und 44 ist ausdrücklich eine offene Wunde dabei erwähnt.

3. Bei den Verbrennungen (*wbd·t*) mit den verhältnismäßig zahlreichen Rezepten[1] für ihre Behandlung ist in keinem Falle ersichtlich, wie sie zustande gekommen sind oder welcher Art sie waren. Aber an der Bedeutung des Wortes *wbd·t* ist nicht zu zweifeln: Verbrennung, Brandblase. Zumeist nur als *wbd·t* bezeichnet und auch mit Rezepten „am ersten Tage"[2] zu behandeln und auch mit einer Rezeptfolge vom ersten bis zum fünften Tage (jeweils ein neues Verbandmittel)[3]. An Komplikationen wird angegeben, daß eine *wbd·t* „faulig" (*ḥwꜣ*) werden[4], daß sie einen weißgrauen Schorf (? *sḥḏw*)[a]) annehmen kann[5], falls damit nicht die sich von der dunklen Haut hell abhebende Blase gemeint sein sollte, die, wie es scheint, mit einem Schnitt oder mit einem dornartigen Instrument geöffnet wurde, um dann verbunden oder mit Salbe behandelt zu werden. Für solches Öffnen der Brandblase werden Eb. Nr. 501 „Schnitte des Arztes" (*sfṯ·w n swnw*) verordnet, in Eb. Nr. 504 wird „Anritzen mit einem Dorn" (*tštš m sr·t*) empfohlen, wenn wir die Angaben richtig verstehen; vgl. zu Eb. Nr. 501 auch das unten Seite 88 Bemerkte. Zu dieser Auffassung von *sḥḏ·w* könnte passen, daß nach Eb. Nr. 501 folg. die *wbd·t* „Brandblase" dunkel gemacht werden soll (eben durch das Öffnen), was vielleicht besagt, daß sie dann wieder der dunklen Haut gleicht, sich nicht mehr als helle Stelle von ihr unterscheidet.

Bei der Rezeptüberschrift Eb. Nr. 487 und 494 *srwḫ wbnw n wbd·t* kann man zweifeln, ob es sich um „Wundbehandlung (als fester Begriff, vgl. unten Seite 120) einer Verbrennung" handelt oder um „Behandlung einer Verbrennungswunde", also um eine als offene Wunde aufgebrochene größere Brandblase[b]). Wahrscheinlich ist die zweite Auffassung; die Mittel geben Verbände an.

B. Kopfleiden

1. Verschiedene Erkrankungen

Die Erkrankungen des Kopfes oder am Kopf sind, abgesehen von den Verletzungen, zumeist äußerliche oder doch vom ägyptischen Arzt als solche betrachtete und behandelte. Welcher Art die Migräne[c]) war, wußte man nicht, und auch von Erkrankungen des Ohres wie Ausfluß fauligen Wassers (Eb. Nr. 765) oder wie verminderte Hörfähigkeit (Eb. Nr. 764; 768) und Taubheit[d]) konnte man hinsichtlich ihrer Ursachen keine Kenntnis haben.

---

[a]) Es ist anscheinend dasselbe Wort, das die Albugines im Auge bezeichnet.

[b]) So schon in Bd. II Seite 125 aufgefaßt.

[c]) Über sie vgl. das oben Seite 39 Bemerkte.

[d]) Siehe Bd. I Seite 31.

Für die Behandlung der Kopfleiden sind neben Umschlägen (Verbänden) vor allem Salbmittel bezeichnend, *wrḥ*-Salbungen, die, wie schon oben bemerkt, nur am Kopf genannt werden. Wenn die wandernden *wḫd·w*-Schmerzstoffe am oder im Kopf (Bln. Nr. 119) mit einem Einnehmemittel bekämpft werden, so wird man diesem Leiden gegenüber ebenso in Verlegenheit gewesen sein wie der *ḫnt*-Erkrankung (verbunden mit Nackensteifheit), gegen die Eb. Nr. 298 ein Umschlag, Eb. Nr. 299 ein Einnehmemittel verordnet ist. Diese *ḫnt*-Erkrankung gehört zu den Leiden, die wie die schon oben erwähnten *mḥs*, *mšśw·t* und *sšpn* und wie *nssḳ* und *tpꜣ·w* des Schädels (*nssḳ* Eb. Nr. 777 und vorher; *tpꜣ·w* Eb. Nr. 712) nur als Krankheiten am Kopf belegt sind. Welcher Art diese Erkrankungen sind, läßt sich nur unsicher erkennen [a]; für das *ḫnt*-Leiden siehe auch das Folgende.

Zu den Rezepten für die Pflege der Haare [b], unter denen auch Mittel für Beseitigen des Haares an irgendeiner Körperstelle (also Enthaarungsmittel) sind (H. Nr. 155 und 156), gehören wohl auch die gegen die *ḫnsj·t*-Krankheit am Kopf (Eb. Nr. 437ff.); sie scheint eine Erkrankung des Kopfes mit Haarausfall zu sein, da die für ihre Beseitigung angegebenen Mittel zum Teil dieselben sind wie für das Wachsenlassen des Haupthaars. Und zu den Krankheiten des Kopfes rechnete der Ägypter gewiß auch – denn es gibt echte Rezepte für ihre Beseitigung (Eb. Nr. 716ff.) – Falten (*ḳrf·w*) und Flecken (*ḥtꜣ·w*) im Gesicht. Da das in seinen Herstellungsangaben sehr eingehende *wrḥ*-Salbmittel „einen Alten wieder jung zu machen" (Smith 21, 9–22, 10) [c], das den Zweck hat, die Gesichtshaut von ihren Altersfalten zu befreien, am Schluß auch „das Beseitigen des *ḫnt*-Leidens am Kopf" als erreichbar angibt, würde man bei diesem, das auch am Auge[1] und an der Nase [2] genannt wird, zunächst an etwas wie „Krähenfüße" am Auge und tiefe Nasenfalten denken können. Aber das *ḫnt*-Leiden muß ernster sein, da es mit den Erscheinungen entzündeter Augen und geschwollener Nase verbunden ist [d]. Eine eigentliche Erkrankung des Gesichts [e] liegt vor in der Gesichtshälftenverziehung mit Auswirkung auf den Mund (der offen steht o. ä.; *ỉdb*), für deren Behebung heißer Dampf, Schweißausbruch und Massieren mit der Hand verordnet wird (Bln. Nr. 76).

---

a) Doch vgl. oben Seite 48.

b) Siehe Bd. II Seite 124 und 125 (Pap. Ebers Gruppen 19 und 20).

c) Vgl. auch Bd. II Seite 114.

d) In der Diagnose Eb. Nr. 192 (Magenleiden). In Eb. Nr. 418 soll ein Schminkmittel (*sdm*) bei *ḫnt*-Leiden an der Nase und ebenso Eb. Nr. 391 bei demselben Leiden des Kopfes angewendet werden. Beide Rezepte stehen unter den Mitteln gegen Augenkrankheiten und gewiß mit Recht, da das „Schminken" (*sdm*) nur bei solchen gebräuchlich ist.

e) Was mit den Worten „mein Zauber galt dem kranken (*ỉnḏ*) Gesicht, meine Beschwörung dem üblen Geruch" in der Biographie eines Gaufürsten, der sich als Laienarzt für die zu den Alabasterbrüchen Entsendeten betätigt, gemeint ist, läßt sich nicht erkennen (Hatnub Graff. 12, 13).

Zu den schon oben erwähnten Ohrleiden[1] (Schwerhörigkeit; Taubheit; Ausfluß) kommen noch Entzündungen, die zum Teil durch Schneiden geöffnet werden müssen (Eb. Nr. 766; 767), Behandlung der Wunde eines halb abgerissenen Ohrlappens (Eb. Nr. 766) und noch ein paar nicht bestimmbare krankhafte Zustände, darunter auch ein „Toter im Ohr" (Bln. Nr. 71).

Bei der Nase, über die wir ja anatomisch-physiologisch leidlich Bescheid wissen (vgl. Bd. I, Seite 36f.), kennen wir als eigentliche Krankheiten nur den *rš*-Schnupfen (Eb. Nr. 761 und 763; vgl. dazu Bd. I, Seite 28) und eine Erkrankung *nj3* (Eb. Nr. 762), bei der ausdrücklich angegeben ist, sie sei in (oder: an) der Nase. Beim *rš*-Schnupfen fehlt dieser Zusatz.

Von den Erkrankungen im Mund[a]), dessen *wḫd·w*-Leiden einmal erwähnt werden (Eb. Nr. 122 = Bln. Nr. 35) und dessen Zunge ganz allgemein als „krank" genannt wird (Eb. Nr. 697ff.), sind uns nur die der Zähne[b]) etwas bekannt. Sie können ausfallen (H. Nr. 8), was nach dem Traumbuch (Pap. Beatty III 8, 12), wenn man davon träumt, etwas Schlechtes bedeutet. Entzündungen können an ihnen oder am Zahnfleisch auftreten (Eb. Nr. 553ff.; 742), wie es scheint, mit Blutungen (Eb. Nr. 746; 749). Daß sie hohl werden, ist nicht ausdrücklich angegeben, muß aber aus der Behandlung, die in „stopfen", also einem primitiven Plombieren, besteht, erschlossen werden (Eb. Nr. 739; 740; vgl. auch Bd. I, Seite 129). Zur Annahme, daß die Zahnschmerzen durch einen Wurm verursacht werden, vgl. oben Seite 31. In der Diagnose Nr. 5 des Frauenbuches Kahun werden die Zahnschmerzen der Frau mit gewissen Beschwerden am Uterus in Verbindung gebracht.

2. *Augenleiden*

Die umfangreichste Gruppe der Erkrankungen am Kopf ist die der Augenleiden mit fünfundneunzig Rezepten allein im „Sammelbuch der Augen" des Pap. Ebers. Über dieses ist in Bd. II, Seite 122–124, ausführlich berichtet[c]) und ebenda Seite 20, 1 auf die besondere Bedeutung der Augenerkrankungen hingewiesen worden; gibt es doch für die Anwendung der Augenmittel einen eigenen Begleitspruch (L. Nr. 22). – Für die Häufigkeit der Augenerkrankungen wie im heutigen so auch im alten Ägypten sind mehrere Funde[d]) von kleinen hölzernen Schminkbüchsen bezeichnend, die

---

a) Vgl. die oben genannte Gesichtshälftenverziehung (Bln. Nr. 76), bei der auch der Mund in Mitleidenschaft gerät.

b) Siehe dazu Bd. I Seite 41 und 42 sowie Bd. II Seite 126 (Gruppe 25) und 128 (Gruppe 33).

c) Die Bemerkung über das Rezept Eb. Nr. 751 in Bd. II Seite 124 ist nach dem auf Seite 29 des vorliegenden Bandes Festgestellten zu berichtigen.

d) Die im Handel gesehenen Büchsen sind aus der achtzehnten Dynastie, die Büchse Louvre Nr. 1363 ist aus der Spätzeit. – Vgl. auch das späte Etikett einer

man bei sich führte, um sogleich ein Mittel zur Hand zu haben. Auf zweien steht „echte schwarze Augenschminke (*msdm·t*)“[1], auf einer „Schminke für die Ansammlung von Wasser in den Augen“ (ein Leiden, für das auch die Rezepte Eb. Nr. 378–380 und 385 bestimmt sind)[2] und eine vierteilige Holzbüchse[3] gibt an, daß sie außer „guter schwarzer Augenschminke“ auch Mittel enthalte, um „die Sehfähigkeit zu öffnen“ (dazu das Rezept Eb. Nr. 414), „Krankheit des Auges zu beseitigen“ und „Blut [im Auge] zu beseitigen“ (vgl. Eb. Nr. 348; 352).

Die Rezepte nennen nicht nur eigentliche Augenleiden[a]). Es sind auch Mittel dabei gegen das Wiederwachsen ausgezupfter Wimperhaare oder gegen ihr sich Ins-Auge-einbiegen (Eb. Nr. 424ff.), für das Zusammenziehen (*sꜣḳ*) der Pupille oder der Iris (Eb. Nr. 345) und weiter die schon oben Seite 23 gekennzeichneten für Verbesserung der Sehfähigkeit. Aber die große Mehrzahl der Rezepte soll Erkrankungen heilen, deren rund zwanzig genannt werden, darunter auch saisonmäßig bedingte Leiden (vgl. dazu oben Seite 42). Die Erkrankungen, vielleicht auch gelegentlich Verletzungen, im einzelnen zu identifizieren, kann hier nicht versucht werden. Für manche gibt es mehrere Rezepte, für andere nur ein paar; ob daraus auf die Häufigkeit oder das seltene Auftreten eines Augenleidens Schlüsse gezogen werden dürfen, ist unsicher. Und unsicher ist es auch, ob aus dem Gebrauch des Singulars (das, ein) Auge und dem des Duals die beiden Augen etwas dafür gefolgert werden kann, daß die eine oder andere Krankheit nur ein Auge befallen hat und nicht beide Augen, zumal es vorkommt, daß die Krankheitsangabe in der Überschrift nur von einem Auge spricht, die Anweisung für die Art der Verwendung des Mittels aber von beiden Augen (z. B. Eb. Nr. 409; 369; 381).

Die in den Rezepten genannten Augenleiden werden mannigfach ergänzt durch Stellen in den außermedizinischen Texten[b]). Der Brief eines Augenkranken ist oben Seite 21 schon mitgeteilt und auch auf die Bestrafungen von Sündern durch vorübergehende Sehstörungen oder gar Erblindung ist schon auf Seite 21 hingewiesen worden. Ein sehr alter Götterhymnus[c]) spricht von einem „Blinden (*šp*) mit Trübung des Auges (*ḥꜣ*) und Kurzsichtigkeit (*ḫwꜥ mꜣꜣ*)“. Die Stelle ist für *šp* von Wichtigkeit. Gewiß be-

---

Salbenbüchse Louvre Nr. 815 (die Aufschrift weist nicht direkt auf Augensalbe); veröffentlicht bei G. Möller, Hieratische Paläographie III Tafel 2.

a) Dazu gehören auch „die Schmerzen der Höhlen der Augen“, die neben solchen an allen Körperstellen als Begleiterscheinungen von Erkrankungen des Uterus auftreten (Kahun Frauenbuch Fall 6 und 16).

b) Amun als „Arzt, der das Auge gesund macht“ soll auch das „Schielen“ vertreiben (Amonshymn. Leiden 3, 15); vgl. unten Seite 138.

c) Kees, Äg. Ztschr. 57, 1922, 113. Den Ausdruck *ḫwꜥ mꜣꜣ*, der wörtlich übersetzt „kurz an Sehfähigkeit“ bedeutet, möchte Kees nur als „verkümmert an Sehkraft“ fassen. Und vielleicht ist „kurzsichtig“, was die Orientalen oft zu sein pflegen, etwas zu modern empfunden.

zeichnet das Wort, das gelegentlich mit einem Auge ohne Iris[a]) samt Pupille determiniert wird, das Blindsein, das Gar-nicht-mehr-sehen-können. Aber hier kann wirkliche Blindheit ja nicht gemeint sein, sondern nur eine starke Schwächung der Sehkraft, die übertreibend Blindsein genannt ist. Diese Möglichkeit der Auffassung ist wichtig für diejenigen Rezepte des Augenbuches, welche *šp·t*-Blindheit heilen sollen (Eb. Nr. 356–358; 420): es wird sich auch in diesen Fällen vermutlich nur um sehr verminderte Sehfähigkeit handeln.

Aus der Mythologie erfahren wir von *bnw·t*-Entzündung (o. ä.)[b]) am Auge des Atum[1] und dann besonders von Beschädigungen des Auges[2] des Horus im Kampf mit dessen Gegner Seth, der einen *sḳr*-Schlag gegen das Auge getan, Schmutz hinein geworfen, seinen Finger in das Auge gebohrt hat. Dadurch ist das Auge beschädigt worden und zum Bluten gebracht. Zu der Untersuchung des Auges betreffs seiner Sehfähigkeit und über die Heilungsverfahren siehe unten Seite 108. – Der Zug der Sage, demzufolge Seth das Auge durch Herausreißen vernichtet hat, interessiert medizinisch nicht.

C. Erkrankungen an Arm oder Bein

In der Hauptsache äußerliche Leiden sind auch die meisten Erkrankungen an den Extremitäten, auffallend wenige (nach unserm Material) an den Armen einschließlich der Finger und Nägel, zahlreiche an den Beinen.

Außer den Bruchverletzungen wird am Arm (*gbꜣ*) eine bestimmte Art der wandernden *wḫd·w*-Schmerzstoffe genannt (Eb. Nr. 696), die auch am After auftreten können. Und an der Schulter sollen deren *mt·w*-Stränge durch ein Verbandsmittel gesänftigt (*snḏm*) werden (Eb. Nr. 650); das Schmerzhaftsein der Schulter (Eb. Nr. 856 = 103, 11) ist nichtssagend. Vom Finger wird, außer, daß er Eb. Nr. 766 wegen eines Bruches erwähnt ist, auch angegeben, daß er zittert (Eb. Nr. 623ff.; H. Nr. 205), was Eb. 103, 11 mit Schmerzen in der Schulter zusammengebracht ist. Zu dem schon oben Seite 31 besprochenen Rezept für „das Herausnehmen (*šdj*) eines Wurmes aus Finger, Zehe“ (H. Nr. 196) gehört irgendwie das Rezept Eb. Nr. 616 + 617 (vgl. Bd. II, Seite 127) „für einen Finger der erkrankt ist oder eine Zehe“; es dient, im halben Diagnosenstil gehalten, zur Behandlung dieser Glieder, die anscheinend vereitert sind, und wendet „Verbandsmittel für

---

[a]) Es ist hier Gelegenheit, die Beschreibung des hieroglyphischen Schriftbildes des Auges in Bd. I Seite 33 oben zu berichtigen. Herr Ernst Mangold weist mit Recht darauf hin, daß nicht nur die kleine Pupille mit dem Weißen rechts und links dargestellt ist, sondern die ganze Iris, und er bemerkt dazu, daß bei dunklen Augen die eigentliche Pupille als Sehloch schwer auf den ersten Blick zu erkennen ist.

[b]) Die als Folgen von Kopfverletzungen auftretenden entzündlichen Erscheinungen an den Augen wie krankhafte Rötungen und andere können, als nicht eigentliche Augenleiden, hier unberücksichtigt bleiben.

das Töten des *spd*-Wurmes" an, setzt also ebenfalls die Entstehung der Krankheit durch einen Wurm voraus. – Um welche Erkrankung es beim „Behandeln der Nägel der Zehe, der Finger" geht (H. Nr. 185) ist nicht ersichtlich; vielleicht um „einen Nagel der zu Boden gefallen ist" (Eb. Nr. 622), falls es sich um einen Fingernagel handeln sollte. Bei den Nägeln der Zehen wird ihr Abfallen (das doch wohl gemeint ist) mehrmals ausdrücklich angegeben.

Die Erkrankungen und krankhaften Erscheinungen an den Beinen sind teils allgemeine, die Beine (bzw. Füße)[a]) (*rd·wj*) im Ganzen betreffende, teils solche, die nur an bestimmten Teilen erwähnt werden.

Am Bein, das auch nur als erkrankt[b]) bezeichnet wird (Eb. Nr. 605), treten Schwellungen verschiedener Art auf (*šfw·t* Bln. Nr. 125; *ḥnʿ·w* H. Nr. 27; *tḥb* Eb. Nr. 611 – soweit wir diese Wörter richtig deuten); wandernde *wḫd·w*-Erkrankung (Bln. Nr. 120); Bewegungsstörungen (*ḥnḥn* Bln. Nr. 169; *gbgb* „lahmen" Eb. Nr. 607); Jucken (Eb. Nr. 615). – Bruchverletzungen wie am Arm sind für das Bein, zufällig gewiß, nicht belegt, wennschon die bloßen Knochenbrüche ohne Angabe der Körperstelle ganz wohl auch solche der Röhrenknochen des Beines gemeint haben können (vgl. dazu Seite 50).

Am Oberschenkel (*mꜣs·t*) werden Schwellungen (*šfw·t*) genannt (Eb. 562; 591 neben Jucken) und Versteifungen: der Oberschenkel (Eb. 603; 608) oder die *mt·w*-Stränge an (in) ihm (Eb. 634) sollen erweicht werden (*sgnn*); seine „Erkrankung" (Eb. Nr. 609) mag darin bestehen. – Das Knie (Eb. Nr. 612), der Unterschenkel *ins·t* (Bln. Nr. 123) und die Wade *sst* (Eb. Nr. 613) sind krank, ohne daß zu ersehen ist, welche Art Krankheit vorliegt.

Die Zehen, die sich infolge einer schweren Kopfverletzung in eigentümlicher Weise verkrampfen (vgl. Bd. I, Seite 94 oben), sind krank (Eb. Nr. 620), zeigen Schwellungen (H. Nr. 200), ihre *mt*-Stränge versteifen sich (Eb. Nr. 647; 648), Blut in ihnen muß beseitigt werden (H. Nr. 182), was mit der offenen Wunde zusammenhängen kann, für deren Behandlung das Rezept H. Nr. 184 das Mittel angibt (vgl. dazu auch H. Nr. 199). Von den Nägeln der Zehen wird besonders erwähnt, daß sie „zu Boden fallen" (H. Nr. 179 und sonst).

D. Geschwülste, Schwellungen

In der Hauptsache äußerliche Krankheiten sind auch die Geschwülste, deren wir zwei Arten unterscheiden können: die wohl verhältnismäßig harm-

---

[a]) Vgl. dazu Bd. I Seite 92 und 93 (Bein und Fuß).

[b]) Im Frauenbuch Kahun werden Schmerzen an den „Wurzeln der Oberschenkel" genannt (Fall 3) und an den Oberschenkeln sonst (Fall 7; 12; 13) der an ihren Genitalien erkrankten Frau.

losen *šfw·t*-Schwellungen und die zum Teil wohl mehr oder weniger malignen *ḥnḥn·t*- sowie *ꜥꜣ·t*-Geschwülste am Ende des Pap. Ebers[a]).

Die *šfw·t*-Schwellungen, mit einer Sonderform *ḫsd*, haben teilweise einen flüssigen Inhalt, der aus ihren Öffnungen austritt oder zum Austreten gebracht werden muß, worauf die Schwellung zurückgeht, „von selbst einfällt" (*whn ḏs·f*). Sie werden durchweg nur mit Verbandsmitteln behandelt, die zugleich das „Jucken" (*wšꜥ·w*) beseitigen sollen, das oft in Verbindung mit diesen Schwellungen auftritt. Bei einer Anzahl von Rezepten ist keine Körperstelle angegeben. Es heißt dann nur „Beseitigen der *šfw·t*-Schwellung" (z. B. Eb. Nr. 583) oder „Beseitigen der Schwellung, Beruhigen des Juckens" (z. B. Eb. Nr. 563); denn der häufige Zusatz „an irgendeiner Körperstelle" (wie Eb. Nr. 563; 565ff.; H. Nr. 235) ist ja, wie sich oben gezeigt hat, nur besagend, daß die Erkrankung irgendwo am Körper erscheinen kann. Als bestimmte Körperstellen werden genannt: der Bauch (Eb. Nr. 585); die Beine (Bln. Nr. 125); der Oberschenkel *mꜣs·t* (Eb. Nr. 591); die Zehen (H. Nr. 200); ein *mt*-Strang (H. Nr. 113).

Mit den *ḥnḥn·t*- und *ꜥꜣ·t*-Geschwülsten steht es sehr anders. Erstlich liegen uns für sie nicht bloße Rezepte vor, sondern untersuchende und feststellende Diagnosen. Zweitens gibt es sowohl bei den *ḥnḥn·t* als auch vor allem bei den *ꜥꜣ·t* allerlei Sonderformen, die durch ausdrückliche Zusatzbemerkungen unterschieden werden. Drittens ist bei den *ꜥꜣ·t* fast durchweg, bei den *ḥnḥn·t* wenigstens in einem Fall (Eb. Nr. 860), operative Behandlung angezeigt; im übrigen werden die *ḥnḥn·t* durch Verbände kuriert, deren Rezepte jeweils beigefügt sind. Bei den *ꜥꜣ·t* fehlen Rezepte; doch wird in einem Fall (Eb. Nr. 873) ein Zauberspruch benötigt. Schließlich fällt bei den *ꜥꜣ·t* auf, daß sie in merkwürdiger Weise untereinander in Verbindung stehen, indem mehrmals ein folgender Sonderfall schon im vorhergehenden angedeutet oder vorbereitet ist. So wird, um ein Beispiel zu geben (nur das Studium der ganzen Reihe in der Übersetzung kann das Einzelne deutlich werden lassen), in dem Zauberspruch des Falles Eb. Nr. 873 („*ꜥꜣ·t*-Geschwulst der *mt*-Stränge") „die Genossenschaft des Gottes Chons" erwähnt, und der anschließende Fall betrifft „eine *ꜥꜣ·t*-Geschwulst des Gottes Chons"[b]). – Die beiden letzten Fälle der *ꜥꜣ·t*-Geschwülste enthalten in ihren Bezeichnungen das Wort *ꜥꜣ·t* nicht, gehören aber gewiß nach der Art, wie sie operativ behandelt werden sollen, zu ihm. Der letzte Fall gibt zum Schluß ein Rezept für einen Verband, das in seinen Bestandteilen den Rezepten der *ḥnḥn·t*-Gruppe sehr ähnlich ist[c]).

---

[a]) Siehe darüber auch Bd. II Analyse des Pap. Ebers Gruppe 26 (*šfw·t*) und Gruppe 45 (*ḥnḥn·t* und *ꜥꜣ·t*) sowie die Bemerkungen ebda. Seite 133.

[b]) Vgl. dazu oben Seite 34.

[c]) Der Text dieses letzten Falles ist gegen den Schluß hin unordentlich und auch unvollständig zu Papyrus gebracht, so, als ob der Abschreiber müde oder unlustig geworden sei.

Lokalisiert sind vier von den *ḥnḥn·t*-Geschwulstfällen (Nr. 857; 859; 860; 861) am Hals oder Nacken. Von den *ꜥꜣ·t*-Geschwülsten treten drei Formen (Fall 864; 865 und 866) am Bauch auf und eine *ꜥꜣ·t*-Geschwulst findet sich am Haar des Kopfes (Nr. 870). Alle anderen Fälle haben die Angabe „an irgendeiner Körperstelle" (*m ꜥ·t nb·t*); dazu siehe oben Seite 40.

Die nicht inneren Krankheiten sind mit den im vorstehenden gruppenweise zusammengefaßten und gekennzeichneten nicht sämtlich besprochen. Abgesehen davon, daß eine erschöpfende Aufzählung aller Erkrankungen[a]) hier, wo es uns auf Grundsätzliches und Wesentliches ankommt, gar nicht beabsichtigt ist, so läßt sich auch eine befriedigende Scheidung nach nicht inneren und eigentlich inneren Leiden überhaupt nicht durchführen; auf die Schwierigkeiten ist oben ja zur Genüge hingewiesen worden. Im übrigen gehören zu äußerlichen Leiden wohl sicher die *bnw·t*-Entzündungen (o. ä.), die sich an den Zähnen bzw. am Zahnfleisch zeigen (Eb. Nr. 554; 746), an der Scheide (Eb. Nr. 813), an Wunden (Eb. Nr. 527), am ganzen Körper (Eb. Nr. 551) und in besonderen Fällen auch auf der Brust (Wundenbuch Fall 39 und 45). Und unter den krankhaften Erscheinungen am After und an den weiblichen Genitalien mögen auch solche mehr äußerlicher Art sein, wie es sonst noch derlei geben wird. Für die „wandernden Schmerzstoffe" (*wḫd·w*), die „*tꜣw*-Erhitzung" und andere krankhafte (Begleit-)erscheinungen oder Krankheiten sei auf das oben Seite 36 dazu Bemerkte verwiesen und für die *mt*-Stränge auf Bd. I, Seite 72ff.

Es muß noch betont werden, daß sich aus der Form der Applikation eines Mittels auf die Art der Erkrankung nur bedingt Schlüsse ziehen lassen. Die Fälle sind nicht ganz selten, in denen bei ein und derselben Krankheit das eine Rezept einen Umschlag (oder eine Salbe) empfiehlt, das andere ein Einnehmemittel; ja, auch beides zugleich bzw. nacheinander. Dazu sei es erlaubt, einen Vergleich – Vergleiche sind dazu bestimmt, „ein unbekanntes Verhältnis auf ein bekanntes zurückzuführen"[1] – aus der Medizin der Gegenwart heranzuziehen: „Zur Behandlung chronisch entzündlicher Vorgänge an der Gallenblase . . . eignen sich Trinkkuren in Verbindung mit der örtlichen Anwendung von heißen Umschlägen auf die rechte obere Bauchseite"[2]. Unter der Annahme, daß wir diese Empfehlung mutatis mutandis ägyptisch vor uns hätten, ohne das Wort für die Gallenblase zu verstehen und ohne von chronisch entzündlichen Vorgängen an ihr etwas zu wissen, – würden wir aus den Angaben über die Behandlung wohl mit Sicherheit auf ein inneres Leiden, geschweige denn, auf welches Leiden, schließen können? Aber das entspricht ganz der Lage, in der wir uns ägyptischen Krankheitsnamen und ihren Behandlungsanweisungen gegenüber nicht selten befinden!

---

[a]) Das Register zu der Übersetzung der Texte wird alle Krankheitsnamen verzeichnen.

III. „Innere“ Krankheiten

Auf sozusagen sicheren Boden für die von uns so aufgefaßte und bezeichnete „innere Medizin“ – wie der ägyptische Arzt die Sache ansah, wissen wir durchaus nicht – kommen wir bei den Erkrankungen des Leibesinneren, ägyptisch ausgedrückt: bei denen des Bauches[a]). Dabei ist gleich eine berichtigende Bemerkung zu machen: der Husten und dessen Begleitsymptom, die Hebung des Hustens (die durch die Bauchpresse bewirkte Hebung des Brustkorbes beim Hustenreiz)[b]) kommen für den Ägypter aus dem Magen. Mit dem Husten bringt er die Heiserkeit in Verbindung, wie die Überschrift eines späten Rezepts lehrt: „ein Heilmittel für einen Mann mit Husten, dessen Stimme heiser ist (*ḫnr*)“[1]. Diese überaus aufschlußreiche Stelle ist bei der Erörterung der Frage Speiseröhre? Luftröhre? auf Seite 47 des Bandes I übersehen worden. Wie gut sie zu dem dort geäußerten Zweifel, ob der ägyptische Arzt beides unterscheiden konnte, paßt, bedarf keiner weiteren Bemerkung.

Vom Bauch und den in ihm vorhandenen Organen kommen für die innere Medizin ernstlich in Betracht: 1. der Bauch im allgemeinen; 2. der Magen-Herz-Komplex; 3. der After; 4. die Blase. Denn Lunge – Leber – Milz gehören, wie in Bd. I, Seite 77ff. dargelegt ist, für den ägyptischen Arzt zwar anatomisch-physiologisch zusammen, sind aber für die Frage nach den Erkrankungen des Leibesinnern ohne Interesse. Und die Beschwerden des Gedärms (vgl. Bd. I, Seite 80) fallen mit denen des Bauches zusammen.

A. Erkrankungen des Bauches allgemein

Unter ihnen sind zwei, bei denen man zunächst zweifelhaft sein könnte, ob sie nur am Bauch auftreten oder ob es sich um Leiden im Bauch handelt. Die *wḥꜣ·w*-Krankheit[c]) scheint etwas Äußerliches zu sein, das, ausdrücklich *m ẖ·t* „am (auch: im?) Bauch“ lokalisiert, hauptsächlich durch Salbmittel (*gs*) beseitigt wird[2] und nur vereinzelt durch Einnehmemittel[3], aber einmal auch durch beide nacheinander: erst Salben, dann Einnehmen[4]. Die *tꜣw*-Erhitzung am Unterbauch[5] wird durch Verbände auf dem Unterbauch ge-

[a]) Vgl. die Bemerkungen in Bd. I Seite 10 und Seite 63ff. Der Oberkörper, die *šnb·t*-Brust, ist als Sitz innerer Organe so gut wie nie genannt, höchstens, daß die Lunge in Verbindung damit erwähnt ist, die ihrerseits wieder als Sitz von Krankheiten keine Rolle spielt. Oder lehrt etwa die Überschrift des Rezeptes Eb. Nr. 185 (Trankmittel) irgend etwas, die so lautet „Behandeln der Brust (*šnb·t*), Beseitigen jeglicher (irgendeiner) Krankheit im Bauch, Behandeln der Lunge“?

[b]) Siehe Bd. I Seite 71 das Nähere.

[c]) Da ein Tod durch *wḥꜣ·w* unter Todesursachen genannt wird (Pap. Turin P. und R. 122, 6), trifft die herkömmliche, auch nur vermutete, Bedeutung „Schmerzen“ nicht das Richtige. Das Wort muß eine Krankheit bezeichnen.

heilt; aber die Diagnose Bln. Nr. 154 zeigt, daß das Leiden im Innern des Bauches zu suchen ist.

Die Erkrankungen im Bauch werden einigemal in der oben Seite 24 besprochenen ungenauen Weise als bloße „Krankheiten" bezeichnet[1]. In der Regel jedoch sind sie präziser angegeben. Ziemlich häufig sind die „wandernden Schmerzstoffe" (*wḫd·w*)[2], Wurmleiden (siehe oben Seite 31), allerlei Verstopfungen oder Anhäufungen von schädlichen Stoffen[3]: und eine Rolle spielen auch die dämonischen Mächte: ein Toter[4], Same eines Gottes oder eines Toten[5], Zauber[6] im Bauch.

Um was es sich bei allen diesen Krankheiten im Bauch im Grunde handelt, zeigen Rezepte für „das Behandeln des Bauches, das Behandeln des Afters"[7] und insbesondere die Mittel für das „Entleeren (*wḫꜣ*, *spḫꜣ*) des Bauches"[8], für „das Entleeren des Bauches, das Abgehenlassen aller schlechten Dinge, die im Körper des Mannes sind"[9]: es sind Erkrankungen des Gedärms, das entleert werden muß. Gewöhnlich gewiß durch den After; aber auch „ausharnen"[10] des Schädlichen wird ein paarmal angegeben, ohne daß es dabei um Leiden der Blase ausdrücklich geht[a]).

Zu den Krankheiten im Bauch, von denen nur die häufigeren angeführt werden können, gehört vielleicht auch die angeblich[b]) die Hämaturie bezeichnende Erkrankung *ꜥꜣꜥ* in dieser Überschrift einer Anzahl von Rezepten[11] des Pap. Ebers: „beseitigen der *ꜥꜣꜥ*-Krankheit im Bauch, im *ḥꜣ·tj*-Herzen" (die Fassung ist an allen Stellen dieselbe). Wenn Bauch und Herz durch „und" zu verbinden sind, würden die Rezepte zunächst hierher zu ordnen sein. Wenn eine Apposition vorliegt: „im Bauch, (nämlich) im Herzen" würde das Herz der eigentlich erkrankte Körperteil sein, der Bauch nur angeben, wo sich das Herz befindet (was ja aber eigentlich zu sagen überflüssig wäre). Die *ꜥꜣꜥ*-Erkrankung wird auch ohne „im Bauch" als nur am Herzen vorkommend genannt[12]: dann aber heißt es nicht „im Herzen" (*m ḥꜣ·tj*), sondern *ḥr ḥꜣ·tj* wörtlich „auf dem Herzen", „am Herzen". Nach der Ähnlichkeit der dort wie hier angegebenen Einnehmemittel hinsichtlich

---

a) Vom Ausbrechen, sich übergeben, ist nur vereinzelt die Rede. Die Entleerung wird zumeist durch den After erfolgt sein. Das entspricht ganz dem, was Herodot (vgl. oben Seite 27) über die beliebte Anwendung von Klistieren berichtet. — Vgl. auch unten Seite 68.

b) Der von B. Ebbell auf Seite 35 seiner Arbeit „Altägyptische Bezeichnungen für Krankheiten und Symptome" (= Skrifter utgitt av det Norske Videnskaps-Akademi i Oslo, II. Hist.-Filos. Klasse 1938 Nr. 3) zuerst versuchte „Nachweis" ist von F. Jonckheere in sehr sorgfältiger Weise auf breiter Basis wiederaufgenommen in seinem Buch „Une Maladie égyptienne (L' Hématurie parasitaire), Brüssel 1944". — Unser Zweifel ist schon deshalb rege, weil bei *ꜥꜣꜥ* niemals von Blut etwas gesagt wird. Das Wort ist seiner Schreibung nach dasselbe, das wir als „Same eines Gottes (eines Toten)" unter den dämonischen Krankheiten oder Krankheitsveranlassungen kennengelernt haben. Ob wirklich zwei gänzlich verschiedene, aber in der Schrift gleich aussehende Wörter vorliegen? Wir vermögen das nicht ohne weiteres zu glauben.

ihrer Bestandteile gehören die *ꜥꜣꜥ*-Rezepte zusammen und wohl eher zum *ḥꜣ·tj*-Herzen als zum Bauch. Mehr läßt sich zur Zeit nicht sagen.

B. Magen-Herz-Erkrankungen

Die verwickelten und zum Teil noch nicht lösbaren Probleme, welche „Herz und Magen“ uns stellen, sind in der Anatomie und Physiologie (Bd. I, Seite 63ff.) gemeinsam erörtert worden und so sollen auch hier die an diesen Organen auftretenden Erkrankungen unter einer Rubrik besprochen werden, soweit es dort noch nicht geschehen ist. Aber weder kann in unserem Zusammenhang näher auf die Diagnosen vom kranken Magen eingegangen werden (vgl. über sie Bd. I, Seite 35) noch auf die vielfachen Herzzustände der Herzbücher (vgl. Bd. I, Seite 63ff.). Das ist nur an Hand der Übersetzungen bei einer Gesamtbetrachtung der Fälle möglich.

Die außerhalb des Magenbuches in einer Anzahl von bloßen Rezepten genannten Magenleiden sind praktisch beschränkt auf die auch in den Diagnosen immer wieder behandelte *šnꜥ*-„Verstopfung“ und auf Verdauungsstörungen besonderer Art[1]. Dazu kommen einige Rezepte für den Magen, die über seine Erkrankung nichts ergeben[2].

Von den Krankheiten des Herzens ist das *ꜥꜣꜥ*-Leiden oben schon berührt worden[a]). Eine Sonderform der *tꜣw*-Erhitzung nennt das Rezept Eb. Nr. 219. Was sonst in Rezeptüberschriften vom Herzen ausgesagt wird, ist nahezu farblos. Es gibt mehrere Mittel für das Behandeln (*srwḫ*) des *ḥꜣ·tj*-Herzens[3], von denen eins daneben das „Entfernen der wandernden Schmerzstoffe“ bewirken soll[4]. Die Rezepte für das „Beseitigen von Krankheit des *ib*-Herzens“ lehren nichts[5].

Ähnlich wie bei den Rezepten für die *ꜥꜣꜥ*-Krankheit zugleich der Bauch und das Herz genannt sind, so wird in einer Reihe von Rezepten des Pap. Beatty VI (Nr. 16–26) das *ḥꜣ·tj*-Herz mit dem After in Verbindung gebracht. Es sind fünf kombinierte Rezepte (Nr. 16 + 17; 18 + 19; 20 + 21; 22–24; 25 + 26), deren Eigenart in Bd. II, Seite 139, gekennzeichnet ist. Die zweiten, Nachrezepte, enthalten Mittel für Einläufe in den After. Die jeweils ersten Rezeptüberschriften aber nennen neben dem After auch das Herz, und zwar an erster Stelle (in Nr. 20 das Herz allein, aber doch in der Anwendungsvorschrift auch den After). So lautet die Überschrift von Bt. Nr. 18 „Kühlen des Herzens, Kühlen des Afters, Beleben der *mt·w*-Stränge“; Bt. Nr. 25 „Beseitigen der *tꜣw*-Erhitzung am (*ḥr*) Herzen, Kühlen des Afters“; Bt. Nr. 22 „Kühlen des Herzens, Beseitigen der *kꜣp·w*-Hitze am (*ḥr*) After“; Bt. Nr. 16 „Behandeln der *šnb·t*-Brust (= Oberkörper als Ort des Herzens), Kühlen des Herzens, Kühlen des Afters, Beseitigen aller

---

[a]) Das *ꜥꜣꜥ*-Leiden ist auch als erstes in der Überschrift des Rezepts Eb. Nr. 227 erwähnt, die anschließend (falls unsere Vermutung das Richtige treffen sollte) „Vergeßlichkeit“, „Gedankenflucht“ und „Herzstiche“ nennt (vgl. dazu oben Seite 38).

seiner (des Afters) *tꜣ·w*-Erhitzung". Mehr als daß „Erhitzung" vorliegt und durch Abführen behoben worden soll, ist nicht zu ersehen: diese Rezepte enthalten die Mittel für die nach Angabe des zweiten Herzbuches (Eb. 103, 3–4) durch zwei Gefäße in der Brust bewirkte *tꜣw*-Erhitzung im (*m*) After. Und das dort anschließend mitgeteilte Rezept für ein Einnehmemittel nennt unter seinen drei Drogen zwei (*bnr wꜣḏ* und *ḥm·w nw kꜣkꜣ*), die neben anderen Bestandteilen auch in dem Einnehmemittel Bt. Nr. 18 enthalten sind. Die Rezepte sind also eigentlich solche, die den After betreffen.

C. Erkrankungen am After

Diese *tꜣ·w*-Erhitzung am (im?) After (*m* oder *ḥr*) wird auch außerhalb der obigen Rezepte als eine anscheinend häufige Erkrankung genannt (z. B. Eb. Nr. 154; 155; Bt. Nr. 27 u. 28). Nach Eb. Nr. 139 zugleich mit derselben Erscheinung an der Blase und mit vielen unbewußten Blähungen verbunden; die Überschrift von Eb. Nr. 153 erwähnt dabei Schmerzen besonderer Art in den Beinen. Und gewiß gehören dazu auch die Rezepte für das „Kühlen des Afters" (z. B. Eb. Nr. 140; 143; 163 und sonst; H. Nr. 93). Und auch solche für das „Lindern (*snḏm*) des Afters)" (Eb. Nr. 144 und 164) mögen dazuzustellen sein; das Rezept Eb. Nr. 164 ist zugleich bestimmt für das „Lindern des *kns*-Dammes".

Außer bestimmten Erkrankungen anderer Art (vor allem im Pap. Beatty, der stellenweise wie ein Spezialbuch für Afterleiden aussieht[a])) unter ihnen auch „die wandernden Schmerzstoffe" (Eb. Nr. 141 und sonst) und „*wnḫ*-Verschiebung" (?) (Eb. Nr. 145), gibt es auch ein allgemeines Kranksein des Afters (z. B. Eb. Nr. 162) und in einer ganzen Reihe von Rezepten ist nur vom „Behandeln des Afters" die Rede (Eb. Nr. 147f.), in den Rezepten Eb. Nr. 132ff. vom „Behandeln des Bauches, Behandeln des Afters". Zu diesen beiden Rezeptreihen ist zu bemerken, daß die Gruppe Eb. Nr. 132 bis 137 (mit gleichzeitiger Behandlung des Bauches) bis auf die Überschrift (ohne Nennung des Bauches) identisch ist mit der Folge Eb. Nr. 147–152; der Schreiber hat dieselben Rezepte zweimal nacheinander abgeschrieben.

Die für das Gesundsein selbstverständliche regelmäßige „Entleerung aus dem After" (siehe dazu oben Seite 5) kann behindert sein. Dagegen gibt es ein paar Rezepte, die „das Entleeren bewirken" sollen (Eb. Nr. 28; 29; 36; 27). In dem Rezept Eb. Nr. 27 ist daneben „das Richtigmachen (= regeln) des Harns" genannt, so daß hier beides, Harnlassen und Entleeren des Kotes, zugleich günstig beeinflußt werden sollen. Das Wort für „entleeren" *fgn* ist zumeist mit einem breitbeinig hockenden Manne gekennzeichnet, der seine Exkremente fallen läßt. Aber in dem Rezept Eb. Nr. 37 ist statt dessen das männliche Glied mit Ausfluß gesetzt, so daß *fgn* hier

---

[a]) Siehe auch die Analyse dieses Papyrus in Bd. II Seite 139–140.

auf das Harnlassen gehen würde. Danach könnte die Überschrift von Eb. Nr. 27 „Regeln des Harns, veranlassen, daß man entleert (*fgn*)“ auch die Entleerung des Harns allein meinen, für die es im übrigen spezielle Wörter gibt.

D. Krankhafte Zustände der Blase und Beschwerden beim Harnlassen

Auch an der Blase[a]) spielt die *tꜣw*-Erhitzung in einigen Sonderformen (*šnʿ n tꜣw* Eb. Nr. 265; *ḥꜣb n tꜣw* H. Nr. 69 und 70) und auch als bloße *tꜣw* (Eb. Nr. 864) eine Rolle; ein paar andere krankhafte Erscheinungen werden in der Rezeptgruppe Bt. Nr. 11–13 angegeben. Das Rezept H. Nr. 62 empfiehlt ein Mittel für „das Behandeln der Blase, das Regeln des Harns“. Und die Beschwerden beim Harnlassen, Zustände des Harns (die auch das Rezept Eb. Nr. 265 neben der besonderen Art der *tꜣw*-Erhitzung an der Blase erwähnt) sind die eigentlichen Erkrankungen, die ausdrücklich oder nur gedacht in Zusammenhang mit der Blase festgestellt werden und geheilt werden sollen. Denn der Harn kommt ja nach dem Gefäßbuch (Eb. Nr. 100, 11) aus der Blase.

Die normale Entleerung der Blase bedarf keiner sie befördernder Mittel. So werden die Rezepte für „das Bewirken, daß er harnt (*wsš*)“ und ähnlich überschriebene (Eb. Nr. 8; 26; H. Nr. 59) und die „Mittel für das [Harn]-lassen“[b]) (Eb. Nr. 9f.) – es sind Einnehmemittel oder Einläufe bzw. Zäpfchen in den After – unausgesprochen auf Störungen Bezug nehmen ebenso wie die im vorstehenden bei den Erkrankungen des Afters angeführten für die Regelung des *fgn*. Auch die Mittel für das „Regeln des Harns“ (Eb. Nr. 27 und sonst; H. Nr. 27; 67) gehören hierher; dabei ist auch ein Rezept (Eb. Nr. 283), das zugleich ein schmerzhaftes Kranksein des Dammes bei dessen erstem Auftreten nennt.

Den Mitteln zur Beförderung des Harnlassens stehen andere gegenüber, die ein Zuviel „aufhören (*sʿrḳ*) lassen“ (Eb. Nr. 44f.) oder eine krankhafte Häufigkeit (*ʿšꜣ*) beseitigen sollen (Eb. Nr. 274; 277) oder ein zu schnelles Harnlassen (*ꜣs*) (Eb. Nr. 276). Ein Rezept (Eb. Nr. 282) enthält ein Mittel für „das Zusammenziehen (*sꜣḳ*) des Harns“. Mehrere Mittel sind bestimmt zum Beseitigen von Ansammlungen von Harn und ähnlichem (Eb. Nr. 262; 267; 261), die schmerzhaft sein können (Eb. Nr. 267) oder auch den Damm in Mitleidenschaft ziehen (Eb. Nr. 261). Bemerkenswert sind zwei Rezepte (Eb. Nr. 49 und Bln. Nr. 165) „gegen das Ausharnen von Blut“; beidemal

---

[a]) Vgl. über sie das Bd. I Seite 83 Dargelegte.

[b]) Das dafür verwendete Verbum *ḫꜣʿ* bedeutet „lassen“ im prägnanten Sinne „(Harn) lassen“ und ist dementsprechend durch das männliche Glied mit Ausfluß gekennzeichnet.

mit dem Zusatz ˁšȝ, also nicht eigentlich gegen das Blutharnen an sich, sondern gegen ein übermäßiges Blutharnen.

Die im vorstehenden vorgenommene Durchmusterung der Krankheiten in einem gemischten System, teils nach den Körperstellen, teils nach den Erkrankungen, ist nicht erschöpfend, was schon gesagt ist, und führt zumeist nur bezeichnende Rezepte an. Der ganze Umfang kann nur an Hand der Texte selbst, das heißt in unseren Übersetzungen, erkennbar gemacht werden und durch das Wörterbuch und durch die Sachregister. Hier in diesem dritten Teil der Prolegomena mehr als eine Übersicht zu geben, liegt nicht in unserer Absicht und kann auch nicht beabsichtigt sein im Hinblick auf die schon wiederholt betonte Unsicherheit der genaueren Bestimmung der Krankheitsbezeichnungen, für die keineswegs nur bei den Diagnosen mit ihren beschreibenden Hinweisen, sondern auch bei den bloßen Rezepten mit ihren sehr dürftigen Angaben jeweils das Ganze des einzelnen Textes betrachtet werden muß. Diese Betrachtung und Beurteilung wird Sache der Mediziner von Fach und der Medizinhistoriker sein. Ihnen dazu die Möglichkeit auf Grund der philologischen Aufbereitung der Texte zu geben, ist die Aufgabe, die wir uns gestellt haben. Mehr wollen wir nicht und mehr können wir als Ägyptologen auch gar nicht wollen. Deshalb sind auch in dieser Übersicht, von einzelnen Erwähnungen abgesehen, die modernen Deutungen der ägyptischen Krankheitsbezeichnungen zunächst unberücksichtigt geblieben. Sie werden mit den Hinweisen auf die Forschungsliteratur und gegebenenfalls mit Begründungen unserer philologischen Bedenken im Anschluß an die Übersetzungen angeführt. Hier ist für sie noch nicht der Ort. Wohl aber ist Anlaß, einige grundsätzliche Bemerkungen zu ihnen zu machen.

1. Anhang:
Zu den Deutungen der Krankheitsbezeichnungen

Die Bemühungen, die ägyptischen Krankheitsbezeichnungen und die Drogennamen zu deuten, setzen ein nach der Veröffentlichung des Berliner medizinischen Papyrus durch H. Brugsch im Jahre 1863. Seitdem sind Ägyptologen, Mediziner, Medizinhistoriker, Kenner der Volkskunde und andere an der alten Medizin Interessierte in immer wachsender Zahl an der Aufhellung der Dunkelheiten tätig gewesen und tätig. Die so entstandene Literatur an selbständigen Büchern und vor allem an Aufsätzen in Zeitschriften ist außerordentlich umfangreich, geht in die Hunderte von Titeln [a]). Diese Literatur ist voll von klugen und richtigen Erkenntnissen, aber ist vielleicht noch reicher an Irrtümern. Denn mag auch gelegentlich ein Hin-

---

[a]) Vgl. das in Bd. I Seite 5 dazu schon Bemerkte.

weis von medizinischer Seite dem Ägyptologen geholfen haben, eine Textstelle besser zu verstehen: die medizinische Deutung ist grundsätzlich von der ägyptologischen der Texte abhängig. Und wie es um sie bestellt ist, bekundet das Unternehmen des vorliegenden Grundrisses, der nicht geschrieben zu werden brauchte, stände es um die ägyptologische Erklärung der medizinischen Texte besser, als es leider der Fall ist.

Der Ägyptologe hat gewiß kein Recht, an sich und von vornherein die von medizinischer Seite vorgeschlagenen Deutungen so der Krankheitsbezeichnungen wie der Drogennamen abzulehnen, ja auch nur sachlich zu beurteilen. Wohl aber hat er das Recht, sich seine Gedanken über sie zu machen, und hat er die Pflicht, besonnen zu bleiben und nicht jede „Deutung" unbesehen für die richtige zu halten und sie in einem Wörterbuch aufzunehmen, das möglichst zuverlässige Worterklärungen enthalten soll [a]). Darf der Wortforscher, da er kein Buch machen will, das auf jede phantasievolle Frage eine phantasievolle Antwort bereithalten soll, einem Wort die Bedeutung „Pudenda" geben, wenn alle Belege einhellig darauf weisen, daß es „den Nabel, die Nabelschnur" bezeichnet [b])? Kann der Lexikograph es wissenschaftlich verantworten, einen Eingeweidewurm (*ḥwr·t* bzw. *ḥrr·t*) als „Bilharzia haemotobia" zu erklären, wenn ihm für diese Deutung angeführt wird, „daß diese Plattwürmer zwar ziemlich klein sind und sich an einer sehr verborgenen Stelle, nämlich in den Venen aufhalten, die von den Eingeweideorganen nach der Leber gehen; aber beim Balsamieren müßten ja die Ägypter Gelegenheit gehabt haben, sie zu entdecken [c]). Vernünftigerweise können deshalb keine Einwände dagegen erhoben werden, daß Bilharzia schon in der pharaonischen Zeit bekannt gewesen sein kann" [d])? Der

[a]) In der Fußnote zum Appendix der „names of diseases and symptoms, names of drugs, other words" seiner Übersetzung des Pap. Ebers (vgl. Bd. II Seite 92, 3) hat B. Ebbell bemerkt: „in these lists are included words . . . left untranslated or misunderstood in Erman-Grapow's Wörterbuch der ägyptischen Sprache. In the lists have also been included some words, the correct meaning of which has been demonstrated by others, but not admitted in Aeg. Wb."

[b]) Siehe dazu Bd. I Seite 62, 4.

[c]) Ganz abgesehen von allem anderen: wie hätten die Ägypter wohl die überaus kleinen Plattwürmer entdecken können und was hätte sie wohl auf den Gedanken bringen können, diese Würmer speziell mit der Hämaturie in Verbindung zu setzen?

[d]) So B. Ebbell auf Seite 35 seiner oben (Seite 60) genannten Arbeit. — Wir gehen auf die Hämaturiefrage nur deshalb näher ein, um an ihr als an einem Beispiel zu zeigen, wie solche „Nachweise" geführt werden, die zumeist so voll sind von „wenn", „könnte", „warum sollte nicht", daß daneben „unbedingt", „unzweifelhaft", „ausgezeichnet passend" wenig überzeugend klingen. Man muß diese Nachweise im ganzen lesen. In dem für die Hämaturie findet sich die Bemerkung: „Der größte Teil von Ägyptens heutiger Bevölkerung ist mit dem Schistosomum haematobium-Parasiten behaftet. Und da (nach Sir Marc Armand Ruffer: Studies in the Palaeopathology of Egypt, p. 17—18) Schistosomumeier in Mumien nachgewiesen sind, muß dieser Parasit im Niltal schon im Altertum vorgekommen sein. Wir haben

Ägyptologe hat Grund, sehr ernstlich daran zu zweifeln, daß der Ägypter beim Balsamieren die Lebervenen aufzuschneiden und in ihnen nach Schistosomen zu suchen pflegte, und hält es für vorsichtiger, bei dem nur einmal genannten Wort (Eb. 19, 16 = Nr. 62) im Wörterbuch anzugeben „Art Eingeweidewurm (im Bauch) als Krankheitserreger“ und lieber auf die Deutung der ꜥꜣꜥ-Erkrankung = Haematurie zu verzichten, als sie auf solche Weise für begründet zu halten.

Man kann es dem Ägyptologen nicht verdenken, daß er im Hinblick auf solche Deutungen auch anderen gegenüber Zweifel hegt und lieber zu wenig als zu viel an ihre Stichhaltigkeit glaubt, selbst auf die Gefahr hin, auch gute und sichere Identifikationen zunächst unberücksichtigt zu lassen. Die medizinische Beurteilung ist, wie gesagt, nicht seine Sache. Aber wenn ein erster Kenner wie H. E. Sigerist in seinem (in Bd. I Seite 6, 5 gekennzeichneten) Buche auf Seite 368 Note 184 sagt [a]) „the identification of many terms is extraordinarily difficult and one must be very cautious in using modern terminology“, so paßt das nur zu gut zu dem Bd. I Seite 6 mitgeteilten Urteil M. Meyerhofs – und bestärkt den Ägyptologen in seiner Zurückhaltung. Es wäre im übrigen sehr verkehrt geurteilt, wollte man in ihr etwa einen versteckten Ausdruck des Unwillens sehen über die Mitarbeit seitens der Mediziner. Nichts wäre ungerechter. Im Gegenteil ist die Ägyptologie dankbar für sie. Denn sie bedarf ihrer nur zu sehr. Aber die Ägyptologie ist nun einmal, zum mindesten als Philologie, zu einer gewissen Herbheit und Nüchternheit gezwungen, will anders sie nicht den Boden unter den Füßen verlieren. Und diese Gefahr droht immer: die schmale Grenze zwischen Nüchternheit und Enthusiasmus, zwischen Zweifel hegender Besonnenheit und unkritischem „warum sollte nicht?“ ist nur zu leicht überschritten, zumal wir doch ohne nachschaffende Phantasie bei der Deutung der überlieferten Angaben nicht auskommen können.

Und nüchtern und Zweifel hegend muß an die Deutung der ägyptischen Medizin herangegangen werden, gerade darum, weil die moderne Medizin so unendlich viel weiß, weil die alte Medizin so wenig wußte und die Texte im ganzen nur dürftige Aussagen machen. Es ist eine falsche Fragestellung, wenn ein Arzt, wie es brieflich geschehen ist, um Mitteilung des altägyptischen Rezeptes bittet, demzufolge „ein Patient mit einer Vitamin B^{12} enthaltenden Salbe eingerieben werde“. Das geht zu weit. Weil „B^{12} im Darminhalt von Mensch und Tier (Kuhmist) natürlich vorkommt“[1], und weil unter den Bestandteilen („Drogen“) ägyptischer Heilmittel auch Kot des Menschen und verschiedener Tiere (unter denen übrigens das Rind[2] nur ein-

---

daher guten Grund zu der Annahme, daß Hämaturie auch im Alten Ägypten eine gewöhnliche Krankheit gewesen ist“. Was beweist das alles für die ꜥꜣꜥ-Krankheit?

a) Es ist nicht die einzige Warnung, die Sigerist ausspricht; vgl. außer anderen Stellen seines Buches auch Seite 334—335.

mal in nicht ganz eindeutiger Weise genannt wird) Verwendung findet, darf doch wohl nicht gleich von der des Vitamins B12 gesprochen werden.

Mit der Einführung von Vitaminen [a]) in die ägyptische Heilkunde muß man vorsichtig sein und ebenfalls mit der von Hormonen. Wir haben in Bl. Nr. 199 einen Schwangerschafts- bzw. Geburtstest, der empfiehlt, um zu erkennen, ob eine Frau gebiert oder nicht gebiert, Gerste und Weizen in zwei Beutel zu tun und sie mit dem Urin der Schwangeren feucht zu halten: „wenn sie keimen, so wird sie gebären. Wenn die Gerste keimt, so wird es ein Junge. Wenn der Weizen keimt, so wird es ein Mädchen. Wenn sie nicht keimen, so wird sie nicht gebären." Dasselbe Rezept ist, wir wissen nicht wie, in die „Dreckapotheke" [b]) in dieser Fassung übergegangen: „Mache zwo Gruben in die Erde, wirff in eine Gersten und in die andere Weitzen, in beide giesse den Urin der Schwangern. Schosst der Weitzen ehe empor als die Gersten, so wirds ein Sohn, kommt aber die Gerste ehe empor, so hast du eine Tochter zu gewarten". Man hat das ägyptische Mittel so gedeutet, daß die Alten „eine Ahnung der Kenntnis von den Schwangerschaftshormonen und der Diagnose der Schwangerschaft nach Aschheim-Zondeck oder Lüttke und Merz gehabt hätten" [c]). Ob und wieweit diese Deutung berechtigt ist, vermag der Philologe nicht zu beurteilen. Er sieht nur, daß im Ägyptischen die Gerste mit einem Sohn und der Weizen mit einer Tochter in Verbindung gebracht wird, weil das ägyptische Wort für die Gerste ein Masculinum ist, das für den Weizen ein Femininum; in der deutschen Sprache geht der Weizen auf einen Sohn, die Gerste auf ein Mädchen. Das grammatische Geschlecht „bestimmt" Sohn oder Tochter. Sollte der Urin mehr gewesen sein als ein von der werdenden Mutter geliefertes Feuchtungsmittel? Sollten bei diesem Test wirklich die Hormone eine entscheidende Rolle spielen?

Wir hielten uns für verpflichtet, darzulegen, worauf unsere Zurückhaltung gegenüber Deutungen [d]) wie (um nur einige zu nennen) Aneurysma – Asthma

---

[a]) Im besonderen siehe die Bemerkungen von H. v. Deines in ihrer oben Seite 14 genannten Untersuchung über den ägyptischen Ausdruck für die Plazenta.

[b]) Paullini, Neuvermehrte heilsame Dreckapotheke, 4. Aufl., Frankfurt/Main 1713, Seite 261.

[c]) So nach der Formulierung bei Diepgen, Gesch. der Medizin I Seite 36 (1949); D. lehnt die Deutung auf Hormone nach meinem Vorgange ab.

[d]) Die im folgenden aufgezählten Identifikationen finden sich in der oben Seite 60 genannten Arbeit von B. Ebbell, dessen Darlegungen für den nichtägyptologischen Leser ohne Zweifel etwas Bestechendes haben, besonders auch da, wo Ähnlichkeiten aus der Medizin etwa der Griechen herangezogen sind oder aus einer Volksmedizin. Deren Wert kann nicht hoch genug angeschlagen werden, aber ihre Benutzung erfordert große Vorsicht. Wir haben ein Rezept (Eb. Nr. 733), das für die Beseitigung einer *ḥm·t — sȝw* genannten Krankheit ein Einnehmemittel empfiehlt, dessen Hauptbestandteile ein großer Käfer sowie dessen abgetrennter Kopf und abgeschnittene Flügel sind, die in Öl zubereitet werden sollen. Die heutige ägyptische Volksmedizin kennt nach C. B. Klunzinger, Bilder aus Oberägypten, 1877, Seite 390 ein Mittel gegen Hämorrhoiden „in Öl gebackene Schwarzkäfer, denen man dann die harten

– Bilharzia – Bullae – Cancer uteri – Ektropium – Epilepsie – Gonorrhöe (vgl. Bd. I Seite 75) – Haemorrhoiden – Hernia – Herpes tonsurans – Hypertrophische Granulation – Ileus – Lepra mutilans – Lippitudo – Priapismus (vgl. Bd. I Seite 75) – Prolapsus recti – Pterygium – Skorbut – Trachom – Urticaria beruht oder auch gegenüber den präzisen Unterscheidungen der Eingeweidewürmer als Anchylostomum duodenale, Ascaris und Taenia, von den Schistosomen ganz zu schweigen. Es ist nur Zurückhaltung, keine Kritik. Wir bewundern den Fleiß, die Kenntnisse, den Scharfsinn und die geistreiche Kombination, welche solche Deutungen aus zumeist überaus dürftigen Hinweisen der Texte gewinnen ließen. Und wir wären glücklich und für unsere bescheidene philologische Arbeit reich belohnt, wenn sie sich als richtig erweisen sollten. Wogegen wir uns aber wehren müssen, sind unberechtigte Änderungen gesicherter Wortbedeutungen, bedenkliche Etymologien und anderes philologisch nicht Verantwortbares[1]. Wir haben uns an die Texte zu halten und an das, was sie aussagen. Uns scheint es nicht so sehr darauf anzukommen, ob die alten Ägypter diese oder jene Krankheit mit solchen oder solchen Symptomen gehabt haben, als darauf, ob die uns vorliegenden Texte auf sie gedeutet werden müssen, jedenfalls mit Wahrscheinlichkeit gedeutet werden können. Wir wollen den bösen Zuruf nicht gern hören: Im Auslegen seid frisch und munter! Legt ihrs nicht aus, so legt was unter!

2. Anhang:

Vom Schwinden der Krankheit und von der Heilung

Während so gut wie jede Diagnose und jedes Rezept eine Angabe darüber enthält, wie zu behandeln ist, wie ein Mittel als Trank, als Umschlag, als Salbe und so weiter angewendet werden soll, sind entsprechende Angaben über das Schwinden der Erkrankung und über die Heilung überaus selten, auf das Ganze gesehen so selten, daß man vermuten möchte, der ägyptische Arzt habe dafür eigentlich kein Interesse gehabt oder habe die Beseitigung der Krankheiten als etwas Selbstverständliches betrachtet. Die folgenden Zusammenstellungen enthalten das Wesentliche darüber.

Das Wiederausscheiden des in den Körper gelangten Krankheitsstoffes (vgl. dazu oben Seite 60) erfolgt zumeist aus dem After als Wirkung der als

---

Decken, den Kopf und damit die Eingeweide wegnimmt und wieder unter gelindem Feuer in Öl erweicht". Die Ähnlichkeit ist frappant. Aber dürfen wir daraufhin ohne weiteres das alte Rezept für dieselbe Erkrankung in Anspruch nehmen und *ḥm·t – sꜣw*, das „Kunst des Zauberschutzes", wörtlich übersetzt, zu bedeuten scheint, für eine Bezeichnung der Hämorrhoiden erklären?? Die Frage ist so von anderer Seite noch nicht gestellt worden und wird hier auch nur gestellt, um deutlich zu machen, wie man wohl nicht vorgehen darf, wenn man auch nicht selten in ähnlicher Weise vorgegangen ist, ohne große Bedenken.

Tränke oder als Einläufe und Darmzäpfchen angewendeten Mittel. Er „geht ab (*ḥꜣj*) zum Mastdarm und zum After“[1] und aus der „Betrachtung des aus dem After Abgegangenen“[2] erkennt der Arzt, ob die Behandlung erfolgreich gewesen ist. Auf diesem natürlichen Wege geht die stofflich gedachte Krankheit auch wohl sonst ab, auch wenn nicht ausdrücklich vom After die Rede ist[3] oder wenn es heißt, daß „alles was im Bauch ist, herauskommt“[4]. Das Ausscheiden des Krankheitsstoffes kann auch „aus dem After oder aus dem Munde“[5] erfolgen, durch Ausbrechen, das an ein paar Stellen erwähnt wird[6]. Aber Krankhaftes kann auch ausgeharnt werden[7] oder es soll „im Harn“ mit herauskommen[8], nach einem Spruch[9] gegen eine Kinderkrankheit daneben noch „im Schleim der Nase“ und „im Schweiß“. Die in das linke Auge eingedrungene *dḥr·t*-Krankheit tritt aus dem Nabel wieder aus[10].

Im weiteren Sinne, und ägyptisch gedacht wohl auch eigentlich, gehören hierher alle Überschriften der Rezepte und sonstige Erwähnungen in den Texten, die vom „Abgehenlassen (*śḥꜣj*) jeglicher Krankheit“[11] oder „aller schlimmen Dinge, die im Körper sind“[12] sprechen, alles „Beseitigen“, „Entfernen“, „Töten“ und so fort von Krankheiten. Aber die so oder so beabsichtigte Bekämpfung einer Erkrankung gibt noch nicht das erreichte Resultat an, wenn es auch dem ägyptischen Arzt in den meisten Fällen ein gewisses gewesen sein wird. Etwas anderes ist es mit einer Anzahl von Nominalsätzen mit *pw* am Schluß von Rezepten im Sinne von „das bewirkt“: „das bewirkt den Patienten alle Ansammlungen in seinem Bauch ausharnen zu lassen“[13], „das bewirkt ein Töten des Eingeweidewurmes“[14], „das bewirkt Abkühlung“[15], „das bewirkt Abführung“[16], „das bewirkt ein Zusammenziehen des Uterus“[17], „das bewirkt das Beseitigen der Krankheit“[18].

In diesen Aussagen ist das erwartete Ergebnis der Behandlung schon vorr weg als ein gewisses ausgesprochen, was gelegentlich auch in Sätzen andere- Formen geschieht wie „(das ausgezupfte Wimperhaar) es kann nicht wieder wachsen“[19], „(der diesen Zauber Besitzende) er kann nicht sterben im Jahre einer Pest“[20] oder auch so „dann harnt er alles Gewürm aus, das in seinem Bauche ist“[21], „dann geht es ihm sogleich besser“[22], „dann kommt seine Eßlust wieder“[23]; vgl. dazu Bd. II Seite 73. Und in ähnlicher Weise pflegen auch die Geburtsprognosen sich zu äußern.

Aber mit alledem ist über den Heilungsverlauf noch nichts gesagt. Und das, was wir darüber den Texten entnehmen können, was diese darüber enthalten, ist bitter wenig. Natürlich fördert es die Genesung, wenn die Heilmittel vom Körper bzw. von dessen Gefäßen „empfangen“ werden[24], also zur Wirksamkeit gelangen können, wie es andererseits einem Kranken schadet „wenn er an Frauen vorbeigeht: dann wird er nicht gesund von einer Erkrankung“[25]. Darüber, daß ein Kranker zu Bett liegen sollte, sagen uns die medizinischen Texte nichts; denn die Erwähnung eines „der auf seinem Bett gestorben ist“ neben Toten, die durch ein Krokodil oder eine Schlange umgekommen sind, in einem der Sprüche gegen die Pest des Pap.

Smith[1] betrifft die Medizin nicht. Aber in außermedizinischen Texten wird an einigen Stellen vom Zu-Bett-liegen eines Erkrankten gesprochen. So verbrachte der erkrankte Sonnengott „die Nacht auf seinem Bett in seinem Hause“[2] und der von Seth am Auge verletzte Horus wird auf Befehl des Re „auf sein Bett gelegt“, damit er gesund werde[3]. In einer späten Inschrift heißt es von einem Heilgott (?), daß er „den bettlägerigen[a]) Kranken rettet“[4]. Der von Amun wegen einer Sünde krank Gemachte „liegt krank zu Bett“[5] und auch wer sich nur krank stellt[6], legt sich ins Bett, um sein Kranksein doch äußerlich zu bekunden[b]).

Von eigentlichen Heilungen erfahren wir kaum mehr als daß gewisse Schwellungen nach Anwendung eines äußeren Mittels „von selbst einfallen“[7] oder daß Fleischwunden „„deren Ränder zueinander gekommen sind“[8], „einen Hautüberzug bilden“[9] oder „eintrocknen“[10]. Aber auch solche Andeutungen sind mehr nebenbei gemacht, vereinzelt in verschiedenen Zusammenhängen und nicht in der Absicht, den Heilprozeß wirklich zu beschreiben. Wesentlicher als die Beschreibung des Weges zu ihm war das Ziel, daß der Kranke gesunde, zum mindesten, daß es ihm besser gehe (*nḏm*), wovon so oft am Schluß der Rezepte die Rede ist. Der Genesene weiß nichts mehr von der Erkrankung, „er vergißt die Krankheit, die er hatte“[11] und kann „gesundet nach dem Leiden wieder aus dem Hause gehen“[12].

Von den Mitteln, mit denen die Heilgottheiten helfen, wird bei diesen (im vierten Teil) zu sprechen sein. Und von den mannigfachen Zauberhandlungen und Amuletten, die in Verbindung mit echten Heilmitteln oder auch allein die Gesundung bewirken sollen, ist in Bd. II Seite 13f. das Wesentliche schon mitgeteilt worden. Hier soll nur noch ergänzend auf zwei Stellen hingewiesen werden. Einmal auf die Anweisung am Schluß des Zauberspruches Nr. 62 (Bd. II Seite 20), derzufolge der vom Skorpion Gestochene neben der Einnahme des Trankmittels auch seine mit bestimmten Götterbildern bemalte Hand ablecken soll. Und zum anderen die merkwürdige Sitte, die Fenster des Hauses, im besonderen des Schlafraumes, zu salben, um den Dämonen den Zugang zu wehren. Wir haben dafür zwei Belege. Am Schluß eines späten Buches zum Schutz des Schlafgemachs des Pharao[13] während der Nacht stehen zwei echte Salbrezepte, dazu bestimmt, daß „der Patient gesalbt werde und jedes Fenster seines Hauses“[c]). Und

[a]) Das Wort *mr* „Kranker“ ist mit der Hieroglyphe des auf einem Bett Liegenden gekennzeichnet. Dazu ist zu vergleichen An. III 6, 1: der Soldat kommt aus dem Feldzug, der ihm sehr zugesetzt hat, nach Ägypten heim „krank“, so daß „die Bettlägerigkeit (*tꜣ sḏr·t*) ihn ergreift“.

[b]) In diesen Zusammenhang gehört auch die Angabe des Rezepts für die Kinderkrankheit *bʿʿ* (Z. f. Mutt. u. Kind, Text J): wenn das Kind das Mittel genommen hat „wird es einen Tag und eine Nacht verbringen, indem es sich gesund schläft“.

[c]) Es sind Salbrezepte, wie sie auch aus der eigentlichen Medizin bekannt sind. Die Umsetzung „des Patienten“ für die Zwecke des Schutzes des Pharao ist unter-

unter den Rezepten des Pap. Berlin lautet eins (Nr. 65) als letztes „anderes" einer Reihe von Mitteln für die Beseitigung von Dämonen (Totengespenstern) so in seiner Schlußanweisung: „es sollen gesalbt werden jeden Morgen [a]) alle Fensteröffnungen damit"; von der in den anderen Rezepten der Gruppe angegebenen Behandlung des Patienten mit Räuchermitteln ist hier nichts gesagt.

---

blieben. Möglicherweise sollten auch nur die Fensteröffnungen gesalbt werden, nicht der Pharao persönlich.

[a]) Falls die Angabe ernst zu nehmen ist, soll das Haus auch während des Tages gegen das Eindringen der Dämonen gesichert werden; vgl. dazu auch oben Seite 34.

Dritter Teil

Vom kranken Ägypter, von seinen Bezeichnungen und von seiner Stellung in der Medizin

Als Träger der Erkrankungen und krankhaften Zustände steht der kranke Mensch im Mittelpunkt der ägyptischen Medizin. Immer ist im Grunde er gemeint, alles, was die medizinischen Texte aussagen, bezieht sich letztlich auf ihn, mag er ausdrücklich genannt werden in gleichviel welcher Weise, oder mag direkt von ihm gar nicht die Rede sein, was ja der Fall ist, wenn eine Rezeptüberschrift nur einen Hinweis auf die Krankheit und deren Behandlung bzw. Beseitigung enthält und die Anwendungsvorschrift ganz unpersönlich nur von Einnehmen oder Salben oder Verbinden spricht, wie das oft geschieht. Die Art, wie des Kranken wirklich Erwähnung getan wird, ist nach Form und Inhalt eine so vielgestaltige, daß sie einer eingehenderen Erörterung bedarf. Das soll im ersten Abschnitt geschehen. Im zweiten Abschnitt wird die Stellung des Patienten als Objekt der ärztlichen Bemühung und als selbst handelndes Subjekt besprochen werden.

Erster Abschnitt: Von den Bezeichnungen des Kranken

Die Bezeichnung des Kranken [a]) ist entweder eine allgemeine oder eine, die Hinweise enthält auf die Erkrankung, an der er leidet, oder auf den Körperteil, der von einer Krankheit betroffen ist.

I. Bezeichnungen der Kranken im allgemeinen

Wie schon in dem Abschnitt über die Sprachformen der Zaubersprüche kurz dargelegt ist (vgl. Bd. II Seite 25) scheidet sich die Sprechweise der medizinischen Texte im ganzen so, daß mit einem „du“ der Arzt gemeint ist, mit „er“ vom Patienten geredet wird; über allerlei Ausnahmen siehe unten im zweiten Abschnitt Näheres. Diese Redeweise vom Kranken als „er“, „sie“, „ihn“, „sie“ (als Objekt), „ihm“, „ihr“ hat leider ihre Schatten-

[a]) Über die Wendung *bṯw pw* als Hinweis auf einen Kranken (eine Kranke), deren Fall hoffnungslos erscheint, in den Diagnosen Eb. Nr. 205 und Kah. Nr. 5 und 13 siehe vorläufig Bd. II Seite 33.

seite: sie ist nicht selten unklar. Wenn in einer diagnostischen Beschreibung zugleich vom Patienten, von einem grammatisch masculinen Körperteil und von einer ebensolchen Krankheit gehandelt wird, ist es vielfach nicht ohne Mühe und vereinzelt auch nicht mit Gewißheit zu erkennen, auf wen oder was sich ein „er“ oder „ihn“ bezieht. Auch im Fall einer kranken Frau können mit „sie“ und „ihr“ solche Schwierigkeiten auftreten. Die allgemeine nominale Bezeichnung des Patienten als (der, ein) „Mann“, der Patientin als (die, eine) „Frau“ ist nicht so häufig verwendet, wie es für das Verständnis des Textzusammenhanges wünschenswert wäre.

Im übrigen wird „Mann“ in den Rezepten zumeist ganz allgemein für „Patient“ überhaupt gebraucht, gleichgültig, ob er männlich oder weiblich ist. Darauf ist oben Seite 43 schon hingewiesen worden gelegentlich der Feststellung, daß die gleichzeitige Nennung „Mann oder Frau“ ohne besondere Bedeutung zu sein scheint. Die mit „Mann“, „Frau“ gebildeten speziellen Bezeichnungen der Kranken sind anschließend unter II zusammengestellt.

Die Sprache besitzt zu dem Verbum *mr* „krank sein“ und neben den Substantiven *mr·t* und (jünger) *mr* „Krankheit“ auch ein allerdings nur sehr selten nachweisbares Wort *mr* „Kranker“. Aber so gewiß der Gebrauch jener Wörter in den medizinischen Texten ist, wie oben Seite 22 gezeigt wurde, so ungewiß ist in ihnen das Vorkommen des Wortes *mr* „Kranker“. Wenn die Medizinsprache es verwenden sollte, so liegt es nur vor in den Verdiktformeln der Diagnosen in deren mit „du sollst sagen . . .“ eingeleitetem dritten Hauptteil (vgl. dazu Bd. II Seite 33). Jedoch ist nicht mit voller Sicherheit auszumachen, ob das *mr* dieser Formeln mit „Kranker“ oder mit „Krankheit“ zu übersetzen ist, wenn auch gegen „Krankheit“ spricht, daß das Wort für „Krankheit“ in seiner älteren Form (und die Verdiktformeln sind alt) *mr·t* lautet, nicht *mr*, wie in diesen Formeln. Wir haben an der angegebenen Stelle in Bd. II unsere persönliche Neigung für die Übersetzung „Kranker“ zum Ausdruck gebracht, werden aber zeitweise wieder unsicher[a]). Im Grunde kommt sachlich ja nicht allzuviel darauf an, ob so oder so übersetzt wird. Aber es hat etwas Peinliches, daß man diese Formeln nicht eindeutig und mit Sicherheit verstehen kann.

---

[a]) Die eine dieser Formeln lautet „ein *mr* mit dem ich kämpfen werde“ (*mr ꜥḥꜣ·j ḥnꜥ*). Nun ist in der angeblich unter Ramses II. abgefaßten sogenannten Bentreschstele (vgl. auch unten Seite 139) erzählt, daß ein Weiser aus Ägypten zur erkrankten Prinzessin des Landes Bachten gesendet wird, der die Kranke „findet im Zustand einer von einem Geist Besessenen. Er fand ihn (den Geist) als einen Feind mit dem gekämpft werden müsse (scil. um ihn auszutreiben)“. Auch hier steht *ꜥḥꜣ ḥnꜥ*. Wenn die Auffassung der Stelle nach A. de Buck (Eg. Leesboek S. 76) richtig ist, also mit dem Geist wie mit einem Feinde gekämpft werden muß, so spräche sie für die Deutung des *mr* unserer Formeln als „Krankheit“. Dann würde das *mr* „Krankheit“ (statt des zu erwartenden *mr·t*) in den Formeln eine sprachliche Besonderheit sein, etwa eine Altertümlichkeit.

Daneben gibt es ein paar zusammengesetzte Ausdrücke für den Kranken im allgemeinen wie „der, welcher krank (*mr*) ist" (Eb. Nr. 251) und „der, welcher nicht krank ist" (Eb. Nr. 251) und „der, gegen den nichts Krankes entstanden ist" (Eb. Nr. 251 = 123). Vereinzelt findet sich *wḫdj* „Leidender" (Eb. Nr. 294) und „ein Mann unter meinen Fingern" als Bezeichnung eines vom Zauberer („ich") zu behandelnden Kranken (Sm. 19, 14; vgl. L. Nr. 22).

Auf der Grenze zwischen allgemein und speziell steht ein Ausdruck, bei dem ganz ähnlich wie bei dem oben besprochenen *mr* eine Unsicherheit darüber besteht, wie er aufzufassen ist: hie Arzt, hie Patient! Es ist die Wortverbindung *sꜣ-ḥmm* in fünf Diagnosen am Schluß des Ebers (Nr. 863; 864; 865; 872; 876), die wörtlich mit „Sohn des *ḥmm*" zu übersetzen ist, wobei *ḥmm* allem Anschein nach dasselbe Wort darstellt, das als Name eines operativ zu verwendenden ärztlichen Gerätes in der gleichen Gruppe von Texten (Eb. Nr. 865) erwähnt wird. Die Frage ist, wer mit dem deutlich als Personenbezeichnung erkennbaren „Sohn des *ḥmm*-Gerätes" gemeint ist: der Arzt (wie allgemein angenommen wird) oder der Patient (wie uns wahrscheinlich ist)? Die Frage ist schon auf Seite 31 des Bandes II berührt worden, mit der Vermutung als Ergebnis, *sꜣ-ḥmm* bezeichne den „Operierten" oder den „operativ zu Behandelnden", keinesfalls den Arzt.

II. Bezeichnungen der Kranken im besonderen

Diese Bezeichnungen[a]), die wirklich etwas über den Kranken und seine Krankheit aussagen, sollen unter zwei Hauptgesichtspunkten betrachtet werden: 1. hinsichtlich ihrer Bildungsweise; 2. hinsichtlich ihres Inhalts und ihres Vorkommens in den Texten.

A. Zur Bildungsweise

Je nachdem, ob eine dieser Bezeichnungen mit „Mann", „Frau" beginnt, also von der Form ist „ein Mann, der an seinem Magen Schmerzen hat", oder ob ein Hinweis auf „Mann", „Frau" fehlt, es nur heißt „einer, welcher Husten hat" können wir von vollständigen Bildungen und von verkürzten sprechen. Daß es sich um Verkürzungen handelt, die gegenüber den anderen in der Minderzahl sind, zeigt das Wundenbuch: in den Diagnosen wird in der Formel „wenn du untersuchst" der Patient regelmäßig bezeichnet als „ein Mann einer klaffenden Wunde in seinem Kopf" (um als Beispiel Fall 4 zu nehmen), was in der folgenden Formel „du sollst sagen" verkürzt ist zu „ein mit einer klaffenden Wunde in seinem Kopf Behafteter (*ẖrj*)". Auch

[a]) Für das Folgende sei auf die Zusammenstellungen in den „Untersuchungen" Teil I (1935) Seite 98–106 verwiesen; dort sind auch die hieroglyphischen Texte zu finden, auf die hier verzichtet werden muß.

sonst findet sich gelegentlich dieselbe Bezeichnung in vollständiger und in verkürzter Form, wie „ein Mann, welcher krank ist“ (Eb. Nr. 179) und „einer, welcher krank ist“ (Eb. Nr. 251). Damit ist natürlich nicht gesagt, daß jeder verkürzten Bildung eine vollständige zugrunde gelegen haben muß. Man konnte diese oder jene Form der Bezeichnung des Kranken verwenden. Die häufigere ist jedenfalls die mit „Mann“, „Frau“ beginnende Fassung. Der die Erkrankung des Näheren angebende Zusatz ist schließlich nichts weiter als eine präzisierende Ergänzung der Kurzbezeichnung des Patienten mit bloßem „Mann“, „Frau“, jedenfalls in den Rezepten. In den Diagnosen liegt es etwas anders.

1. Die Formen der vollständigen Bezeichnungen

Diese Bezeichnungen beginnen mit *s* „Mann“ (oft) oder mit *s·t* „Frau“ (nur selten); einmal auch mit *ẖrd* „Kind“ (Knabe, zugleich für Mädchen ebenso wie „Mann“ oft die Frau als Patientin mit umfaßt). Die sich an diese Einleitungswörter schließende Aussage kann folgende sprachliche Fassungen haben, für die jeweils nur ein bezeichnendes Beispiel mitgeteilt wird.

a) *śḏm·f*-Satz:
„ein Mann, er harnt häufig Blut“ (Bln. Nr. 165).
„ein Kind, es leidet an Harnverhaltung“ (Eb. Nr. 273).
„eine Frau, sie hat Schmerzen an einer Seite ihrer Dammgegend“ (Eb. Nr. 832).

b) *ḥr* mit Infinitiv:
„ein Mann leidet an seinem Magen“ (Eb. Nr. 189).
„eine Frau leidet an ihrem Magen“ (Sm. 20, 13).

c) *ẖrj* mit Angabe der Krankheit:
„ein Mann behaftet mit Fieber“ (Bln. Nr. 97).

d) *ntj*-Relativsatz:
„ein Mann, welcher nicht abführen kann“ (Eb. Nr. 37).
„ein Mann, welcher behaftet ist mit einem Totengespenst“ (Bln. Nr. 101).

e) Nominalsatz:
„ein Mann, Rheuma ist in seinem Nacken“ (Eb. Nr. 295).
„eine Frau, ihre Dammgegend ist geschwollen“ (Kah. Nr. 15).

f) Indirekter Genitiv:
„ein Mann einer (so oder so beschaffenen) Wunde“ (oder: eines Bruchs dieser oder jener Art) (Smith in allen 48 Fällen des Wundenbuches).

g) *ḥr* und Substantiv:
„ein Mann mit einer Verstopfung seines Magens“ (Eb. Nr. 188).

Zu der Fassung unter g) ist zu bemerken, daß in ihr vielleicht eine ungenaue Fassung der Fälle unter b) vorliegt, also Auslassung eines Infinitivs nach dem *ḥr*; dann wäre zu lesen „ein Mann [leidet] an einer Verstopfung seines Magens". Wenn dem so sein sollte, dann gehört hierher Kah. Nr. 4 „eine Frau [leidet] an ihrer Dammgegend".

2. *Die Formen der verkürzten Bezeichnungen*

Von diesen Bezeichnungen ohne „Mann", „Frau" an ihrem Anfang entsprechen die unter 2a) den vollständigen Bezeichnungen unter 1c) und die unter 2b) jenen unter 1d). Die partizipialen Ausdrücke unter 2c) sind mit Nennung von „Mann", „Frau" nicht gebräuchlich.

a) *ẖrj* mit Angabe der Krankheit:

„ein mit Rheuma in seinem Nacken Behafteter" (Eb. Nr. 295).

„ein mit einer (so oder so beschaffenen) Wunde (Bruchverletzung) Behafteter" (Smith in allen 48 Fällen des Wundenbuches – analog der Formulierung unter 1f); vgl. dazu die Bemerkung auf Seite 74).

b) *ntj*-Relativsatz:

„einer, welcher Krankheit in seinem Bauch hat (Eb. Nr. 42).

„einer, welcher behaftet ist mit der *šȝr·w*-Augenkrankheit" (L. Nr. 34).

„eine, welche behaftet ist mit Hitze" (Eb. Nr. 833).

c) Partizipiale Ausdrücke:

„ein an *ḥnʿ·w*-Ansammlung in seinem Harn Leidender" (Eb. Nr. 267).

„eine, an deren Scheidenlippen Krankheit entstanden ist" (Eb. Nr. 817).

B. Zum Inhalt und zum Vorkommen dieser Bezeichnungen des Kranken

Die im vorstehenden nur in den Haupttypen ihrer Bildungsweise mitgeteilten Bezeichnungen liegen uns in über einhundertundfünfzig Beispielen vor. Wie verschieden sie auch gestaltet sind, ihnen allen ist gemeinsam, daß sie den Patienten als Mann oder Frau mit einer Erkrankung, einem krankhaften Zustand in Verbindung bringen, ohne oder auch mit Angabe des Körperteils, an dem die Krankheit sich zeigt. In der Regel wird eine bestimmte Erkrankung genannt, eine Wunde, eine Bruchverletzung und anderes spezieller Art. Aber in einer Anzahl von Fällen heißt es nur, daß der Patient an dem und dem Körperteil „leidet, Schmerzen hat" (*mn*). Welche besondere Krankheit das „leiden" verursacht, wird erst weiterhin mitgeteilt, im Buch von den Frauenkrankheiten des Pap. Kahun äußerst knapp (vgl. Bd. II Seite 107), im Buch von den Magenerkrankungen eingehender bei der Untersuchung (vgl. Bd. II Seite 118). – Im Frauenbuch sind es die Fälle 1, 2, 3, 4, 5, 6, 7, 8, 9, 12, 13, 16; im Magenbuch die Fälle 188, 189, 191, 192, 197, 200, 203, 205. Dazu kommt noch Eb. Nr. 832 und Sm. 20, 13 sowie 22, 11; auch hier handelt es sich um Diagnosen.

Die „Bezeichnungen des Kranken im besonderen" kommen vor 1. in Rezepten; 2. in Diagnosen; 3. in vergleichenden Hinweisen.

1. Vorkommen in Rezepten

Im Hinblick auf die große Zahl der Rezepte ist diese Art der Bezeichnung des Patienten eine seltene, um nicht zu sagen ungewöhnliche. Von rund 900 Rezepten nennen den Kranken so nur etwa dreißig, entweder in der Überschrift oder in der Nachschrift betreffs der Applikation des Mittels, in keinem Fall an beiden Stellen zugleich: bringt die Überschrift die Erkrankung mit dem Patienten zusammen, so ist die Anwendungsvorschrift in der üblichen Weise kurz gefaßt. Gibt die Überschrift nur wie gewöhnlich die Krankheit an, so wird in der Anweisung für das Einnehmen u. ä. in einer Reihe von Fällen der Patient in ausführlicherer Weise genannt als sonst mit bloßem „Mann".

a) Überschriften

1. „Beseitigen von Erhitzung am After, an der Blase eines, der viele Blähungen hat, ohne daß er es weiß". – Nachschrift: ein Zäpfchen werde in den After gegeben (Eb. Nr. 139).
2. „was man macht für einen an *ḥnʿ·w*-Ansammlung in seinem Harn Leidenden" – Nachschrift: werde gegessen vom Manne (Eb. Nr. 267).
3. „was man macht für ein Kind, es leidet an Harnverhaltung" – Nachschrift: werde geschluckt (wenn es sich um ein größeres Kind handelt); werde aufgelutscht (wenn es ein Brustkind ist) (Eb. Nr. 273).
4. „was man macht für einen Mann, er leidet an *ḫnt*-Krankheit an seinem Kopf, Rheuma an seinem Nacken". – Nachschrift: werde an den Kopf gegeben (Eb. Nr. 298).
5. „was man macht gegen einen mit *iȝṯ·t* einer Wunde Behafteten". – Nachschrift: er nehme das Mittel ein (Eb. Nr. 526).
6. „was man macht für eine, welche dicken Harn läßt". – Nachschrift: werde veranlaßt, daß sich die Frau setzt auf (das Mittel) (Eb. Nr. 786).
7. „Mittel für eine, an deren Scheidenlippen Krankheit entstanden ist". – Nachschrift: (Mittel) werde eingegossen in ihr Genital (Eb. Nr. 817).
8. „Mittel des Behandelns eines mit einem Stich [des Skorpions]? Behafteten". – Nachschrift: der Mann werde beräuchert (Bln. Nr. 77 und 79).

9. „was man macht als Salbmittel für einen Mann, welcher behaftet ist mit einem Totengespenst". – Nachschrift: der Mann werde gesalbt (Bln. Nr. 101).
10. „was man macht für einen Mann, welchen die *nsj·t*-Krankheit angefallen hat". – Nachschrift: der Mann werde gesalbt (Bln. Nr. 112).
11. „Mittel für einen Mann, er harnt häufig Blut". – Nachschrift: (Mittel) werde eingegossen in den After (Bln. Nr. 165).
12. „was man macht für einen Mann, der leidet am Harn". – Nachschrift: (Mittel) werde eingegossen (Bln. Nr. 166).
13. „Mittel für einen Mann mit einer schlimmen Krankheit". – Nachschrift: (Mittel) werde eingegossen in den After (Bln. Nr. 167).

    NB! Die Angabe des Leidens ist wohl verderbt; vielleicht gehört Nr. 167 mit Nr. 166 und 165 zusammen.

    Hierher gehören auch die Rezepte Eb. Nr. 153 und 265, die etwa analog sind Eb. Nr. 139 und 267 zu Beginn der Liste. In beiden scheint vor einem „er leidet an ..." [Mann] ausgelassen zu sein. Sie lehren nichts Neues; die Nachschriften sind unpersönlich wie in den anderen Fällen.

Es wird gewiß in dem einen oder anderen Fall Gründe gegeben haben, den Kranken in der Rezeptüberschrift zu nennen als den Träger einer Erkrankung. Aber durchweg geboten war es offenbar auch bei den oben zusammengestellten Krankheitsfällen nicht. Denn wir haben, um ein paar Beispiele anzuführen, auch ein Rezept (Eb. Nr. 391) gegen die *ḫnt*-Krankheit (vgl. oben Eb. Nr. 298) mit der schlichten Überschrift „Beseitigen der *ḫnt*-Krankheit am Kopf" und neben dem oben mitgeteilten Rezept Bln. Nr. 112 auch ein „Beseitigen der *nsj·t*-Krankheit in einem Manne" (Eb. Nr. 752 = H. Nr. 206) überschriebenes, und die Überschrift des Rezepts Eb. Nr. 49 = H. Nr. 18 „Beseitigen von zu häufigem Blutharnen" dürfte dasselbe besagen wie die des obigen Rezeptes Bln. Nr. 165. Im übrigen sei auf die Bemerkungen in den „Untersuchungen" Teil I Seite 107–109 verwiesen sowie auf das unten Seite 82 Dargelegte.

b) Nachschriften

1. „werde gegessen von einem Manne, der nicht abführen kann" – Überschrift: veranlassen, daß abgeführt wird (Eb. Nr. 37).
2. „werde gegessen von einem (Manne), welcher Krankheit in seinem Bauch hat" – Überschrift: Beseitigen jeglicher Krankheit im Bauch (Eb. Nr. 41 und 42); in 42 fehlt „Mann").
3. „werde gegessen von einem Manne, welcher *ḥwr·t*-Würmer in seinem Bauch hat" – Überschrift: was man macht für den Bauch (Eb. Nr. 62; unter Rezepten gegen Eingeweidewürmer, deren Nachschriften sonst nur lauten: werde eingenommen, werde eingenommen von einem Mann, oder ähnlich).

4. „werde getrunken von einem Manne, welcher leidet an Erhitzung, oder von einer Frau" – Überschrift: Beseitigen von Erhitzung am After (Eb. Nr. 154; die benachbarten Mittel gegen dieselben Beschwerden geben nur kurze Applikationsanweisungen).
5. „werde gegeben an den Unterbauch des Mannes, welcher krank ist" – Überschrift: Beseitigen von Erhitzung im Unterbauch (Eb. Nr. 179; die anderen Rezepte der Gruppe haben nur: der Unterbauch werde verbunden; werde gegeben an den Unterbauch, auch mit dem Zusatz „des Mannes").
6. „werde veranlaßt, daß es [das Medikament] trinke der, welcher Husten hat" – Überschrift: Beseitigen des Hustens (Eb. Nr. 307; sonst in den Hustenrezepten: werde getrunken, werde getrunken vom Manne, mit Varianten noch ähnlichen Inhalts).
7. „es sollen geschminkt werden [mit dem Mittel] die Augen eines, dessen Augen die *bjdj*-Erkrankung haben" – Überschrift: Beseitigen der *bjdj*-Erkrankung an den Augen (Eb. Nr. 368; die Anwendungsvorschriften aller übrigen Augenmittel sind unpersönlich gehalten).
8. „das (Mittel) werde gegeben an den Kopf des Mannes, welcher nicht die *skm*-Haarerkrankung bekommen soll" – Überschrift: verhindern, daß die *skm*-Haarerkrankung entsteht (Eb. Nr. 455; die anderen Rezepte haben nur: werde gesalbt u. ä.).
9. „werde eingenommen von dem Manne, welcher behaftet ist mit der *nsj·t*-Krankheit" – Überschrift: Beseitigen der *nsj·t*-Krankheit (Eb. Nr. 751; sonst nur: einnehmen u. ä.).

NB! Vgl. das Rezept Bln. Nr. 112 unter a).

10. „werde gegessen von dem Manne, welcher behaftet ist mit der *sr*-Krankheit" – Überschrift: Mittel für die *sr*-Krankheit (Eb. Nr. 780; das Leiden wird sonst nur noch Eb. Nr. 781 genannt).
11. „(das Mittel) werde gemacht [so]! für den Mann, die Frau, welche behaftet sind mit Erhitzung in ihrem Bauch" – Überschrift: Beruhigen des Hustenreizes (Bln. Nr. 42; sonst einnehmen u. dgl.).
12. „werde damit gesalbt der Mann, der behaftet ist mit *nḳw·t*-Beschwerden" – Überschrift: anderes; vielleicht zu Mitteln für Beseitigen der Totengespenster (Bln. 89folg.) gehörig (Bln. Nr. 94).
13. „werde gesalbt der Mann, der behaftet ist mit Fieber" – zur Gruppe des vorstehenden Rezeptes gehörig?; Überschrift: anderes (Bln. Nr. 97).
14. „werde getrunken von dem Manne, welcher behaftet ist mit dieser Krankheit" – der in Rezept Bln. Nr. 158 genannten besonderen Erkrankung im Bauch?; Überschrift: anderes (Bln. Nr. 160).
15. „gerieben werden sollen seine Augen mit seiner (so!) Hand (nämlich) dessen welcher behaftet ist mit dem *šȝr·w*-Augenleiden" – Überschrift: Spruch für das *šȝr·w*-Augenleiden (L. Nr. 34).

Von vereinzelten Fällen abgesehen, in denen die Überschrift nicht deutlich genug die Erkrankung angibt, erscheint die ausführlichere Bezeichnung des Patienten dieser Nachschriften im Grunde überflüssig, jedenfalls nicht notwendig für das Verständnis. Und diejenigen Rezepte in Gruppen desselben Krankheitsbereichs, welche die üblichen Kurzvorschriften geben, zeigen ja, daß auch mit ihnen die Applikation der Mittel hinlänglich bestimmt werden konnte. Doch siehe dazu unten Seite 83.

2. Vorkommen in Diagnosen

Mit Ausnahme der Diagnosen über die *ꜥꜣ·t*-Geschwülste Eb. Nr. 863–875, in denen des Patienten überhaupt nicht Erwähnung getan wird (vgl. dazu Bd. II Seite 37), kann der Kranke in ausführlicher Form in den Diagnosen an drei Stellen genannt werden: a) in der Überschrift; b) nach der Formel „wenn du untersuchst"; c) nach der Formel „du sollst sagen". Dazu kommen noch mehr gelegentliche Nennungen an ein paar Stellen der Diagnosen des Wundenbuches, wie in Fall 4 „dieser Mann, dessen Schädel gespalten ist", in Fall 7 „jener Mann, es hat sein Fleisch Hitze bekommen", in Fall 20 „jener Mann, der ohnmächtig ist" und noch vereinzelt sonst. Die eigentlichen Stellen für die „Bezeichnung des Patienten im besonderen" sind die oben angegebenen, und das in der Hauptsache nach der Formel „wenn du untersuchst" (unter b).

a) In der Überschrift

Es ist nicht üblich, den Erkrankten in der Diagnosenüberschrift zu nennen. Bis auf die Diagnose Bln. Nr. 161 eines an *wḫd·w*-Schmerzstoff besonderer Art Erkrankten und die Halbdiagnose Bln. Nr. 158 eines an bestimmten Beschwerden im Bauch Leidenden wird der Patient, in diesem Falle die Patientin, nur in den siebenzehn Diagnosen des Buches über Frauenleiden im Pap. Kahun ausdrücklich bezeichnet. Und zwar zumeist mit der Angabe, daß sie an bestimmten Körperstellen Schmerzen habe (vgl. dazu das auf Seite 77 Bemerkte). Sonst erwähnt die Überschrift die Erkrankung.

b) Nach der Formel „wenn du untersuchst"

Soweit diese Formel überhaupt in der Diagnose vertreten ist – im Buch von den Frauenkrankheiten des Pap. Kahun fehlt sie dem Frühzustand des Schemas –, wird im Anschluß an sie der Kranke ausdrücklich mit seinem Leiden genannt. Die Bezeichnungen beginnen mit „Mann" (auch = Patient im allgemeinen) oder mit „Frau" (in den speziell Frauenleiden besprechenden Diagnosen Eb. Nr. 831, 832, 833). In diesen drei Diagnosen und in denen vom Magenkranken sind die Krankenbezeichnungen mit dem, woran der Patient jeweils leidet, wesentlich, da hier keine Überschriften vorhanden sind, sondern die diagnostische Beschreibung sogleich mit der Formel „wenn du untersuchst" beginnt. Im Wundenbuch dagegen ist die Nennung des Kranken insofern überflüssig, als dessen eingehende Bezeichnung mit der nur hier üblichen Einleitung „ein Mann einer" (Wunde und ähnlich), mit genitivischer Anknüpfung, nicht eine Aussage mehr enthält als schon die Überschrift, die ja erst nachträglich aus der, textgeschichtlich früheren, Krankenbezeichnung dieser Formel gebildet ist (vgl. dazu Bd. II Seite 111).

c) Nach der Formel „du sollst sagen".

Die Nennung des Patienten in ausführlicher Weise nach dieser Formel ist beschränkt auf die Diagnosen Eb. Nr. 295, Bln. Nr. 154 und 161, auf das Wundenbuch und auf die *ḥnḥn·t*-Geschwülste Eb. Nr. 857–862. Sie geschieht überall in der Form „ein mit ... Behafteter" (*ẖrj*). In den Geschwulstdiagnosen wird der Kranke erst an dieser Stelle erwähnt. Die drei Einzeldiagnosen nennen ihn hier zum zweitenmal, ebenso wie die Diagnosen des Wundenbuches, diese so, daß sie der schon im vorhergehenden Abschnitt genau formulierten Bezeichnung des Kranken in ihrer wörtlichen Wiederholung vielfach noch nähere Angaben zufügen, die sich bei der „Untersuchung" ergeben haben. Der Inhalt der Krankenbezeichnungen des Wundenbuches ist im II. Band, Seite 110–111, zusammengestellt.

3. *Vorkommen in vergleichenden Hinweisen*

Es ist auf ein paar Fälle beschränkt wie in dem Vergleich in einer Diagnose des Magenbuches (Eb. Nr. 188): gewisse Beschwerden sind so „wie bei einem Manne, der leidet an Erhitzungen des Afters" oder wie in der Diagnose über eine an Menstruationsstörungen Leidende, die sich fühlt „wie eine, welche Fieber hat" (Eb. Nr. 833). Ob der Vergleich zur Kenntlichmachung eines ungünstigen Herzzustandes „wie ein Mann, der unreife Sykomorenfrüchte gegessen hat" (Eb. 102, 2) einen eigentlichen Kranken meint, ist ungewiß, und der Hinweis, daß der Magen verstopft sei „wie bei einer Frau, welche der Embryo geschlagen hat" (Eb. Nr. 206) scheint nach dem oben Seite 12 Bemerkten auf eine Frau zu gehen, die Wehen hat. Solcher Erwähnungen gibt es noch ein paar, die über Bezeichnungen des Kranken nichts von Belang enthalten.

Anhang: In Personennamen

In Ergänzung der oben Seite 4 erwähnten Personennamen, die Aussagen über das „gesund sein" machen, sei hier auf solche hingewiesen, die, wenn auch nicht gerade krankhafte Zustände, so doch körperliche Gebrechen nennen [a]). Es wird sich wohl durchweg um Beinamen handeln, die

[a]) Für die Nachweise vgl. Ranke, Personennamen Bd. II Seite 177–180. Andere Namen, die sich irgendwie mit dem Kranken in Verbindung bringen ließen, scheint

ihren Trägern im Lauf des Lebens gegeben sind, wenn es auch nicht ersichtlich ist. Diese Namen werden wie eigentliche geführt. So haben wir „der Taube", „die Taube", „der Blinde" (mit mehreren Wörtern für blind, was unter Umständen auf die Häufigkeit des Zustands schließen ließe), „Zwerg", „die Zwergin". Auch „Kahler", „Kahlköpfige" gehören wohl hierher, zumal in Eb. Nr. 465 ein Rezept vorliegt, das helfen soll, die Haare am kahl gewordenen Kopf wieder wachsen zu lassen.

Zweiter Abschnitt: Vom Kranken als Objekt und als Subjekt ärztlicher Tätigkeit

Auch im ägyptischen medizinischen Denken wird der kranke Mensch das eigentliche Objekt des ärztlichen Tuns gewesen sein. Aber, und darum ist diese uns heute selbstverständliche Bemerkung als halbe Frage berechtigt, nach der Fassung der überwiegenden Mehrzahl der Texte, vor allem der Rezepte, ist der Kranke in sehr, sehr vielen Fällen nur mittelbar das Objekt der Betätigung des Arztes. Denn zumeist lauten die Überschriften der Rezepte ja nicht etwa so „Behandlung eines Kranken, der am Husten leidet", sondern so „Beseitigen des Hustens": die Erkrankung bzw. der erkrankte Körperteil ist das, was der Arzt behandelt, zu beseitigen sucht, nicht will er den Kranken heilen. Jedenfalls nach dem Wortlaut so vieler Rezeptüberschriften zunächst nicht. In der Regel kommt der Patient erst in den Zusatzbemerkungen am Rezeptschluß zu seinem Recht, wenn es heißt: „bis er gesund ist", „so daß es ihm besser geht" und welchen Inhalt sie sonst haben.

So gesehen gewinnen die oben im ersten Abschnitt unter II B 1a aufgeführten Überschriften besonderes Interesse. Denn sie sprechen ja vom Patienten unmittelbar, nennen ihn als das eigentliche Objekt, die Krankheit erst an zweiter Stelle: „Was man macht für einen Mann, er leidet an *ḫnt*-Krankheit an seinem Kopf" (Eb. Nr. 298), um nur an ein Beispiel zu erinnern, zumal wir in diesem Fall daneben auch die „unpersönliche" schlichte Überschrift haben „Beseitigen der *ḫnt*-Krankheit am Kopf". Und auch die oben anschließend unter b zusammengestellten ausführlichen Nachschriften erscheinen nun in einem anderen Licht. Rein sachlich, für die richtige An-

es nicht zu geben. Übrigens findet sich, um das gleich hier zu erwähnen, unter den „Berufs- und Tätigkeitsnamen" (bei Ranke Seite 187ff.) wie „Priester", „Schreiber", „Maler" kein Name, der unmittelbar auf den Beruf des Arztes Bezug nimmt. Und die seltsamen Personennamen „Heilmittel" und „Gutes Heilmittel" (bei Ranke Bd. I 136, 4 und 5) ergeben an den Stellen, an denen sie auftreten, nichts über die Tätigkeit ihrer Träger. Für den Namen „Heilmittel" (*pḫr·t*) sei auch auf die lobende Selbstbezeichnung des Gaufürsten Neheri (Hatnub Gr. 20, 12) verwiesen: „gesundendes Heilmittel dessen der krank kam"; vgl. dazu das unten Seite 98 über Laienärzte mitgeteilte.

wendung des jeweiligen Rezeptes, sind sie nicht notwendig. Sie bekommen aber Bedeutung und werden sehr sinnvoll, wenn sie den Bezug auf den kranken Menschen bewußt zum Ausdruck bringen sollten.

Es hat sich gezeigt, daß mit solchen Überschriften oder Nachschriften versehene Rezepte Ausnahmen sind, daß die Kurzfassungen der Überschriften und der Nachschriften bei weitem überwiegen. Aber sind Ausnahme und Regel in diesem Fällen nicht vielleicht nur ein äußerlicher Befund? Bei den häufigen und vielfältigen Verkürzungen, mit denen wir gerade in den Rezepten zu rechnen haben (vgl. Bd. II, Seite 66ff.), darf man sich wohl fragen, ob nicht die Aufnahme der Bezeichnungen des Patienten in die Überschriften oder Nachschriften gedanklich als das Regelmäßige anzusehen ist und nur ausnahmsweise expressis verbis vorgenommen wurde.

Wenn wir die Rezepte unter diesem Gesichtspunkt betrachten, ihre Kurzsprache so vervollständigen dürfen, würde sich der Unterschied zwischen Rezept und Diagnose, was den Patienten im besonderen anbelangt, nicht mehr als ein so schroffer erweisen, der doch, von vielem anderen abgesehen, auch darin besteht, daß die Erwähnung des Kranken in beiden Textgattungen eine ungleiche ist. Denn in den eigentlichen Behandlungstexten, soweit von solchen in der ägyptischen Medizin überhaupt die Rede sein kann, in den Diagnosen, wird ja im allgemeinen, wie wir oben gesehen haben, der Patient samt seinem Leiden nach der wichtigsten Formel „wenn du untersuchst“ ausdrücklich und ausführlich genannt. Hier sind Erkrankung und Kranker zugleich das Objekt der ärztlichen Betätigung in Untersuchung und Behandlung. Gewiß wird die Art einer Wundverletzung, eines Knochenbruchs, einer Magenerkrankung und was es immer sei, festgestellt und in ihren Symptomen beschrieben, aber nicht weniger ist es auch der Kranke selbst, von dessen Zuständen wir erfahren.

Es ist nicht allzu viel, was wir von den Zuständen des Patienten etwa im Wundenbuch lesen, aber es werden in den Augen des ägyptischen Arztes doch wohl wesentliche sein, die er feststellt und nennt: bluten aus Nase und Ohren (!), bei einer Verletzung am Gesicht auch aus dem Munde (Fall 17); Steifheit des Nackens; Unfähigkeit den Kopf zu drehen oder zu neigen oder den Arm zu bewegen (Fall 47); entzündlich gerötete Augen (Fall 19); unwillkürliches Weinen (Fall 20); Blässe (Fall 7) und Schwächeanfälle bzw. Ohnmacht (Fall 7; 20; 33); Lähmungserscheinungen (Fall 8); unwillkürliche Erektion (Fall 31); Schweißausbruch am Gesicht (Fall 7), und anderes sonst, jeweils als Erscheinungen, die durch die Art und Schwere der Verletzung bedingt sind. Und ähnlich steht es bei den Magenleiden, bei den Frauenkrankheiten, bei den Geschwülsten und in noch mehr Fällen.

Im übrigen wird davon, wie der Arzt seine Untersuchungen anstellt, seine Feststellungen trifft und die Behandlungen einleitet bzw. durchführt im vierten Teil zu sprechen sein.

Zumeist ist der Kranke selbstverständlich das Objekt der Tätigkeit des Arztes, sei es nun unmittelbar oder nur mittelbar als der Träger einer Erkrankung. Aber er ist es nicht durchweg. Er kann auch selbst handeln, um zu seiner Genesung etwas beizutragen. Praktisch geht solche Mitwirkung des Patienten ja sehr weit, insofern alles Einnehmen beispielsweise durch den Kranken erfolgt. Und vielfach werden auch Salbungen und dergleichen von ihm selbst vorgenommen sein, auch da, wo es nicht ausdrücklich verordnet ist, wie an ein paar Stellen, die gleich zu erwähnen sind.

Schon bei der Untersuchung kann der Patient gelegentlich handelnd beteiligt werden, sei es auch nur dadurch, daß er dem Arzt auf Befragen Auskunft über sich gibt, wie die kranke Frau, deren Leiden durch die Antwort „ich rieche Braten" auf die Frage „was ist es, daß du riechst" zur Feststellung der Erkrankung hilft (Kah. Nr. 2). Aus dem Schweigen auf einen Anruf oder eine Frage ergibt sich der Schwächezustand eines Schwerverletzten (Wundenbuch Fall 20 und 22). Bei den Untersuchungen im Wundenbuch wird auch vom Patienten gefordert, daß er gewisse Bewegungen macht oder doch zu machen versucht, wie den Arm zu heben (Fall 47) oder das Gesicht (Fall 7), auf Schulter und Brust zu blicken (in mehreren Fällen), die Beine auszustrecken, die wie von selbst wieder in die gebeugte Stellung zurückkehren (Fall 48). Aus dem Versagen zieht der Arzt seine Schlüsse (ähnlich auch Eb. Nr. 295).

In mehreren Fällen soll sich eine kranke Frau in bestimmter Weise (mit geöffneten Schenkeln und entblößt) auf Heilmittel setzen, um deren Wirkung von unten zu erreichen (so Kah. Nr. 24; 25; 27; – Eb. Nr. 786 + 787; 789; 797; 837). Nach dem Einnehmen eines Heiltranks soll der Patient „eine Zeitlang auf- und abgehen" (Bln. Nr. 120), wie andererseits auch förderlich sein kann, daß die Kranke den Tag liegend und hungernd verbringt (Kah. Nr. 10), oder daß der Patient ein Mittel auf nüchternen Magen einnimmt (Bln. Nr. 6).

Aus den ganz unpersönlich gehaltenen Anweisungen „werde gesalbt mit . . ." und ähnlichen ist nicht zu ersehen, wer die Handlung vollziehen soll. Gewiß ist oft der Arzt gemeint, der ja auch das Verbinden, die Applikation der Einläufe und anderes vorzunehmen hat, falls er dazu nicht einen Gehilfen hatte (vgl. darüber unten Seite 107). Aber auch der Kranke selbst kann dergleichen tun, wie ausdrücklich verordnet wird. Mit der fein zerkleinerten, ölhaltigen Frucht der *dgm*-Pflanze „soll die Frau ihren Kopf salben" (Eb. Nr. 251) wie der Patient mit rheumatisch steifem Nacken veranlaßt werden soll, „daß er sich salbt, daß er sich schminkt" (Eb. Nr. 295; um durch die Armbewegungen zur Lösung der Versteifung beizutragen?).

Es gibt mehrere Rezepte, die sich ausschließlich oder bevorzugt nicht wie gewöhnlich an den Arzt, sondern deutlich an den Kranken wenden. Nicht nur bei einigen Schönheitsmitteln, wie in dem Eb. Nr. 717 zur Glättung des Gesichts, das ein in Wasser gelöstes Pulver empfiehlt: „nachdem sie (die

Frau) ihr Gesicht gewaschen hat, soll sie es damit salben" oder wie in einem langen und ausführlichen Rezept zur Beseitigung von Runzeln und Falten (Smith Rs. 21, 9–22, 10), das den Arzt gar nicht erwähnt, sondern ausdrücklich „den Mann" (es soll einen alten Mann wieder zu einem jungen machen). Auch ein Rezept für das „Beseitigen von Blut in den Augen" (Eb. Nr. 384) ist völlig an den Augenkranken gerichtet: in zwei Tonschalen soll er sich das Mittel offenbar selbst bereiten, einen Brei aus der *mm*-Droge mit Milch einer Frau, die einen Knaben geboren hat, in der einen Schale, nur mit Milch in der anderen. Nachdem die Mittel nachts dem Tau ausgesetzt gewesen sind „sollst du früh auf sein um deine Augen mit dem *mm*-Brei zu füllen; danach sollst du die Augen waschen mit jener Milch". Und einen primitiven Inhalierapparat soll der Patient sich selbst herstellen (Eb. Nr. 325; siehe Näheres in Band II, Seite 122, und hier auf Seite 103).

Schließlich können auch Zaubergesten des Kranken die Heilkraft eines Mittels oder Spruches unterstützen. So soll der Patient bei der Anwendung einer Salbe gegen eine Haarerkrankung „seine Hand auf den Rücken eines lebenden Falken legen, seinen Kopf an eine lebende Taube geben" (Eb. Nr. 457; vgl. dazu Bd. II, Seite 72, Anm. 1) oder bei der Rezitation von Sprüchen gegen ein Leiden *h*(ꜣ)*ḳ*(ꜣ) „seine linke Hand mit seiner rechten Hand füllen" (d. h. die Rechte mit der Linken einschließend umfassen)[1]. Ähnlicher Zauberbehandlungen durch den Kranken selbst gibt es mehr; vgl. den Abschnitt über „die Zaubersprüche in der Medizin" in Bd. II, Seite 11ff.).

Vierter Teil

Vom Arzt: von den ärztlich tätigen Personen, vom Ärztestand und von der Ausübung des ärztlichen Berufes sowie von den Heilgottheiten

Vom Arzt als der handelnden Hauptperson ist in den medizinischen Texten mit seiner eigentlichen Bezeichnung „Arzt" noch viel weniger die Rede als vom eigentlich bezeichneten Kranken. Der Arzt bleibt zumeist anonym als der „du" der Diagnosen und Rezepte, und mit Namen wird uns in ihnen überhaupt keiner genannt. Das meiste, was wir über den Arzt und den Ärztestand feststellen können, verdanken wir Erwähnungen in außermedizinischen Texten. Für die Ausübung des ärztlichen Berufes allerdings ist das medizinische Schrifttum unsere Hauptquelle. Was wir ihr entnehmen können, wird für einzelne Seiten des ärztlichen Tuns durch die Nachrichten über die Heilgottheiten ergänzt, die wir mit in den Bereich unserer Betrachtung ziehen müssen.

Erster Abschnitt: Von den ärztlich tätigen Personen

I. Der Arzt

A. Seine eigentliche Bezeichnung *swnw*

Das ägyptische Wort für „Arzt" *swnw* ist seit sehr alten Texten belegt und hat sich bis ins Koptische erhalten[a]). Wir kennen die Etymologie des Wortes nicht, das immer mit dem Schriftzeichen des Pfeiles (als Waffe) geschrieben wird. Sollte, was denkbar, aber keineswegs sicher ist, das Wort für „Arzt" mit dem in ihm enthaltenen Wort für den „Pfeil" etymologisch zusammenhängen, so würde der Arzt ursprünglich ein chirurgisch Tätiger gewesen sein, der mit der Pfeilspitze etwa Geschwüre geöffnet hätte. Der Gebrauch des Wortes in den uns vorliegenden Texten enthält allerdings keinen Hinweis auf eine ursprüngliche Bedeutung von *swnw* als „Pfeil-

---

a) Die koptische Form des Wortes führt auf ein *sjnw*, was wohl die bessere Lesung ist. Aber da in den Bänden I und II *swnw* umschrieben wurde, ist es praktisch, bei dieser Wiedergabe zu bleiben.

mann", „mit der Pfeilspitze Ritzender". Das Wort bedeutet „Arzt" im allgemeinen, nicht im besonderen Chirurg[a]).

Das Wort kommt sowohl allein vor im Singular „Arzt" und selten im Plural „die Ärzte" als auch in genitivischen Verbindungen mit Angabe eines Körperteils „Arzt der Augen", „Arzt des Bauches" oder mit Angaben wie „Arzt des Palastes" („Hofarzt"), „Arzt des Königs" und ähnlichem. In Verbindung mit einer Krankheit oder mit dem Kranken (etwa als „sein Arzt", „Arzt des NN.") wird *swnw* nicht gebraucht[b]). Von den Titelverbindungen, welche Rangstufen bezeichnen, ist die häufigste *wr swnw* „Oberarzt". Außerhalb der medizinischen Texte sind uns ziemlich viele Namen von Ärzten bekannt, die für uns aber ohne Belang sind, da wir über ihr ärztliches Tun nichts erfahren. Daß *swnw* in Personennamen nicht vorkommt, ist oben in der Fußnote auf Seite 81 schon bemerkt.

1. swnw „Arzt" in den medizinischen Texten

Das Vorkommen ist, wie schon gesagt, überhaupt ein beschränktes und überdies zum Teil ein mehr zufälliges wie in einigen Zaubersprüchen die Erwähnung „des Thoth des Arztes des Horusauges"[1], „des Re des Arztes, der den Gott besänftigt"[2], „der Ärzte im Gefolge des Thoth"[3]. Jedenfalls sagen diese Stellen, auf die wir unten noch zurückkommen werden, über den Arzt in der eigentlichen Medizin so wenig etwas aus wie die Angabe, daß das Gefäßbuch des Eb. Nr. 856 (= 103, 1–18) nach seiner Auffindung in die Hand eines „Oberarztes" gelangt sei, wie die Fassung des Buches nach der Niederschrift im Pap. Berlin zu erzählen weiß[4]. Man hat, um das doch gleich zu berichtigen, in den auf den Titel folgenden Wörtern *ḥtp nṯr* einen Personennamen Neterhotep sehen wollen und auch in Bd. I, Seite 132, ist dieser Name als der des Arztes angegeben. Diese Auffassung der Wörter *ḥtp nṯr* ist an allen drei Stellen des Pap. Berlin[5] verkehrt. Es liegt kein Name vor, sondern ein Ausdruck, den wir, ebenfalls als Zusatz zu *swnw* „Arzt", auch aus einem Zauberspruch gegen Skorpionsgift kennen[6]; in ihm bezeichnet sich der Beschwörer als „Horus, der Arzt, der den Gott besänftigt"[c]).

---

[a]) Es ist immer bedenklich, die Bedeutung, hier sogar die „prähistorische" Bedeutung, eines ägyptischen Wortes aus seiner Schreibung ermitteln zu wollen, wenn man sonst nichts weiß. Doch sei auf Seite 239ff. des Aufsatzes von F. Jonckheere verwiesen: Le cadre professionnel et administratif des médecins égyptiens (Chronique d' Egypte, No. 52, 1951), der sich auch seine Gedanken über unser Wort gemacht hat.

[b]) Siehe aber unten Seite 99.

[c]) So als „Horus the physician soothing the god" faßt Alan H. Gardiner im Textband zu den Beatty Pap. (S. 56 und 56, 7) gewiß mit Recht diese Bezeichnung des Horus auf, in der ja unmöglich ein Personenname enthalten sein kann. Die genau gleichen Wortfolgen *swnw ḥtp nṯr* an den Stellen des Pap. Berlin sind danach auch mit „Arzt, der den Gott besänftigt" zu übersetzen, wenn schon Bln. 15, 3 und

An der Stelle Bln. Nr. 163 (= 16, 5) geht dem Ausdruck „ausgezeichneter Arzt, der den Gott besänftigt" ein *ḥmw·t* „Kunst, Kunstfertigkeit" vorher, wodurch die dort verwendeten Mittel wohl als besonders wirksam empfohlen werden sollen. Dieselbe Verbindung findet sich als „Kunst(fertigkeit) des Arztes" noch zweimal: Eb. Nr. 156 als Zusatz zur Rezeptüberschrift „Heilmittel für das Kühlen [des Afters]" und Bln. Nr. 164 (= 17, 3) als alleinige Überschrift „Kunst(fertigkeit) des Arztes" eines Mittels zur Behebung von Beschwerden am After. Das erinnert an den Titel eines Arztes aus dem Alten Reich *ʿ ḥmw·t št3·t* etwa „Kenner der geheimen Kunst"[1] und an die unten Seite 96 besprochene Inschrift aus der Zeit des Darius, in welcher von der Medizin als *ḥmw·t* „Kunst" die Rede ist.

Die ärztliche Kunst wird im ganzen nur den Fachleuten zugänglich und bekannt gewesen sein. Aber gleichwohl wird das erste der beiden Gefäßbücher Eb. Nr. 854 (= 99, 1ff.) ausdrücklich als „das Geheimwissen des Arztes" enthaltend bezeichnet, und gegen eine Verstopfung des Magens soll „ein geheimes Kräutermittel gemacht werden, wie es der Arzt macht", der anscheinend selbst als „du" zum „machen" des Mittels aufgefordert wird[2]. Auch in einer anderen Behandlung des kranken Magens wird der „Arzt" in nicht klar verständlicher Weise bei „geheimen Mitteln" erwähnt[3]. Gewisse Rezepte für Erkrankungen oder krankhafte Begleiterscheinungen, die sich am After auswirken, standen in „einem Handbuch einer Sammlung von Heilmitteln des Arztes"[4]. Einem „Besteck des Arztes" werden bestimmte Verbände entnommen[5].

Zu den vorstehenden Erwähnungen des *swnw*-„Arztes" in den medizinischen Texten kommen noch zwei, von denen die eine vielleicht, die andere einwandfrei auf eine eigentliche ärztliche Tätigkeit des Arztes Bezug nehmen. In dem Rezept Eb. Nr. 501 für die Behandlung einer Verbrennung wird zuerst ein Verbandsmittel angegeben. Dann geht es so weiter „du sollst machen: Schnitte des Arztes"; es folgen Drogen, mit denen verbunden wird. Wie es nach dem oben Seite 51 Ausgeführten scheint, handelt es sich um Schnitte (*sfṯw*), mit denen eine Brandblase geöffnet werden soll, also um einen Eingriff des Arztes, und nicht, woran man bei der ganz ungewöhnlich knappen Fassung des Rezeptes zunächst denken könnte, um einen freilich recht seltsam bezeichneten Bestandteil des Mittels.

Die einzige Stelle in den medizinischen Texten, die den *swnw*-Arzt wirklich ärztlich tätig nennt, ist zu Beginn des ersten Gefäßbuches die Angabe darüber, an welchen Körperstellen das „Sprechen des Herzens" in den Gefäßen abgefühlt werden kann (Eb. Nr. 854 = 99, 1–2) durch den *swnw*-

---

16, 6 zwischen *swnw* und *ḥtp nṯr* noch ein *iḳr* steht, es dort also heißt „ausgezeichneter Arzt, der den Gott besänftigt". In der Stelle Bln. Nr. 190 ist Re der „Arzt, der den Gott besänftigt", also analog der Benennung des Horus. An den beiden Stellen in Bln. Nr. 163 handelt es sich um Menschen; was die Aussage hier besagen soll, stehe dahin. Jedenfalls aber liegt kein Name Neterhotep vor.

Arzt. Die Erwähnung des Arztes ist insofern nicht eindeutig, als es sich fragt, ob neben ihm noch zwei andere Personen als Pulsfühler genannt werden oder ob er mit diesen identisch ist. Die Stelle lautet: „legt irgendein Arzt, irgendein Sachmetpriester, irgendein *sꜣw*-Zauberer seine Finger auf den Kopf, Hinterkopf, die Hände, die Herzstelle, die Arme, die Beine, so gilt seine Messung dem Herzen". Im ersten der erhaltenen Fälle des Wundenbuches (Sm. 1, 6–8) wird in einer Glosse mit fast denselben Worten von dieser Feststellung des Pulsschlages gesprochen, nur daß es hier heißt „Sachmetpriester (im Plural) irgendein Arzt", also mit dem Wort „irgendein" nur bei Arzt; der *sꜣw*-Zauberer fehlt, der außerhalb der obigen Ebersstelle nur noch ein paarmal in der Titelverbindung „Arzt und Zauberer" (*swnw sꜣw*) vorkommt. Es läßt sich nicht beweisen, aber philologisch unter der Voraussetzung einer bestimmten älteren Schreibweise der Wörter [a]) rechtfertigen, anzunehmen, daß nicht drei bzw. zwei verschiedene Personen gemeint sind, sondern nur eine: „irgendein Arzt, Sachmetpriester, Zauberer" bzw. „irgendein Sachmetpriester, Arzt".

Überdenkt man die vorstehenden Nennungen des „Arztes", so scheinen einige auffallend. Nicht die zweimalige Erwähnung in dem Gefäßbuch, das ganz sachlich und ohne sich im „Du"-Stil an eine Person zu wenden, die Gefäße aufzählt und angibt, zu welchem Körperstellen sie führen und welche Funktion sie haben. Anders steht es aber mit den Erwähnungen in Texten, die sich im „Du" schon an den Arzt wenden und die doch von ihm als dem Arzt sprechen. Im Fall 9 des Wundenbuches heißt es „du sollst ihm einen Verband vom Besteck des Arztes auf die Wunde legen"; der Hinweis ist in einer Glosse erklärt, nach der „ein Verband vom Besteck des Arztes eine Binde bedeutet, die sich unter dem Handwerkzeug des Verbinders befindet, die er auf das Heilmittel legt". Es ist möglich, daß „Verband vom Besteck des Arztes" ein Fachausdruck ist; aber in einer an den Du-Arzt gerichteten Weisung würden wir erwarten „Verband von deinem Besteck". Oder ist der „er", der die Binde auf das Heilmittel legt, nicht der Arzt?

In der Diagnose vom kranken Magen, Eb. Nr. 188, wird dem Arzt gesagt: „du sollst ein geheimes Kräutermittel machen, wie es der *swnw*-Arzt macht (folgt das Rezept)". Und auch in der Diagnose derselben Magengruppe Eb. Nr. 206 wird der Du-Arzt auf geheime Mittel verwiesen, die irgendwie (vgl. oben) mit dem *swnw*-Arzt in Verbindung gebracht werden. Auch wenn es sich hier um Fachbezeichnungen handeln sollte, so bleibt,

---

[a]) In der Anordnung der sogenannten „gespaltenen Kolumne", bei der die drei Bezeichnungen des Arztes senkrecht nebeneinander gestanden hätten mit dem Wort für „irgendeiner" einmal unter allen dreien. Diese Anordnung der Wörter wäre beim Umsetzen in waagerechte Zeilen falsch aufgelöst worden mit Wiederholung des „irgendein" bei jeder Arztbezeichnung.

für unser Gefühl, die ausdrückliche Nennung des *swnw*-Arztes auffällig, eben darum, weil doch der „du" auch selbst der Arzt ist.

2. swnw-„Arzt" in nicht-medizinischen Texten

Die Zahl der Erwähnungen des *swnw*-Arztes in Texten außerhalb des medizinischen Schrifttums ist eine beträchtliche vom Alten Reich an bis in die Spätzeit. Aber diese bieten uns zumeist nicht mehr als die Berufsbezeichnungen „Arzt", „Oberarzt", „Hofarzt", „Oberarzt des Königs" und ähnliche in Verbindung mit dem Namen dessen, der diesen Titel bzw. diese Angabe seines Berufes führt. Wohl ersehen wir aus der Häufigkeit, welche Bedeutung das Arztwesen hatte, jedoch für die Medizin selbst lernen wir aus solchen Nennungen[a]) nichts. Etwas anderes ist es bei den Titelverbindungen „Hofarzt der Augen" und „Hofarzt des Bauches", von deren Tätigkeit zwar nichts gesagt wird, die aber für die unten noch zu besprechende Frage nach dem Spezialistentum in der ägyptischen Medizin wichtig sind. Und etwas anderes ist es auch mit einigen Textstellen, in denen angegeben ist, daß man Ärzte zum Kranken holte, die ihn behandeln; diese Erwähnungen werden im Abschnitt über die Ausübung des ärztlichen Berufes zu besprechen sein, ebenso wie die Betätigung als „Tierarzt" und als Bereiter der Heilmittel.

B. Eigentliche Bezeichnungen des Arztes, die nicht das Wort *swnw* enthalten

Solche finden sich nur in Texten außerhalb der Medizin und sie kommen nur als Titel vor, ohne näheres über ihre Tätigkeit. Sie lassen sich zudem fast nur im Alten Reich nachweisen. Zwei Ärzte dieser Zeit führen unter anderen Arzttiteln auch diesen „(Rinder)hirt des Afters", in dem man gewiß mit Recht eine ägyptische Parallele zu einer griechischen, aus Ägypten überlieferten Bezeichnung für den Arzt als Klistiergeber sieht[1]. Daneben haben beide Ärzte auch Titel, die zu dem von Herodot genannten „Arzt der unsichtbaren Krankheiten" passen könnten: die eine ist der schon oben kurz berührte Titel *ʿ ḥmw·t št}·t* „Kenner (und Anwender) der geheimen Kunst"[b]); die andere, ebenfalls mit *ʿ* beginnende Bezeichnung, bezieht sich

---

[a]) Es kann im Rahmen dieser Arbeit nicht unsere Absicht sein, alle solche Stellen anzuführen, und das um so weniger, als es bereits eine sorgfältige und mit Vertrauen zu benutzende Untersuchung gibt, in der eine Fülle von Material gesammelt und geordnet vorgelegt wird: F. Jonckheere, Médecins de Cour et Médecine Palatine sous les Pharaons (Chronique d' Egypte, Nr. 53, 1952, p. 51—87), als Fortsetzung der auf Seite 87 bereits genannten Arbeit desselben Autors.

[b]) Das Wort *ḥmw·t* ist in ungewöhnlicher Weise mit dem Fleischstück determiniert, bezieht sich also auf den Körper.

auf die Kennerschaft der Flüssigkeit im Innern eines sonst nicht belegten [a]) Körperteils (? *nṯnṯ·t*)[1]. Mehrmals, wenn auch nicht gerade in Verbindung mit den vorstehenden Titeln, wird der „Zahnbehandler" erwähnt, als „Arzt und Zahnbehandler" und ähnlich; ihm entspricht bei Herodot der „der Arzt der Zähne"[2]. – Der diesem „Zahnbehandler" äußerlich, nach der Bildungsweise des ägyptischen Ausdrucks, nahestehende „Haarbehandler" wird nicht als Arzttitel erwähnt.

Die als Arzttitel in Anspruch genommene Bezeichnung *sꜣ-ḥmm* in mehreren Geschwulstdiagnosen am Ende des Pap. Ebers ist wahrscheinlich, wie oben Seite 74 bemerkt ist, ein Ausdruck für den operativ zu behandelnden Kranken. Ein nur als Personenbezeichnung belegter später Titel *wr ḥʿ* „Großer des Körpers" (?) mag inhaltlich besagen was immer; ihn mit dem Arzt zusammenzubringen[3] liegt kein Anlaß vor. Ob ein *wpj·w*, wie vermutet ist[4], als „Scheider, Öffner" den Anatomen meint, der die Leichen öffnet (also der von Diodor I 91 genannte „Aufschlitzer"[5]) ist bedenklich. Von anatomischer Tätigkeit der Ärzte wissen wir sonst gar nichts, jedenfalls nicht aus dem vorgriechischen Ägypten. Die gänzlich anderen Verhältnisse der demotisch-griechischen Zeit dürfen doch nicht einfach auf die ältere Zeit übertragen werden, wie es vielfach in herkömmlicher Weise geschieht mit der unbewiesenen Behauptung, daß „wir wüßten, das Einbalsamierungsgeschäft habe in den Händen der Ärzte gelegen" und „daß sie bei dieser Tätigkeit ihre anatomischen Kenntnisse gewonnen hätten" und daß der unten Seite 99 erwähnte „Oberarzt in der Nekropole von Deir el Medineh gewiß kein Arzt für die lebenden Bewohner der Totenstadt gewesen sei, sondern mit der Einbalsamierung der Toten zu tun hatte"[6].

C. Bezeichnungslose, anonyme Nennung des Arztes

Sie ist in den medizinischen Texten die gewöhnliche und sehr häufige: dem „er", „sie" usw. des Patienten entspricht „du" für den Arzt. Allerdings nicht in jedem Fall. Denn wie wir oben Seite 84 gesehen haben, gibt es auch einige „du"-Anreden an den Kranken, der selbst etwas tun soll. Aber solche Stellen sind gegenüber den mit an den Arzt gerichteten „du" durchaus in der Minderzahl. Für die Seltsamkeit, daß in einigen Texten neben dem „du"-Arzt auch noch vom *swnw*-Arzt, also in der dritten Person, gesprochen wird, vgl. das oben Bemerkte.

Mit den sehr zahlreichen unpersönlich-passivischen „man" (tue dies und das) Anweisungen besonders am Rezeptschluß steht es auch so, daß sie sich, je nach dem was getan werden soll, hier an den Patienten, dort an den Arzt wenden. Wie auf Seite 84 schon angedeutet wurde, ist es bei den nicht auf

---

[a]) Oder sollte *nṯnṯ·t* die ältere Form des einmal als Bezeichnung für einen inneren Körperteil, zwischen Brust und Bauch, belegten Wortes *ntnt* sein (vgl. Bd. I 67, 6)?

den Kranken zu beziehenden Weisungen in dieser Form nicht ausgeschlossen, daß neben dem Arzt noch eine dritte Person als dessen Helfer gemeint ist. Auch ein „du“ muß nicht in jedem Falle ein *swnw* sein.

Die dritte Form der anonymen Nennung des Arztes ist die Redeweise im „ich“; über diese ist im II. Bande auf Seite 25 alles Nötige schon gesagt. Dort ist im besonderen darauf hingewiesen worden, daß der „ich“ der Zaubersprüche zumeist, wenn nicht immer, der den Kranken vertretende Arzt sein wird.

II. Priester und Schreiber, Zauberer und Beschwörer

Es ist nicht häufig, daß einer dieser Amtsträger selbständig ärztlich handelnd erscheint. In der Regel wird ein einzelner oder werden mehrere solcher Titel oder Berufsbezeichnungen neben dem eigentlichen Arzt genannt. In diesen Kreis gehört übrigens nicht, wie Band II, Seite 102, irrig angenommen ist, der Hohepriester von Heliopolis, „der Große der Seher“; das hat sich bei der Ausarbeitung des Medizinwörterbuches herausgestellt: das Rezept Eb. Nr. 419 ist nicht von ihm erfunden („gemacht“), sondern ist, wie richtig zu übersetzen ist, für ihn gemacht worden.

A. Priester und Schreiber

Die auch in griechischen Nachrichten[a]) bezeugte Verbindung des Arztberufes mit dem Priesterstand ist in Ägypten eine sehr alte. Wir wissen von einem „Hofarzt und Priester“ (*swnw pr-ꜥꜣ wꜥb*)[1] und einem „Hofarzt und Oberpriester“ (*swnw pr-ꜥꜣ imj-rꜣ wꜥb*)[2] aus dem Alten Reich, und am Hofe Amenophis des Vierten wirkte ein Oberarzt, der zugleich „erster Diener des Aton“ war, also Hoherpriester des neuen Sonnengottes[b]). Im besonderen hat der *wꜥb*-„Priester“ der Göttin Sachmet[c]) mit der Medizin zu tun, der Priester derselben löwenköpfigen „Mächtigen“, die auch durch ihre dämonischen Boten den Pesthauch senden kann, wie wir oben Seite 33 gesehen haben. Titelverbindungen wie „Unterarzt und Priester der Sachmet“[3] be-

---

[a]) So bei Clemens Alexandrinus, nach dessen in Bd. II Seite 1 Note 1 zitierten Angabe die sechs hermetischen Bücher medizinischen Inhalts in der Obhut der Pastophoren gewesen sind, einer Art von Priestern, deren Amt eigentlich war, das Götterbild in einem Schrein zu tragen. In welcher Beziehung diese Priesterklasse sonst zur Medizin stand, ist wohl nicht bekannt.

[b]) Amarna IV pl. 2 (Grab des Pentu). Die des Pentu Vertrauensstellung rühmende Bemerkung „der Person des Königs nahestehend“ geht anscheinend nicht auf die ärztliche Tätigkeit, so, als wäre er „Leibarzt“ gewesen.

[c]) Das Material über die Sachmetpriester ist in zwei Arbeiten vorgelegt: F. Jonckheere, La place du prêtre de Sekhmet das le corps médical de l'aucienne Egypte (Acta du XIIe Congrès Intern. d'Hist. des Sciences, Vol. I pp. 324—333) und G. Lefebvre, Prêtres de Sekhmet (Archiv Orientalni 20, 1952). Wir können uns für unsere Zwecke mit den wenigen oben mitgeteilten Belegen begnügen.

sagen an sich nicht viel, aber zu Anfang des ersten Gefäßbuches wird zugleich mit dem *swnw*-Arzt und dem Zauberer ausdrücklich auch der Priester der Sachmet als der genannt, der den Puls fühlen kann. Aufschlußreich ist die Inschrift eines ,,Priesters der Sachmet NN.", der von sich sagt: ,,ich bin Vorsteher der Priester der Sachmet, Vorsteher der Zauberer (*ḥkꜣ·w*), Oberarzt des Königs, der täglich das Buch liest, der [behandelt jemanden] der krank ist[a]), der seine Hand legt auf den Patienten, indem er ihn kennenlernt, geschickt im Untersuchen mit der Hand (?), der Priester der Sachmet N. N."[1]. Und neben dieser Inschrift steht die eines ,,Schreibers der Verwaltung N. N.", die so lautet: ,,ich bin ein Priester der Sachmet, ein Starker, geschickt, wenn seine Stunde da ist (o. ä.), der seine Hand legt auf den Patienten, indem er ihn kennenlernt, geschickt im Untersuchen mit der Hand (?)".

Ein anderer Priester, der mehrfach ärztlich tätig erwähnt wird, ist der Vorlesepriester, der Cherheb, wie wir ihn mit ungenauer Wiedergabe seiner ägyptischen Bezeichnung nennen. Seine Funktion ist im Grunde die, bei der Durchführung des Tempelrituals und im Totendienst vielfältig zu wirken. Wir sind ihm schon oben Seite 32 begegnet in der Angabe des einen der Herzbücher, daß ,,die Luft der Tätigkeit des Cherheb" (wie auch die eines *wʿb*-Priesters) krankhafte Herzzustände hervorruft. Das stimmt so gar nicht zu dem, was wir sonst vom Cherheb erfahren, der sogar im medizinischen Schrifttum einmal als besonderer Kenner und vielleicht auch als Verabfolger eines Salbmittels genannt wird[2]. Der ,,Oberarzt und Freund", der zur Behandlung eines in Gegenwart des Königs plötzlich schwer Erkrankten geholt wird, ist zugleich auch ein Cherheb[3], und der scheinbar körperlich leidende Liebeskranke stellt fest, ,,wenn die Oberärzte zu mir kommen, so hat mein Herz keine Erquickung von ihren Mitteln; die Cherhebpriester bringen keine Hilfe" (vgl. oben Seite 22). Ist der Cherheb dort zugleich Arzt, tritt er hier neben ihm auf, so ist er auch allein imstande, als Arzt zu wirken. Ein ,,Schreiber" sagt von sich: ,,ich bin ein Schreiber des Gottesbuches, ein Schreiber des *smꜣj·t*-Buches (?), stark mit seinen Fingern, geschickt, wenn seine Stunde da ist (o. ä.), ich bin auch ein trefflicher Cherheb, geschickt beim Beurteilen eines Leidens". Allerdings wird sich die Tätigkeit eines Cherheb wohl mehr nach der magischen Seite gerichtet haben; denn im weiteren Text dieser Inschrift[4] heißt es ,,mein Zauber gilt dem kranken Gesicht, meine Beschwörung dem (üblen) Geruch".

Der Arzt ist als Benutzer der medizinischen Texte naturgemäß auch ,,Schreiber", der ja sowohl schreiben wie lesen kann. Ein paar Titelverbin-

[a]) Die Stelle, die vielleicht auf die Behandlung gedeutet werden könnte, ist schlecht lesbar. Und so ist es fraglich, ob diese Priester eigentliche ärztliche Praxis ausübten. Am Schluß des Textes (der unvollständig erhalten ist) steht noch ,,der die Stiere kennt . . .", was mit der Beteiligung der Sachmetpriester bei der Begutachtung des Schlachtopfers zu tun haben könnte. Dazu vgl. unten Seite 100.

dungen, die den Arzt als Schreiber ausdrücklich nennen, seien angeführt: „Arzt und Schreiber“[1], „Oberarzt und Schreiber der Gottesworte“[2], „Schreiber des Königs und Oberarzt“[3], „Schreiber des Königs und Oberarzt des Herrn der beiden Länder“[4]. Ob das *smȝj·t*-Buch (?), dessen Schreiber im vorstehenden schon erwähnt ist, einen besonders medizinischen Inhalt hatte, läßt sich nicht ersehen. Auch ein „Oberarzt und Bekämpfer der Skorpione“ führt zugleich den Titel „Schreiber des *smȝj·t*“[5].

B. Zauberer und Beschwörer

Der *sȝw*-„Zauberer“, der eingangs des ersten Herzbuches zugleich mit dem *swnw*-Arzt und dem Sachmetpriester als Dritter genannt ist, imstande, den Herzschlag zu erfühlen, wird auch in der Titelverbindung „Arzt und Zauberer“ erwähnt[6], ohne Hinweis auf seine Tätigkeit. Ausdrücklich als „Vorsteher der *ḥkȝ·w*-Zauberer“ bezeichnet sich der Sachmetpriester, von dem oben unter A die Rede war. Und auch der „Schreiber und Cherheb“, dessen Zauber dem kranken Gesicht und dem üblen Geruch zugute kommt, muß ein solcher *ḥkȝ·w*-Zauberer[a]) gewesen sein, wenn er sich auch nicht diesen Titel beilegt.

Obwohl, wie es den Anschein hat, die Behandlung von Skorpionsstichen und Schlangenbissen nicht zum Bereich der eigentlichen Tätigkeit des Arztes gehört hat, findet sich die Bezeichnung „Bekämpfer der Skorpione“ doch nicht ganz selten als Nebentitel von Ärzten. Ein Beispiel ist oben schon angeführt worden. Ein anderes bietet die Inschrift des Arztes Iri, der unter den auf seine allgemeine und spezielle Berufsausübung gehenden Titeln auch diesen „Hofarzt und Bekämpfer der Skorpione“[b]) führt.

III. Der Verbinder

Unter der Hauptrubrik „Von den ärztlich tätigen Personen“ kann vom „Verbinder“ als solchem nur bedingt gesprochen werden. Denn so überaus oft vom „verbinden“ (*wt*) und so häufig von einem *wt*-„Verband“ in den Rezepten und auch in den betreffenden Diagnosen die Rede ist: der die Verbände Machende bleibt als „du“ oder „man“ anonym. Gleichwohl wird ein *wt*-„Verbinder“ erwähnt, an zwei Stellen im Wundenbuch (in Fall 9 und 19), aber eben nur erwähnt, nicht als handelnde Person genannt.

---

[a]) Vgl. hierzu und zum folgenden vor allem H. Junker, Ztschr. f. äg. Spr. Bd. 63, 1928, Seite 65—66; ebenda Hinweise auf wichtige Spezialliteratur zum Thema „Zauberer“.

[b]) „Bekämpfer der Skorpione“ ist nur eine Wiedergabe des Bedeutungsgehalts von *ḫrp śrḳ·t*, keine Übersetzung, die wohl nach A. H. Gardiner (Proceedings 1917, 31ff. und 140) diese ist „einer der Macht über die Göttin Serket hat“. „Zauberer“ im allgemeinen, vielleicht, aber im besonderen doch Bezauberer der Skorpione.

In Fall 9 wird bestimmt, „du sollst einen Verband (*ḥꜣj·t*) vom Besteck des Arztes auf die Wunde legen", was in der Glosse so erklärt wird: „ein Verband (*ḥꜣj·t*) vom Besteck des Arztes: das bedeutet eine Binde (*šsd*), die sich unter dem Hand(werkszeug) des *wt*-Verbinders befindet, die der Arzt auf das Heilmittel legt, das auf der Wunde ist". Hierzu paßt nicht schlecht, was der in die Unterwelt eintretende Tote von sich aussagt, um in einen geheimen Raum eingelassen zu werden: „ich bin der, der das lederne Futteral hütet in der Kammer, mit den Bedarfsstoffen (scil. den Verbänden)", und der dann weiter erklärt, daß er besser eine Verletzung behandeln könne als ein berufsmäßiger *wt*-Balsamierer und Verbinder[1].

In Fall 19 ist die Erwähnung des *wt*-Verbinders etwas seltsam, ja überraschend. Infolge einer Verletzung ist „das eine Auge des Patienten entzündet". Die Glosse dazu lautet: „was anbetrifft, seine Augen sind entzündet: das bedeutet, rot ist die Farbe seiner Augen wie die Farbe des *šꜣs*-Krautes. Es hat das Buch vom > was den *wt*-Verbinder betrifft < dazu gesagt: seine Augen sind krankhaft gerötet, wie im Auge ein Augenwinkel [gerötet ist]". – Wie mag wohl dieses Buch (vgl. dazu Bd. II, Seite 104) inhaltlich gewesen sein, das, den Verbinder betreffend, Erklärungen über Krankheitssymptome enthalten haben soll?

Zweiter Abschnitt: Vom Ärztestand (Ausbildung, Spezialistentum, Laienärzte)

Es ist im vorstehenden schon angedeutet worden, daß unter der Überschrift „vom Ärztestand", die anspruchsvoller klingt, als sie gemeint ist, nicht eigentliche ärztliche Standesfragen wie nach der Organisation der Ärzteschaft und nach dem Inhalt der unterschiedlichen Titel der Ärzte behandelt werden sollen. Was darüber den Erwähnungen der Ärzte in den Texten mit mehr oder weniger bedingter Gewißheit entnommen werden kann, ist von sachkundiger Seite zusammengestellt worden[a]).

Auch mit den Titeln der Ärzte steht es wie mit vielen Titeln der titelfrohen Ägypter: sie bleiben inhaltsleer, wenn wir über ihre Träger sonst gar nichts erfahren, was in den meisten Fällen zutrifft, sie mögen so klangvoll sein, wie nur immer. Und hinzu kommt die Frage, wieweit solche Bezeichnungen über die Tätigkeit Wesentliches aussagen. War ein „Arzt des Pharao (eigtl. des großen Hauses, d. h. des Königs und des Hofes)" der alten Zeit etwas anderes als ein „Arzt des Herrn der beiden Länder"[2] des neuen Reiches? Gewiß, ein Titel wie „Senior der Hofärzte"[3] setzt, wenn wir ihn richtig auffassen, voraus, daß es daneben noch andere Hofärzte gegeben hat. Beinhaltet der häufige Titel „Oberarzt", wie wir herkömmlich den vermutlich „Größter der Ärzte"[4] bedeutenden Ausdruck *wr-swnw* wiedergeben,

[a]) Von dem Arzt F. Jonckheere in den zu Seite 90 angegebenen Aufsätzen.

daß sein Inhaber an Wissen und Stellung andere Ärzte neben ihm überragte, oder war er nur etwas Äußerliches, so etwas wie „Sanitätsrat" oder „Geheimer Medizinalrat", zu denen früher Ärzte sozusagen befördert wurden, ohne daß damit ein anderer Rat von ihnen erwartet wurde, als ein guter ärztlicher an ihre Patienten. Derlei zu wissen wäre interessant, wie es interessant wäre, über die Stellung eines „Größten der Ärzte von Ober- und Unterägypten" [1] etwas Tatsächliches zu erfahren. Der Titel klingt wie Gesundheitsminister; aber es bleibt beim Klang.

Die Übertragung „des Amtes des Größten der Ärzte" [2] an denselben Arzt, der später unter Darius die Ärzteschulen wieder einrichtete, setzt natürlich voraus, daß der Mann schon Arzt war, als er diese Rangerhöhung unter Kambyses erhielt. Denn zum Oberarzt konnte auch ein Kambyses nur jemanden machen, der von sich selbst aus Arzt geworden war, der die „Kunst (man kann, im höheren Sinne, vom Handwerk sprechen) des Arztes" [a]) erlernt hatte. Wie die Ausbildung zum Arzt vor sich ging, erfahren wir nirgends. Aber wir haben doch eine Nachricht darüber, daß es Einrichtungen gab, die sie ermöglichten. Derselbe „Oberarzt", von dem eben die Rede war, erzählt in seiner Lebensgeschichte [b]): „Seine Majestät König Darius befahl mir, die Verwaltungsabteilungen der Lebenshäuser wieder einzurichten, die in Verfall geraten waren. Ich tat, wie Seine Majestät befohlen hatte. Ich stattete sie aus mit all ihrem Personal. Ich unterstellte sie Gelehrten. Seine Majestät befahl, ihnen jede Art guter Dinge zu geben, damit sie ihre Arbeit tun könnten. Ich stattete sie aus mit allem, was für sie von Nutzen war und jedwedem Bedarf gemäß den Aufzeichnungen von früher. Dieses tat Seine Majestät, weil sie den Nutzen dieser Kunst kannte, um jeden Leidenden am Leben zu erhalten."

Was uns dieser Text aus der ägyptischen Spätzeit berichtet, dürfen wir gewiß, und der Text sagt es ja deutlich genug, auch für die ganze ältere Zeit annehmen: das Vorhandensein von Anstalten, in denen sich diejenigen, die den Beruf zum Arzt in sich fühlten, ausbilden konnten, in denen sie (wir wüßten gerne, wie) ihr gelehrtes Wissen zur Ausübung ihrer nützlichen Kunst zu erwerben vermochten. Wie weit, wenn überhaupt, diese Ausbildung auch eine praktische Seite hatte, wissen wir nicht.

In einer berühmten Stelle im Pap. Ebers (Eb. Nr. 1 = H. Nr. 78), die in einem Zauberspruch den Gott Thoth als Schutzpatron der Ärzte nennt, ist jedenfalls nur von einem Bücherwissen die Rede: (des Arztes) „Führer ist Thoth, der die Schrift reden läßt, der die medizinischen Sammelbücher

---

a) Siehe das oben Seite 88 dazu Bemerkte.

b) Naophore Vatikan ed. Posener a. a. O. Text E. Die obige Übersetzung dieses Textes, der zuerst von H. Schäfer richtig gewürdigt ist (Ztschr. f. äg. Spr. 37, 72: Wiedereinrichtung einer Ärzteschule in Sais), schließt sich an die von Gardiner im Journal Bd. 24 (1933) Seite 157 vorgeschlagene. In der Übersetzung sind einige für die Sache unwesentliche Sätze des Textes fortgelassen.

machte, der den Gelehrten Wissen (besser: nützliche Kenntnisse) verleiht, den *swnw*-Ärzten, die in seinem Dienst stehen". Diesem Anspruch der Zurückführung des Arztberufs auf den Schriftgelehrten unter den Gottheiten, auf Thoth, entspricht das gewiß hohe Ansehn, dessen sich die Ärzte zu erfreuen hatten (wir haben dafür mancherlei Zeugnisse) und entspricht es auch, daß man kein Bedenken trug, den Arztstand und seine Betätigung auch vielfältig auf die Welt der Götter zu übertragen. Darüber mehr im vierten Abschnitt.

Wer sich dem Beruf des Arztes widmen wollte oder vielleicht auch sollte [a]), wurde in einer Ärzteschule, so würden wir uns den Verlauf der Ausbildung vorstellen (ob zu Recht, stehe dahin), zunächst wohl Arzt im allgemeinen („praktischer Arzt") und dann unter Umständen Spezialist für bestimmte Sonderbereiche. Von solchen Spezialisten wissen wir durch Herodot und wissen wir auch aus ägyptischen Angaben. Nach Herodot (Buch II cap. 84) „ist die Heilkunde bei den Ägyptern folgendermaßen verteilt: Jeder Arzt ist nur für eine einzige Krankheit da und nicht für mehrere. Alles ist voll von Ärzten. Es gibt Ärzte für die Augen, für den Kopf, für die Zähne, für den Bauch und für die unsichtbaren Krankheiten". Diese Nachricht unseres besten Gewährsmannes für Sitten und Gebräuche des Ägypten, das er um die Mitte des fünften Jahrhunderts vor Chr. aus eigener Anschauung mit guter Beobachtung kennenlernte, stimmt zu dem, was wir von Spezialärzten aus dem älteren Ägypten wissen. Wir haben oben (Seite 90) die uns bekannt gewordenen schon erwähnt als „Arzt der Augen"; „Arzt des Bauches": „Rinderhirt des Afters"; „Kenner und Anwender der geheimen Kunst"; „Zahnbehandler" und sie mit den von Herodot genannten zusammengebracht. Es hat ihrer gewiß noch andere gegeben und auch Herodot wird die von ihm aufgezählten nur als Beispiele angeführt haben; seine Reihe ist schwerlich vollständig und sollte es auch kaum sein.

Soweit stimmt Herodots Angabe mit dem, was die älteren Quellen aussagen, gut zusammen. Aber wenn er ausdrücklich bemerkt, daß „jeder Arzt nur für eine einzige Krankheit da sei und nicht für mehrere", so mag das für sein spätes Ägypten wohl zutreffend gewesen sein; im alten Ägypten hat diese weitgehende Spezialisierung noch nicht bestanden, jedenfalls nicht so rigoros, wie es aus Herodots Worten klingt. Denn erstlich sind solche

---

[a]) R. Anthes hat in seiner Bearbeitung der Inschriften von Hatnub, die auch mehrere Ärzte erwähnen, in einem Falle auf Erblichkeit des Ärzteberufes geschlossen (a. a. O. Seite 89). Und warum sollte es nicht vorgekommen sein, daß ein Sohn denselben Beruf gewählt hat, wie ihn sein Vater als Arzt ausgeübt hatte. Aber einen Beruf, für den soviel zu lernen nötig war, konnte man schwerlich vererben. Und aus den Namen darf schon gar nichts gefolgert werden: die Bemerkung (a. a. O. Seite 89, 5) „die mit Sachmet gebildeten Personennamen sind offenbar nicht auf die Heilkundigen beschränkt" paßt nicht wegen des Zeitpunktes der Namengebung, die nach allem, was wir für sie feststellen können, doch im Anschluß an die Geburt erfolgt zu sein scheint (vgl. oben Seite 15).

Fachbezeichnungen wie „Arzt der Augen“ in alter Zeit sehr selten. Die meisten Ärzte, mögen sie „Arzt“, „Hofarzt“, „Oberarzt“ oder wie immer tituliert sein, sind eben nur „Ärzte“ ohne Angabe einer besonderen Fachrichtung. Und zum anderen ist derjenige Arzt aus dem alten Reich, dessen Inschrift auf seiner Grabstele[1] wir die meisten der oben aufgeführten Spezialtitel verdanken, zugleich „Hofarzt“ und „Hofarzt der Augen“ und „Hofarzt des Bauches“ und „Rinderhirt des Afters“ und „Bekämpfer der Skorpione“ und noch anderes Besondere mehr. Solche Häufung widerspricht zwar durchaus der Trennung der Fächer in der Spätzeit, mag aber andererseits aufgegliedert so ziemlich alles das umfassen, was man von einem tüchtigen Arzt an Wissen und Können verlangte[a]).

Wenn wir uns nicht täuschen, hat es neben den fachlich ausgebildeten Ärzten, den Berufsärzten, auch Laienärzte gegeben, oder doch ärztliche Laien, die bei Gelegenheit ärztlich tätig waren. Wir begegnen ihnen in den Inschriften des Alabasterbruchs von Hatnub, dessen stundenweite Entfernung vom Niltal wohl ärztliche Hilfe notwendig machte, wenn kein eigentlicher Arzt erreichbar war. Der „Schreiber des Gottesbuches“, der sich als „geschickt beim Beurteilen eines Leidens“ rühmt, wird diese Fähigkeit der Tatsache verdanken, daß er auch ein „trefflicher Cherheb“ war: „sein Zauber galt dem kranken Gesicht, seine Beschwörung dem (üblen) Geruch“ (vgl. dazu oben Seite 93). Anders steht es bei dem Gaufürstenprinzen des Graffito 16, der unter seinen Ämtern kein irgendwie auf ärztliches gehendes angibt und doch „Amme und Kinderwärterin gewesen sein will für jeden, der krank kam, bis er gesund gemacht war“. Und der Gaufürst Neheri (Graffito 20) bezeichnet sich unter anderem als „gesundmachendes Heilmittel für den, der krank kam“. Auch wenn man das übertreibend Phrasenhafte solcher Selbstrühmungen in Betracht zieht, bleibt doch, daß diese Nichtärzte im gegebenen Notfall offenbar praktisch ärztliche Hilfe leisten konnten, mag diese sich auch in bescheidenen Grenzen gehalten haben[b]).

Ärztliche Behandlung eines „jeden, der krank kommt“ ist eine der ganz wenigen Andeutungen der sozialen Seite des Arztberufs und erinnert an die mehrfach in den Inschriften von Hatnub vorkommende Verheißung der

---

[a]) Die heutzutage immer schärfer durchgeführte Spezialisierung in Fachärzte hat sich ja bei uns erst herausgebildet. Vor etwa fünfzig Jahren las man auf dem Türschild eines Arztes oft „Dr. med. N. N., praktischer Arzt, Wundarzt und Geburtshelfer“, der also in der Hauptsache „Internist“, für einfache Fälle als guter „Hausarzt“ auch etwas von der „Chirurgie“ (z. B. um ein Panaritium zu behandeln) und von der „Gynäkologie“ verstand und ausübte. Die Kinder wurden damals wohl sehr häufig im Hause mit Hilfe von Hausarzt und Hebamme zur Welt gebracht.

[b]) Darf man in diesem Zusammenhang an Odyssee 4, 229—232 denken: (Ägypten) „dort bringt die fruchtbare Erde viele Heilmittel hervor, zu guter und schädlicher Mischung. Dort ist jeder ein Arzt und übertrifft an Erfahrung alle Menschen“ (*ἰητρὸς δὲ ἕκαστος ἐπιστάμενος περὶ πάντων ἀνθρώπων*)?

gesunden Heimkehr derer, die den Steinbruch aufgesucht haben (vgl. Seite 5). Was Diodor (I 82) uns über die unentgeltliche Behandlung der Kranken berichtet, läßt sich aus den Texten der alten Zeit nicht bestätigen[a]) und hatte wohl nur für die Spätzeit Gültigkeit. Diodor erzählt „auf den Feldzügen und bei Reisen innerhalb der Landesgrenzen werden alle ohne Vergütung behandelt. Denn die Ärzte beziehen ein Gehalt vom Staat (und bei der Kur halten sie sich an die gesetzlich vorgeschriebene Behandlungsweise, die von zahlreichen berühmten Ärzten älterer Zeit verfaßt wurde)". Wir wissen von alledem aus ägyptischen Texten nichts und können nur vermuten, daß ein vereinzelt[1] erwähnter „Oberarzt in der Nekropole von Deir el Medineh in Theben" (*wr swnw m s·t-mꜣꜥ·t*) die dort zahlreich beschäftigten Leute ärztlich zu betreuen hatte, und daß die Ernennung[2] eines hohen Beamten aus dem frühen Alten Reich, namens Meten, zum „Arzt der Hörigen", falls das gemeint sein sollte[b]), unter Umständen eine Art Armenarzt bezeichnen könnte. Aber diese Vermutung geht fast schon zu weit.

Wir kennen viele Namen von Ärzten, aber nicht einen einzigen Arzt, dessen Namen zu nennen lohnte. Denn ob der eine nur einen Titel hat, ein anderer mehrere Bezeichnungen führt, die sich auf seine ärztliche Tätigkeit beziehen – als Persönlichkeit wird uns keiner dieser Ärzte deutlich, auch nicht jener, der unter Darius die Ärzteschulen wieder einrichtete. Und gerade diejenigen mehr oder weniger bedeutenden Ärzte, denen wir die medizinischen Texte als deren Verfasser oder Sammler verdanken, sind uns unbekannt. Das medizinische Schrifttum nennt nicht einen Namen! Es ist durchaus anonym[c]). Wir können die Leistungen der altägyptischen Mediziner nur als solche großer Unbekannter bewundern.

Dritter Abschnitt: Von der Ausübung des ärztlichen Berufs

I. Vorbemerkungen

Betreffs der Berufsausübung der ärztlich tätigen Personen, seien sie nun eigentlich bezeichnet als „Arzt", „Priester" und ähnlich oder nur anonym als „du", „man" erwähnt, muß unterschieden werden 1. wirkliches ärztliches Tun wie Untersuchen, Behandeln, Verabfolgen von Heilmitteln,

---

a) Das soll aber nicht besagen, daß wir etwas über entgeltliche Behandlung wissen! Die Sprache der koptischen Medizin allerdings hat einen Ausdruck für „ärztliche Gebühren" entsprechend dem griechischen *ἰατρεῖα*.

b) Vermutlich ist *swnw mr·t* zu lesen, keinesfalls *swnw grg·t* (die Inschrift unterscheidet beide Wörter). Es ist auch nicht ersichtlich, wie Meten zu dieser „Ernennung" kommt; denn sonst wird nicht gesagt, daß er Arzt war. Im übrigen ist diese die einzige uns bekannte Stelle, an der *swnw* mit Personen in Verbindung gebracht wird, von den mit Pharao oder König gebildeten Titeln abgesehen.

c) Zum vermeintlichen Namen Neterhotep vgl. oben Seite 87; zur Namengebung die Bemerkung in Note a zu Seite 97 sowie Seite 82.

und 2. Betätigung, die mit der ärztlichen Fürsorge für den kranken Menschen an sich nichts zu tun hat, die mehr nebenberuflich geschieht. Um die Behandlung des Hauptthemas unter Ziffer 1 zu entlasten, seien vorweg einige Feststellungen über den „Nebenberuf", über die äußerlichen Hilfsmittel des Arztes, über die Frage nach seinen Gehilfen und über das Verhältnis des Arztes zum Patienten im allgemeinen getroffen.

A. Von der nebenberuflichen Tätigkeit

Sie wäre eine vielseitige, wenn sich die Vermutungen über die Betätigung des ägyptischen Arztes als Anatom und Balsamierer als richtig erwiesen, was bislang nicht der Fall ist (vgl. das oben Seite 91 Dargelegte). Wieweit man in dem Eintreten des Arztes als Fürsprecher und Stellvertreter des Kranken in den Zaubersprüchen, das nach Bd. II, Seite 26 als sehr wahrscheinlich angenommen werden darf, ein eigentlich ärztliches oder ein mehr nebenbei geübtes Tun zu sehen hat, stehe dahin.

So bleibt als Nebenberuf, soviel wir sehen können, nur einer: die Begutachtung des Fleisches bzw. des Blutes beim Schlachten der Opferrinder. Unter den beteiligten Priestern (*wʿb*; *wʿb ṡḫm·t*; *ẖrj-ḥb*) wird auch der *swnw*-„Arzt", auch als „Hofarzt"[1] genannt. Die Beurteilung erstreckt sich im besonderen auf das Blut; einer der Schlachtenden zeigt es an seiner blutigen Hand mit der Aufforderung „besieh dieses Blut", worauf das auf dem Aussehen und augenscheinlich auch auf dem Geruch beruhende Urteil erfolgt „ist rein"[2]. – Man hat in solchen Fällen wohl vom *swnw*-Arzt geradezu als vom „Tierarzt" gesprochen und womöglich auch den Veterinärpapyrus[3] aus Kahun mit ihm in Verbindung gebracht. Dafür liegt kein zureichender Grund vor. Die Behandlung kranker Tiere könnte sehr wohl von anderen durchgeführt worden sein als von dem Menschenarzt.

B. Von den Hilfsmitteln des Arztes

Sie sind von zweierlei Art: 1. Die medizinischen Texte, aus denen der Arzt sein Wissen schöpfte, denen er entnahm, wie er zu untersuchen und zu behandeln hatte und welche Heilmittel geeignet waren. 2. Die handwerklichen Geräte, auf die und auf deren Verwendung ihn die Texte hinwiesen. Beides, sowohl die Papyrus mit den Texten als auch die Gerätschaften, wurden in Behältern, Futteralen (*ȝʿw*) aufbewahrt, die aus Leder bestanden oder doch mit Fell überzogen waren[a]). Wir wissen von einem solchen „Behälter mit Schriften" eines Oberarztes[4] und von einem „ledernen Futteral" mit Verbänden und ähnlichem Bedarf[5].

[a]) Für ihr Aussehn vgl. Jéquier, les frises d'objets Seite 218. Das Deutzeichen des Wortes Totb. Stud. III ist das Tierfell. Auch das von uns mit „Besteck" (des Arztes) wiedergegebene Wort *ẖn* besteht aus Leder (vgl. dazu oben Seite 95).

1. Von den literarischen Hilfsmitteln

Der Arzt wird sein im vorstehenden wiederholt erwähntes „Wissen“, „geheimes Wissen“, seine „Kenntnis und Anwendung der geheimen Kunstfertigkeit“, seine „nützlichen Kenntnisse“ vermutlich auch durch praktische Belehrung älterer Ärzte von Erfahrung erworben haben. Darüber haben wir keine Nachricht, auch nicht über die Art der Unterrichtung auf den Ärzteschulen, wie sie unter Darius im ganzen Lande wieder eingerichtet worden sind (vgl. oben Seite 96). Nur von dem Buchwissen der ägyptischen Ärzte können wir eine Vorstellung gewinnen aus den uns erhaltenen medizinischen Texten, die im zweiten Bande so eingehend besprochen sind, daß hier nur einiges in Erinnerung gerufen zu werden braucht.

Der Umfang dieser Literatur muß ein sehr beträchtlicher gewesen sein nach den Resten zu urteilen, die auf uns gekommen sind, wie wir sie so zahlreich und inhaltlich vielseitig nur von wenigen ägyptischen Textgattungen nicht religiös-mythologischen Charakters sonst besitzen. Von vielen ungenannten Ärzten verfaßt, deren Einzeltexte andere zu den großen Sammelschriften zusammenschreiben ließen, wie sie uns im Pap. Ebers und Genossen vorliegen, ist dieses Schrifttum, vom Inhalt ganz abgesehen, auch äußerlich betrachtet ebenso bemerkenswert durch die Mannigfaltigkeit seiner Formgebung wie durch seine Sprache. Diese bedurfte als ärztliche Fachsprache von teilweise hoher Altertümlichkeit schon für die damaligen Benutzer der in ihr geschriebenen Texte vielfach glossierender Erklärungen von Fachwörtern und fachlichen Wendungen. Sie bewegt sich durch alle Stadien der Ausdrucksweise von den knappsten und für uns darum nicht selten schwer verständlichen Angaben bis zur beschreibenden Darlegung, bei der man der Sprache anmerkt, wie sie um Deutlichkeit und Anschaulichkeit ringt. Die textliche Formgebung, abgesehen von den Zaubersprüchen, zwar stilgebunden, aber doch nicht ledern schematisch, kennzeichnet und unterscheidet lehrbuchartige Abhandlungen, Diagnosen und Rezepte als Haupt- und Leitformen.

Daß dieses Schrifttum auch in den vorliegenden Niederschriften von Ärzten benutzt ist, daß diese Papyrusrollen also nicht bloße Bibliotheksexemplare waren, zeigen gelegentliche Randbemerkungen über die Brauchbarkeit des einen oder anderen Rezeptes[1]. Über das Wann und Wie der Benutzung erfahren wir nur zufällig etwas, so, daß „ein Oberarzt täglich das Buch liest“[2], er sein Wissen wohl durch tägliches Studium lebendig hält, oder daß einem Arzt, der zu einem plötzlich Erkrankten geholt ist, sein „Futteral mit Schriften“ gebracht wird[3], um sich über den Fall und seine Behandlung unterrichten zu können[a]).

---

[a]) Dazu sei doch mit dem nötigen Vorbehalt der Glaubwürdigkeit und mit Berücksichtigung der Zeit des Berichtes an Diodor I 82 erinnert: „wenn die Ärzte bei genauer Befolgung der Regeln des heiligen Buches nicht imstande sind, den Leiden-

2. Von den technischen Hilfsmitteln

Wir kennen das handwerkliche Gerät des Arztes nur zum Teil, und was wir von ihm wissen, beruht ausschließlich auf andeutenden Erwähnungen in den Texten. Denn zunächst haben wir kein Recht, vielfältig in Gräbern als Beigaben gefundene kleine Messer, Salblöffel, Mörser mit Reibkeulen und derlei mehr als spezielle ärztliche Gerätschaften zu erklären, wenn nicht die Fundumstände unzweideutig darauf weisen, daß sie etwa im Besitz eines Arztes gewesen sind. Und einwandfreie Funde solcher Art sind unseres Wissens bisher nicht gemacht worden. Etwas anderes ist es, mit mehr oder weniger großer Wahrscheinlichkeit anzunehmen, daß sich die Ärzte bei Operationen oder bei der Bereitung der Heilmittel derartig gestalteter Gerätschaften bedient haben werden. Im übrigen wird es schwerlich ein besonderes Arsenal von Apothekergeräten gegeben haben, die nur diese Bestimmung hatten. Man wird gewiß so und so oft Gefäße und dergleichen benutzt haben, die auch sonst im Haushalt verwendet wurden, was nicht ausschließt, daß es auch spezielle Gefäße gegeben haben wird zum Abmessen kleiner und kleinster Quanten, ja gegeben haben muß, wenn anders die genauen Dosierungsangaben vieler Rezepte in die Praxis umgesetzt werden sollten. Ein spezielles Gefäß glauben wir unter anderem auch in einem *rmn·t* genannten Topf erkannt zu haben, der zur Hälfte mit einer flüssigen, zur Hälfte mit einer festen Droge gefüllt werden soll (Eb. Nr. 307; 314; 324): wir denken uns diesen „gehälfteten Topf" als einen, in dessen unteren Teil die Flüssigkeit, in dessen oberen das Feste getan wird, beide durch ein primitives quergestelltes tönernes Sieb [a]) getrennt, durch das die Flüssigkeit, nachdem sie schon, kalt stehengelassen oder erwärmt, auf die obere Droge eingewirkt hat, über diese und von ihr wirksame Bestandteile mitnehmend zum Trinken abgegossen werden kann[1].

Der Erwähnungen technischer Hilfsmittel des Arztes sind nicht eben viele, was ganz zu der sehr unterschiedlichen Art paßt, in der die Rezepte sich in den Angaben über die Bereitung der Heilmittel verhalten. Der eine Erfinder oder Auffinder etwa einer Salbe gibt genaue Anweisungen über ihre Herstellung, ein anderer einer anderen begnügt ich mit den dürftigsten Andeutungen, weil er die Technik als bekannt voraussetzen durfte. Das gilt mutatis mutandis auch für die ärztlichen Geräte, von denen mehr in Gebrauch gewesen sein werden als wir erfahren. So wissen wir beispiels-

---

den zu retten, so sind sie gegen jede Beschuldigung sichergestellt. Haben sie aber gegen die Vorschrift gehandelt, so kann auf Todesstrafe gegen sie erkannt werden, wobei der Gesetzgeber von der Ansicht ausgeht, daß nur selten wenige einsichtiger sein werden als das auf vieljährige Beobachtung gegründete und von den vortrefflichsten Meistern zusammengestellte Heilverfahren".

[a]) Etwa nach Art der Filter der heutigen ägyptischen Wasserflaschen (Ḳullen), nur tiefer sitzend, im Bauch des Kruges.

weise nicht sicher, auf welche Weise die Klistiere verabreicht wurden, das oft verordnete „Eingießen“ eines Mittels in den After[a]), das kaum so erfolgte, wie es einmal bei der Applikation eines flüssigen Heilmittels gegen ein Augenleiden angegeben ist: „du sollst es eingießen (hier: einträufeln) mit einer Geierfeder“[1].

Zwar war es notwendig, den Patienten des näheren darüber zu belehren, wie er sich selbst einen primitiven Inhalationsapparat herstellen konnte, um ihm verordnete bestimmte Drogen zum Verdampfen zu bringen, so daß er den Rauch einatmen konnte als Mittel gegen den Husten[2]: „du sollst sieben Steine holen, du sollst sie im Feuer erhitzen, du sollst einen davon holen, du sollst etwas von diesen Heilmitteln darauf legen, du sollst ihn bedecken mit einem neuen (d. h. wohl: sauberen) Topf, dessen Boden durchbohrt ist, du sollst ein hohles Rohr von Schilf in diese Durchbohrung geben, du sollst deinen Mund an dieses Rohr geben, so daß du den Rauch davon (von den verqualmenden Drogen) einschluckst (so, nicht ‚einatmest‘; denn der Husten kommt aus dem Magen!)[b]). Dasselbe gilt für jeden Stein“. Dem Patienten, der nicht wußte, wie er so etwas richtig machen konnte, darüber genaue Anweisung zu geben[c]), war erforderlich. Dem Arzt entsprechend anzugeben, wie er die häufige Rezeptvorschrift „werde der Patient (oder: der und der Körperteil) geräuchert“ auszuführen hatte, erübrigte sich im allgemeinen. Bis auf Fälle, in denen eine Frau sich entblößten Unterleibs über ein Räuchermittel setzen soll, um den Rauch von unten auf ihre Genitalien einwirken zu lassen, bedurfte der Arzt keines großen Apparates, sondern benutzte vermutlich ein kleines Räuchergerät, wie es ähnlich auch kultisch Verwendung fand: zwei mit ihren weiten Öffnungen aufeinander passende Tongefäße, deren unteres, das in der Hand gehalten wird, das verdampfende Räucherwerk birgt, das frei entqualmen kann, wenn das als Deckel dienende obere Gefäß abgehoben wird, falls der Rauch nicht durch eine besondere Öffnung entweicht. Aber genannt oder

---

[a]) Es ist vermutet worden, daß dazu ein an seiner Spitze aufgeschnittenes Horn verwendet wurde (vgl. Ch. Desroches-Noblecourt in Revue d'Egypt. 9, 1952, p. 62 bis 67: „emprutant le galbe d'une corne dont le petit bout semble en forme de cuiller ou de bec“); ob ein kleines Horn im Museum des Louvre diesem Zweck gedient hat, läßt sich selbstverständlich nur vermuten. — Darf bei der Geierfeder etwa an den hohlen Federkiel zum Einträufeln nach Art einer Pipette gedacht werden? Die Größe der Feder als der eines Geiers könnte dafür sprechen, daß nicht die Fahne befeuchtet werden sollte.

[b]) Der heutige Ägypter „trinkt“ den Tabak(rauch), wenn er seine Zigarette raucht.

[c]) Das Rezept gegen Husten Eb. Nr. 320 gibt zum Schluß nur die Weisung: „(Drogen) werden auf Feuer gegeben, werde der Rauch davon eingeschluckt durch ein Schilfrohr“. Es steht nicht da „einschlucken lassen“, so daß sich wohl auch diese Anweisung an den Patienten wendet, der vielleicht ebenso oder ähnlich verfahren soll wie nach Rezept Eb. Nr. 325.

beschrieben ist ein derartiges Gerät in den medizinischen Texten an keiner Stelle.

Das ärztliche Gerät, das in den Texten erwähnt wird, besteht aus a) Instrumenten, b) Verbandszeug.

a) Instrumente

Die ägyptischen Ärzte haben operativ mit Schneiden gearbeitet, im besonderen bei der Behandlung der *ʿꜣ·t*-Geschwülste, auch des Ohres und gelegentlich noch sonst. Aber wir kennen die Tatsache der „Messerbehandlung" besser als die Wörter für die dabei verwendeten Messer. Jedenfalls scheint ein mit dem Deutzeichen des Messers gekennzeichneter Ausdruck *ḏw-ʿ* nicht ein Instrument, sondern eine mit dem Instrument vorzunehmende Handlung zu bezeichnen, nicht „Messer", sondern „Messerbehandlung", „Schneiden mit dem Messer". Und das einmal belegte bloße *ḏw* bedeutet anscheinend eher „Schnitt" als „Schneideinstrument". Wir werden bei dem Abschnitt „Behandlung" auf die Stellen [a]) zurückkommen. Hier seien nur die beiden Verbindungen angegeben, in denen *ḏw-ʿ* (*ḏw* allein nur Eb. Nr. 876) gebraucht ist: „eine *mr*-Krankheit, die ich *irj*- behandeln werde mit einer Messerbehandlung"[1] und „du sollst ihr (scil. der Geschwulst) eine Messerbehandlung zur Anwendung (*irj*) bringen"[2] mit der einmaligen Variante „es werde ihm (dem Patienten) eine Messerbehandlung angewendet auf seinem Unterschenkel"[3]; einmal lautet die Formel sehr ausführlich „du sollst ihr einen Schnitt machen mit einer Binse des eine Messerbehandlung-Anwendens"[4].

Operativ verwendete Geräte werden nur selten und vereinzelt erwähnt. Ein *ḥmm* benanntes Metallgerät, vielleicht ein Messer (es ist aber nicht als ein solches in der Schreibung gekennzeichnet) dient Eb. Nr. 865 zum „Aufstoßen" einer *ʿꜣ·t*-Geschwulst besonderer Art, für deren weitere Behandlung bestimmt wird „du sollst den Patienten behandeln wie ein ⟨operativ zu Behandelnder⟩ behandelt wird". Dieser Ausdruck „operativ zu Behandelnder" enthält nicht das Verbum für „behandeln" *srwḫ*, sondern bedeutet wörtlich „Sohn des *ḥmm*-Gerätes" als Bezeichnung des Operierten bzw. des zu operierenden Patienten, wie oben Seite 74 wahrscheinlich gemacht ist.

---

[a]) Das *ḏw* ist nur Eb. Nr. 876 belegt, *ḏw-ʿ* in den Geschwulstdiagnosen Eb. Nr. 860ff. und H. Nr. 171. Außerhalb der Medizin ist das einfache *ḏw* noch in einem Zauberspruch gegen Skorpione (Pap. Tur. 31 links 6) belegt als letztes Wort eines im übrigen zerstörten Satzes; auch hier ist die Bedeutung „Schnitt" möglich. Ob, wie Sethe vermutete (Pyr. 660 und 661; Kommentar), ein dort determinativlos geschriebenes *ḏw-ʿ* „Messer" bedeutet, ist unsicher. — Uns scheint der Gebrauch von *irj* „machen" in Verbindung mit *ḏw-ʿ* bzw. *ḏw* gegen die Bedeutung „Schneideinstrument", für „Messerbehandlung" bzw. „Schnitt" zu sprechen, wodurch im übrigen die Tatsache, daß mit Schneiden operiert wurde, in keiner Weise berührt wird; eine „Messerbehandlung" setzt ein Messer ebenso voraus wie ein Messer in der Hand des Arztes eine mit ihm ausgeführte Handlung.

Dieselbe Wendung findet sich noch viermal am Schluß von Geschwulstdiagnosen (Eb. Nr. 863; 864; 872; 876) nach Behandlungen, die anders durchgeführt werden. Es ist eine allgemeine Anweisung für die Nachbehandlung solcher Geschwülste. Außerhalb dieser Textgruppe ist das *ḥmm*-Gerät bisher nicht belegt; es mag ein spezielles chirurgisches Instrument sein.

Zwei andere derartige Geräte werden in der Geschwulstdiagnose Eb. Nr. 875 genannt und außerdem noch ein *ds*-„Messer", das, ursprünglich (und auch hier?) aus Feuerstein durch kunstreiches Beschlagen hergestellt, auch außerhalb der Medizin als ein Gerät des täglichen Lebens oft und vielfach verwendet wird. Die wesentlichen Sätze lauten: „du sollst ihr eine Messerbehandlung zur Anwendung bringen, indem sie mit einem *ds*-Messer aufgeschnitten und mit dem *hnwḥ*-Gerät gepackt wird. Nachdem das, was in ihrem Innern ist, mit dem *hnwḥ*-Gerät gepackt ist, sollst du es mit einem *ds*-Messer herausnehmen. Ist eine (scil. Geschwulst) darunter, in der sich Dinge befinden wie Mäusegalle (?), dann sollst du sie herausholen mit einem *š3s*-Messer". Dies *š3s*-Messer (als Messer gekennzeichnet) wird ein Messer besonderer Form gewesen sein, anders als das *ds*-Messer, da es, wie weiter angegeben wird, Gewebeteile neben dem herauszuschälenden Geschwulstinhalt nicht berühren darf. Das Wort *š3s* ist sonst so wenig bekannt wie das Gerät *hnwḥ*, das determiniert ist, als bestände es aus Leder, jedenfalls aus Tierhaut.

Merkwürdig ist die Behandlungsvorschrift in dem anschließenden Fall Eb. Nr. 876: „du sollst einen Schnitt (*ḏw*) machen mit einer Binse (*sw·t*) des eine Messerbehandlung-Anwendens; wenn es sehr blutet, sollst du mit Feuer brennen". Wir wissen, daß man sich an scharfen Schilfblättern böse schneiden kann, und im ägyptischen Märchen von den beiden Brüdern lesen wir, daß sich Bata durch den Schnitt mit einem Rohr selbst entmannte[1]. Aber was dort wohl nur in der Verlegenheit geschah, weil ein richtiges Messer nicht zur Hand war, wird hier in der Behandlungsanweisung ausdrücklich gefordert: der Schnitt soll mit einer Binse gemacht werden, nicht mit einem der dem Arzt doch zur Verfügung stehenden Messer. Ob das Schneidegerät sozusagen „steril" sein sollte oder wegen der besonderen Artung der Geschwulst nach dem Gebrauch weggeworfen werden mußte?

Sonst wird als Operationsmesser nur noch ein in anderen Texten nicht vorkommendes *ẖpt*-Messer genannt, mit dem bei einer Entzündung des Ohrs ein Rundschnitt vollzogen werden soll (Eb. Nr. 767). Und als Gerät, um eine Brennung vorzunehmen, der Feuerbohrer *ḏ3*, der aus einem Holzstab besteht, der senkrecht über einem Holzklotz stehend, in einem Loch desselben sehr rasch gedreht wird, wodurch das Stabende so glühend wird, daß trockene Späne mit ihm zur Entzündung gebracht und auf diese Weise ein offenes Feuer erreicht werden kann. Im Fall 39 des Wundenbuches (eitrige Entzündungen auf der Brust) lautet das Verdikt des Arztes „eine Krankheit, die ich mit einem Feuerbohrer behandle"; die Behandlung besteht in einer Brennung auf der Brust, die mit dem glühheißen Ende des Bohrstabes überfahren wird. So werden wohl auch sonst Kauterisationen ausgeführt worden sein.

Andere eigentliche Instrumente – zum Eröffnen einer Brandblase mit einem Dorn oder dornartigen Gerät siehe oben Seite 51 – kommen in den medizinischen Texten nicht vor. Denn ein mit Leinen umkleidetes Rohr, das dem schwer verletzten Patienten die Nahrungsaufnahme in flüssiger Form ermöglichen soll[1], primitiv aus Ziegeln gestaltete Stützen, die den Verletzten in sitzender Stellung halten sollen[2], eine Binse, mit der zusätzlich zu einem Trankmittel die Nase des Kranken gewischt wird[3] (um ihn zum Niesen zu bringen?), das sind Gerätschaften, die ad hoc verwendet bzw. gestaltet wurden, die aber nicht zum ständigen Instrumentarium des Arztes, soweit man überhaupt von einem solchen sprechen kann, gehört haben werden.

b) Verbandsmittel

Die Verbandsmittel als Materialien des Arztes, Verbände auszuführen, sei es mit bestimmten Drogenpräparaten, sei es ohne solche, sind von zweierlei Art.

Einmal aus Leinen feinerer oder gröberer Beschaffenheit hergestellte Binden verschiedener Länge und Breite, Fäden (*idr*?), Tupfer, Polster und dergleichen, deren ägyptische Bezeichnungen hier zusammenzustellen sich schon deshalb nicht verlohnt, weil wir über sie sonst nichts wissen, Bedeutungen wie Tupfer oder Polster sich erst aus dem sachlichen Zusammenhang ergeben, in dem sie jeweils genannt werden. Mehrere dieser Verbandsmittel werden nur in der Sprache der Medizin erwähnt, wie die *ꜣwj*-,,Binden", deren Erklärung in einer Glosse nichts lehrt, wenn es heißt: ,,zwei *ꜣwj*-Binden aus Leinen: das sind zwei *sšd*-Binden, die man auf die Lippen der klaffenden Wunde legt, um zu bewirken, daß eine an der anderen haftet" (Wundenbuch Fall 10); denn die zur Erklärung herangezogenen *sšd* sind eben ,,Binden", wie sie ganz allgemein zum Einwickeln der Mumie, zum Umwickeln der kleinen Götterbilder im Tempelschrein, zum Bemalen mit Zauberbildern und -sprüchen, als Kopfbinden und noch sonst verwendet werden, und so auch als Verband. Und wenn bei einer Verletzung des Ohrs ein ,,Netz" um den Kopf geknüpft werden soll (Eb. Nr. 766), so können wir uns davon nur eine ungenaue Vorstellung machen, das Wort ist dasselbe, das sonst das Fangnetz beim Fisch- und Vogelfang, ein Perlennetz bei der Frauenkleidung, ein Netz als Behälter für Getreide bezeichnet. – Zum ,,Verband vom Besteck des Arztes" vgl. das Seite 95 Bemerkte.

Zum zweiten ist ein Stoff pflanzlicher Herkunft zu nennen, als *ftt* bezeichnet, der selten trocken[4], meist mit Medikamenten, bevorzugt mit Honig und Öl, befeuchtet verwendet wird, wie wir etwa Watte oder Charpie gebrauchen. Es gibt zwei Sorten: einfache *ftt*-Fasern (ihr Aussehen und ihre

Beschaffenheit läßt sich nicht erkennen) und *ftt n dbj·t* „Fasern (o. ä.) der *dbj·t*-Pflanze". Diese werden sonst verwendet wie einfache *ftt* (die möglicherweise in verkürzter Bezeichnung solche der *dbj·t*-Pflanze meinen könnten); aber in einem Verbandsmittel[1] und in einem Trankmittel (!)[2] werden die *dbj·t*-Fasern wie Drogen in den Gemischen genannt.

Über die Aufbewahrung der Verbandsstoffe im Besteck des Arztes oder in Futteralen aus Leder vgl. die oben Seite 95 unter „Verbinder" mitgeteilten Stellen.

C. Von Gehilfen des Arztes

Die Frage, ob der Arzt Helfer bei der Krankenbehandlung hatte und welche Berufsbezeichnungen solche nennen, ist im vorstehenden schon mehrfach berührt worden; vgl. im besonderen Seite 92. Die Vermutung liegt nahe, daß in manchen Fällen, die im unpersönlichen „man" von Behandlungen sprechen, nicht der Arzt selbst gemeint ist, sondern ein Zweiter neben ihm, der etwa einen Verband anzulegen oder einen Einlauf zu verabreichen hatte. Aber mit Gewißheit läßt sich das nicht sagen, wenngleich gerade in den Diagnosen des Wundenbuches neben den „du"-Anweisungen für den Arzt ein „Veranlassen, daß man dies oder das mache" die Annahme eines Gehilfen wahrscheinlich werden läßt.

Einen besonderen „Verbinder" hat es gegeben (vgl. Seite 94). Aber seine nur buchmäßige Erwähnung erlaubt über sein Verhältnis zum Arzt keine sicheren Schlüsse, zumal er in den medizinischen Texten nicht handelnd genannt wird. Die Vermutung, daß die Toilettebeamten des Königs, der „Haarbehandler" und der „Pfleger der Nägel an Fingern und Zehen" Gehilfen des Arztes gewesen sein mögen, ist oben Seite 8 schon geäußert. Auch die Beschneidung scheint nicht Sache eines Arztes gewesen zu sein, jedenfalls wird sie nach der Beischrift zu dem bekannten Bilde von einem halb priesterlichen Beamten, einem Ka-Diener (*ḥm-kꜣ*), vorgenommen.

D. Vom Verhalten des Arztes zum Kranken

Die medizinischen Texte sind voll davon, daß der Arzt den Kranken untersucht und behandelt. Aber wir erfahren nicht, wo Untersuchung und Behandlung stattfanden, und auch in anderen Texten sind keine Andeutungen darüber, ob es so etwas wie Krankenhäuser gab – sie könnten mit den Ärzteschulen in Verbindung gestanden haben – oder ob der Patient den Arzt in dessen Hause aufsuchen konnte. Im Falle der plötzlichen Erkrankung seines Oberbaumeisters, der ohnmächtig umgefallen ist, läßt der König seine Ärzte samt ihren Büchern kommen[3]. Und so ist man gewiß auch sonst oft verfahren. Jedenfalls aber wissen wir, daß der Arzt zum Kranken ins Haus gerufen werden konnte, mag die Behandlung auch im übrigen sehr häufig eine ambulante gewesen sein. In den oben auf Seite 22 mitgeteilten Liebesliedern heißt es ausdrücklich, daß nicht nur die besorgten Nachbarn sich um den angeblich Erkrankten kümmern, der sich zu Bett gelegt hat, sondern daß auch Oberärzte und Cherhebpriester zu ihm kommen. Und in einem Brief[1] erinnert jemand seine Frau daran: „als du krank geworden warst an der Krankheit, die du gehabt hast, ließ ich einen Oberarzt holen und er hat Heilmittel bei dir angewendet und er hat alles getan, was du sagtest, daß er es tun solle“ [a]).

II. Von der Untersuchung

A. Allgemeines

Eigentliche Untersuchungen [b]) des Kranken oder einer Erkrankung werden verhältnismäßig sehr selten mitgeteilt. Sie sind auf die Diagnosen beschränkt – vgl. über sie und ihren Aufbau Band II Seite 27f. – mit Ausnahme der Diagnosen für Frauenleiden des Pap. Kahun, denen die Formel „wenn du untersuchst“ überhaupt fehlt. Die Beschwerden der Frau werden aufgezählt, ohne Angabe, wie der Arzt zu ihrer Kenntnis gelangt ist, die hier gewiß zum guten Teil auf Grund von Äußerungen der Patientin gewonnen sein wird. Am meisten interessieren die Diagnosen für die Magenleiden, weil in ihnen die jeweils besondere Art der Erkrankung erst gesucht werden muß, nicht, wie etwa eine Verletzung oder eine Geschwulst, wenigstens im groben gesehen, sogleich dem betrachtenden Arzt erkennbar ist, der gleichwohl dann noch eine nähere Untersuchung vornehmen muß. – Zu den Diagnosen für die Magenleiden siehe das in Band II Seite 118 Dargelegte.

Wir erfahren von solchen diagnostischen Untersuchungen nur in ein paar Gruppen von Krankheiten. Für wichtige andere Bereiche fehlen sie gänzlich, wie etwa für die zahlreichen Augenleiden. Aber immerhin berichtet ein Spruch des Totenbuches, falls dessen Interpretation [c]) das Richtige trifft, von der Prüfung der Sehfähigkeit eines irgendwie verletzten Auges, die hier doch mit Vorbehalt mitgeteilt sei. Der Gegner des Horus, Seth,

---

a) Der Satz klingt so, als ob die Kranke gewisse Anweisungen für ihre Behandlung erteilt habe. Gemeint wird sein, daß der Arzt auf alle ihre Zustände, die sie ihm geklagt hat, helfend eingegangen ist.

b) Gelegentlich finden sich auch in den Schwangerschafts- und Geburtsprognosen Wendungen wie „wenn du betrachtest“ oder „wenn du findest“. Aber dabei handelt es sich doch nicht um Untersuchungen von Krankheitsfällen.

c) Totenbuchstudien ed. K. Sethe Text V 16—29 (Ztschr. f. ägypt. Sprache 58, 1923, 2ff.). Die Schwierigkeit (und daher der „Vorbehalt“) liegt in der Erklärung des „schwarzen Striches“, die von Sethe, scharfsinnig wie er war, gefunden und glaubhaft gemacht worden ist.

hat ein Auge des Horus verletzt, und der Gott Re nimmt wie ein Augenarzt [a]) eine Prüfung des Auges vor, bei der er erst auf einen schwarzen Strich auf hellem Hintergrund blicken läßt, hernach, da der Strich nicht gesehen werden kann, auf ein größeres Objekt, auf ein schwarzes Schwein, in das sich Seth verwandelt hat. Uns interessiert hier nur das Ärztliche. Der Text lautet so: „Re sagte zu Horus: laß mich doch dein Auge besehen nach dem, was ihm soeben zugestoßen ist. Da besah er es und sagte: blicke doch auf jenen schwarzen Strich, indem deine Hand das gesunde Auge bedeckt. Da blickte Horus auf jenen Strich. Da sagte Horus: ich sehe ihn weiß, weiß. Da sagte Re zu Horus: blicke doch ein anderes Mal auf jenes schwarze Schwein. Da blickte Horus auf dieses Schwein. Da schrie Horus auf wegen des Zustandes seines Auges“. Es folgt eine Bemerkung, die nicht mehr zu der Augenprüfung gehört. Jedenfalls aber hat Horus das Schwein erblicken können; die Sehfähigkeit seines Auges war soweit erhalten geblieben.

Die Einführung der Untersuchung in den Diagnosen nach deren Überschrift „Diagnose“ oder bei ihrem Fehlen (vgl. Band II Seite 31 f.) als unmittelbarer Anfang erfolgt in der Hauptsache durch eines der beiden Verben *ḫꜣj* oder *wpj*, in ein paar Fällen statt ihrer durch *mꜣꜣ* „betrachten“[1]. Das Verbum *ḫꜣj*, das wir mit „untersuchen“ übersetzen, bedeutet eigentlich „messen“ und wird mit Bezug auf das „Untersuchen“ des Pulsschlages durch Befühlen bestimmter Körperstellen in einer Glosse des Wundenbuches[2] erklärend mit dem Abmessen mit Hilfe eines Kornmaßes verglichen. Das Verbum *wpj* wollen wir mit „beurteilen“ wiedergeben [b]). Beide Verben leiten, wie gesagt, eine Untersuchung ein und sind insofern funktionell gleichwertig. Aber im Gebrauch unterscheiden sie sich so, daß auf *ḫꜣj* mit großer Regelmäßigkeit, von der es nur ganz wenige Ausnahmen[3] gibt, die Nennung des oder der Kranken folgt, auf *wpj* dagegen die Angabe der Erkrankung [c]), genauer einer der *ḥnḥn·t*- oder *ꜥꜣ·t*-Geschwülste in dem sie behandelnden Buch am Schluß des Pap. Ebers (Nr. 857–877); außerhalb dieser Gruppe von Diagnosen kommt *wpj* „beurteilen“ in der Medizin nur noch im Verlauf der Beschreibung eines Falles (Nr. 8) des Wundenbuches

---

[a]) Vergleiche dazu die unter dem Abschnitt „von den Heilgottheiten“ mitgeteilten Bezeichnungen mehrerer Götter als „Arzt des Horusauges“.

[b]) Wie ein Synonym zu *wpj* ist in der oben Seite 22 mitgeteilten Stelle über die Scheinerkrankung eines Liebenden ein Verbum *wḏꜥ* gebraucht, das eigentlich „richterlich entscheiden“ bedeutet: in der Verbindung *wḏꜥ ḫꜣj·t* soll es besagen, daß den Ärzten die „Beurteilung des Leidens“ nicht gelingen konnte.

[c]) Dazu paßt gut die Angabe in der oben Seite 93 mitgeteilten Aussage eines Schreibers und Cherheb, daß er „geschickt war beim *wpj*-beurteilen eines Leidens“. Auch in der Band II Seite 21 unter Ziffer 68 besprochenen Diagnose für einen Skorpionsstich wird *wpj* ebenso verwendet wie in den Geschwulstfällen; die dort gegebene Übersetzung „untersuche“ ist durch „beurteile“ zu verbessern.

vor[a]). Das Verbum *ḫ3j* „untersuchen" wird auch da, wo es nicht einleitend steht „wenn du untersuchst einen Mann, der so und so krank ist" oder „wenn du untersuchst eine Frau, die an dem und dem leidet", sondern im Verlauf einer untersuchenden Behandlung wiederholt wird, immer auf den Patienten gerichtet verwendet, nicht auf eine Krankheit oder einen krankhaften Zustand.

Solches „Untersuchen" einer Wunde (Knochenbruchs und so fort), einer Magenerkrankung, eines Frauenleidens leitet ebenso wie das „Beurteilen" einer bestimmten Geschwulst die untersuchende Beurteilung mehr im allgemeinen ein. Im eigentlichen erfolgt sie durch Betrachten („Inspektion") und Befragen des Patienten, weiter bevorzugt durch den Tastsinn der Hand und der Finger („Palpation") und selten auch durch den Geruchssinn[b]). Dabei werden vielfach in einem und demselben Fall mehrere dieser Untersuchungsmethoden, sich ergänzend, neben- und nacheinander angewendet. Die Ergebnisse werden „gefunden" (*gmj*) im Sinne von festgestellt, auch gelegentlich ohne ausdrückliche Angabe, welche Art der Untersuchung vorhergegangen ist. – Anstatt des üblichen „wenn du findest" heißt es zweimal[1] „wenn deine Hand findet", mit demselben pars-pro-toto-Gebrauch, der auch beim Palpieren einmal[2] vom Finger vorkommt: „dein Finger tastet ab" für „du tastest (mit deinen Fingern) ab"[c]).

Das Ziel der so oder so durchgeführten Untersuchung ist in jedem Falle die Feststellung der Erkrankung nach der einleitenden Formel „du sollst sagen . . ." im Sinne von: dir sagen, dir klarmachen. Dabei ist es praktisch ohne Belang, ob „gesagt" wird „ein mit der und der Krankheit Behafteter" oder ob nur das Leiden festgestellt wird „das ist die und die Erkrankung". Für das einzelne sei auf Band II Seite 33 verwiesen, wo auch die Verdikte besprochen sind, über die Heilbarkeit oder die von vornherein aussichtslos erscheinende Möglichkeit, einer Erkrankung, insbesondere einer schweren Verletzung, ärztlich beizukommen. Erst nach der Feststellung und beschreibenden Benennung des jeweiligen Leidens setzt die Behandlung ein.

Über die Feststellungen in den „Prognosen", den Schwangerschafts- und Geburtstesten, sind in Band II Seite 81 einige Andeutungen gemacht, die als Hinweise hier genügen. Diese ‚Erkennungen" (*sj3*) und „Beobachtungen" (*m33*) gehören nicht in den Bereich der eigentlichen Untersuchungen. – Vgl. auch oben Seite 108.

---

[a]) Der Text besagt: „du sollst ihn unterscheiden von einem, den etwas, das von außen eintritt, geschlagen hat, als einen, bei dem der Kopf des Krallenknochens in seiner Schulter nicht gelöst ist".

[b]) Das Gehör wird nicht zu Hilfe genommen: nach dem uns vorliegenden Material war Perkussion ebenso unbekannt wie Auskultation. — Feststellungen wie in Eb. Nr. 838 und 839, die angeben, wie man aus bestimmten ersten Lauten eines Neugeborenen auf dessen Lebensfähigkeit schließen kann, gehören nicht in den Bereich der eigentlichen Untersuchung; vgl. dazu oben Seite 15.

[c]) Zu dem hier verwendeten Verbum *ḏʿr* vergleiche das unten Seite 115 Bemerkte.

B. Untersuchung im besonderen

1. Betrachtung und Befragung

Beide Methoden stehen einander nahe und beide werden in jedem Falle die ersten gewesen sein, die der Arzt benutzte, um sich zunächst zu unterrichten. Was er nicht sogleich sah oder sehen konnte, wird der Patient ihm erzählt haben, spontan oder auf Befragen nach seinem Zustand, wo er Schmerzen habe und wie er sich fühle. Wir werden uns das ganz ähnlich vorzustellen haben, wie in der oben Seite 21 mitgeteilten Schilderung, die der vergiftete Sonnengott von seinem Leiden gibt, und das Frage- und Antwortspiel zwischen Arzt und Krankem wird grundsätzlich nicht anders gewesen sein als das Zwiegespräch der Isis mit dem Sonnengott ebenda mit der Frage „was ist es, daß du Schmerzen hast? Ist nicht dein Gesicht schlaff? Zwischen deinen Augenbrauen ist Schweiß“ und mit der Antwort des Gottes. Ähnlich könnte auch ein Arzt gefragt haben auf Grund seiner „Inspektion“ des Kranken und könnte darauf ein Patient erwidert haben.

Aber so gewiß ein erheblicher Teil der Feststellungen in den Diagnosen auf der Betrachtung durch den Arzt und auf Aussagen des Kranken beruhen wird, so verhältnismäßig selten wird ausdrücklich angegeben, daß der Arzt den Patienten durch Anschauen prüft und daß der Leidende ihm Auskunft gibt. Hinweise darauf fehlen in den meisten Fällen. Es ist ungewöhnlich, daß der Arzt eigens angewiesen wird „du sollst seine Wunde besehen“[1], was er doch wohl jedesmal tut, auch wenn er sie, was die Regel ist, abtastet, oder daß gesagt wird, er „beobachte“, ob der Patient eine ihm empfohlene Bewegung ausführen kann oder nicht[2]. Einmal ist ausdrücklich vom „Aussehen einer Geschwulst“ die Rede[3], das doch auch sonst wichtig ist. In dem einen Fall der Magendiagnosen wird, unausgesprochen, daß es auf Beobachtung beruht, festgestellt „etwas geht aus seinem After ab wie gebackenes Schweineblut“[4] und in einem anderen ist angegeben „du mögest früh auf sein betreffs seines täglichen Stuhlganges und besehen, was aus seinem After abgeht“[5]. Die Weisung „du sollst ihn auf dem Rücken ausgestreckt betrachten“[6] wird für viele Untersuchungen von Magenbeschwerden gelten.

Auch die Befragung des Patienten ist uns direkt bezeugt: „wenn du ihn nach seinen Schmerzen fragst (*nḏ*) kann er nicht zu dir reden“[7] und „wenn du ihn angerufen hast (*njs*), dann redet er nicht, indem er ohnmächtig ist“[8]. Ein dritter Beleg bedarf einer näheren Besprechung, die zwar vom Thema etwas abführt, die aber Gelegenheit gibt, eine Hauptfrage nach einer Krankheit, die nach dem Karzinom bei den alten Ägyptern, gleich mit zu erledigen. Es handelt sich um die Diagnose für ein Frauenleiden Kahun Nr. 2, deren ägyptischer Text zweideutig ist, jedenfalls für zweideutig gehalten werden kann und gehalten worden ist. „Heilkunde (*šsꜣ·w*) für eine Frau, ihre *ḥm·t*

(Vulva bzw. Uterus)[1] ist krank geworden durch Gehen". Auf die anschließende Weisung hin „du sollst dazu sagen" stellt der Arzt eine Frage, auf welche die Kranke auch eine Antwort erteilt; in beiden liegt die Schwierigkeit, ob das sowohl für die Frage wie für die Antwort wesentliche Verbum *ssn* „riechen" oder „riechen lassen, Geruch verbreiten" bedeutet. Unter Zugrundelegung der ersten und gewöhnlichen Bedeutung „etwas riechen" ist zu übersetzen: „was ist es, das du riechst? wenn sie dir sagt: ich rieche Braten! dann sollst du sagen: es liegen *nmsw* [eine sonst nicht bekannte Krankheitserscheinung] der *ḥm·t* vor. Dann sollst du dagegen machen: sie werde beräuchert mit etwas, das sie als Braten riecht". So aufgefaßt, würde es sich um einen Krankheitsfall handeln, bei dem die Frau Bratenduft riecht oder zu riechen angibt; die Behandlung erfolgt durch eine Art homöopathisches Mittel. Rätselhaft ist dabei nur, wie der Arzt auf Frage und Antwort hin ein bestimmtes Leiden an Vulva oder Uterus feststellen konnte, auch wenn angenommen werden darf, daß die Patientin ihm nähere, aber nicht mitgeteilte, Angaben über ihre Beschwerden gemacht haben wird.

Sehr anders gestaltet sich der Fall, wenn der Übersetzung die Bedeutung des Verbums als „Geruch verbreiten" zugrunde gelegt wird. Dann lautet nämlich die Frage so: „was ist es, das du als Geruch ausströmst?" und die Antwort: „ich lasse Bratengeruch ausströmen" und die Behandlungsangabe: „sie werde beräuchert mit etwas, das ebenso nach Braten riecht wie der Geruch, den sie ausströmt" (frei übersetzt, um deutlich zu machen, was gemeint sein muß). So, mit der Bedeutung „Geruch verbreiten, nach etwas riechen", hat der Erstbearbeiter des Textes, F. Ll. Griffith, seinerzeit den Text verstanden (und andere sind ihm darin gefolgt)[2]. Und rein vom Sprachlichen her könnte der Text wohl so aufgefaßt werden, wenn es auch sachlich vielleicht merkwürdig ist, daß der Arzt den Geruch nicht ohnehin wahrnimmt, ihn erst durch Befragen feststellen muß. Aber wie dem auch sei: das Bedenkliche ist die Erklärung, die Griffith gibt, wenn er die *nmsw*-Krankheit so deutet „this may be cancer (carcinoma uteri), which is characterized by a peculiar smell". Denn die Vermutungen, daß die Ägypter den Krebs gekannt haben, vorsichtiger gesagt, daß gewisse Krankheiten als Krebs gedeutet werden könnten, scheinen der Grundlage zu entbehren[a]).

---

[a]) H. E. Sigerist, A History of Medicine I (1951) bemerkt Seite 367 Note 167 zum Thema „Krebs": „K. Sudhoff examined all passages which might refer to cancer and came to the conclusion that it was impossible to tell from the extant literature whether the Egyptians knew what we consider cancer. (See K. Sudhoff, Krebsgeschwülste in altägyptischen Papyri, Monatsschrift für Krebsbekämpfung 1933, pp. 171–174)." Bei den von Sudhoff überprüften Stellen handelt es sich auch um die von B. Ebbell vermutete Deutung (Ztschr. f. ägypt. Sprache 63, 1928, 73) einer im Pap. Ebers erwähnten Krankheit als cancer uteri.

Der Arzt stellt bei der Untersuchung nicht nur Fragen, sondern er gibt auch Anweisungen, gewisse Bewegungen auszuführen oder doch zu versuchen, um aus deren Ausführung seine Schlüsse zu ziehen: „sage zu ihm: blicke auf deine Schultern (es ist schwierig es auszuführen, sein Nacken dreht sich nur wenig)“[1] oder „du sollst zu ihm sagen: blicke auf deine Brust und deine Schultern; nicht kann er (die Möglichkeit) finden, daß er sein Gesicht dreht, damit er auf seine Brust und seine Schultern blickt“[2] oder „du mußt zu ihm sagen: blicke auf deine Schultern und auf deine Brust; wenn er es ausführen will, dann ist es schwierig zu beobachten[a]), daß es durch ihn geschieht“[3]. Und um erkennen zu können, ob ein Patient infolge einer Verletzung an der Wirbelsäule noch Herr der gewollten Bewegungen seiner Beine ist „„mußt du zu ihm sagen: strecke deine Beine aus und ziehe sie wieder an. Dann ist der Erfolg, daß er sie (zwar) ausstreckt, sie aber sofort wieder krumm macht, weil es schwierig ist, es auszuführen durch den Wirbel seines Rückens, an dem er leidet“ (d. h. er kann die Beine nicht in gestreckter Lage halten; sie ziehen sich sogleich unfreiwillig wieder zusammen)[4].

Derartige Weisungen, die auch unausgesprochen bleiben können, so daß es nur heißt „nicht findet er (die Möglichkeit), daß er auf seine Schultern und seine Brust blickt“[5], lassen zugleich feststellen, ob der Kranke soweit bei Bewußtsein ist, daß er versteht, was der Arzt sagt, oder ob „es schwierig für ihn ist, daß er Gesprochenes hört“[6] oder gar, wie eine kranke Frau „Gesprochenes nicht hören kann“[7]. Natürlich braucht nicht in jedem Falle eine Aufforderung des Arztes zu erfolgen, um die Bewegungsfreiheit eines Gliedes zu prüfen. Es kann sich schon bei der „Besichtigung“ eines Mannes mit rheumatischen Beschwerden am Nacken zeigen, „daß sein Nacken unter Druck steht *(dns)*, so daß es ihm nicht möglich ist, auf seinen Bauch zu blicken, da es zu schwierig für ihn ist“[8].

2. *Befühlen und Betasten mit Hand und Finger*

Die Untersuchung durch den Tastsinn der Hand und (oder) der Finger ist im wesentlichen beschränkt auf die Fälle des Wundenbuches, der Magenerkrankungen und der Geschwülste am Schluß des Pap. Ebers. Das liegt an der Beschaffenheit unseres Textmaterials. Denn das Befühlen einer kranken Stelle war gewiß nicht weniger selbstverständlich und üblich wie

---

[a]) Neben *dgj* „blicken“ das Verbum *mꜣꜣ* „beobachten“ in demselben Sinne wie in den Wendungen „ich habe gesehen (= beobachtet), es ist durch mich sehr geschehen“ (Bd. II Seite 26) und „mache und du wirst sehen: etwas wirklich Vortreffliches“ (Bd. II Seite 74). — Vgl. auch Ztschr. f. ägypt. Sprache Bd. 58 (1923) 12 mit der Bemerkung von K. Sethe zu der oben Seite 109 mitgeteilten Prüfung der Sehfähigkeit des verletzten Auges; auch hier ein ähnlich verschiedener Gebrauch von *dgj* und *mꜣꜣ*.

die Inspektion und das Befragen des Patienten. Als Beleg außerhalb der medizinischen Literatur sei nur auf die oben Seite 93 angeführte Inschrift eines Priesters der Sachmet verwiesen, der „seine Hand legt auf den Patienten, indem er ihn kennenlernt, geschickt im Untersuchen mit der Hand". Mit dieser Bemerkung könnte auch das Messen des Pulsschlages gemeint sein, der ja durch „das Geben der Hände und Finger" auf bestimmte Körperstellen gemessen wird (vgl. Band I Seite 69). Zwar wird in den Diagnosen auf den Puls, ob normal oder irgendwie unregelmäßig, kein Bezug genommen. Aber in einer der Glossen zu den Herzzuständen[1] heißt es bemerkenswerterweise, daß bei dem Zustand eines „matten Herzens das Herz oder die Gefäße des Herzens nicht sprechen, sondern stumm sind; nicht sind ihre Bekundungen (*šsꜣ·w*) unter den Händen des Arztes".

Die Bezeichnung für die Hand in diesen Untersuchungen ist eine doppelte: teils wird das eigentliche ägyptische Wort für die Hand *ḏr·t* genannt, teils dessen häufiges Synonym *ʿ*. Ein Unterschied in der Bedeutung, etwa flache Hand, und Hand, bei der die Finger eine bevorzugte Rolle spielen, ist hier ebensowenig festzustellen wie in der Stelle, die vom Messen des Pulses mit „Händen und Fingern" spricht, in welcher der Text des Ebers (99, 3) *ʿwj ḏbʿ·w* liest, der des Smith (1, 6) *ḏr·tj ḏbʿ·w*; darauf ist in der Anatomie (Band I Seite 52) schon hingewiesen worden. Die Frage ist deshalb berechtigt, weil die Untersuchung nicht in allen Fällen durch eine tastende Bewegung vorgenommen wird, sondern auch durch die Handfläche in Ruhe, um Hitze oder Kühle wahrzunehmen: „die Hitze ist groß auf der Brust, wenn deine Hand (*ḏr·t*) den Kranken (be-)findet"[2]; „Hitze strömt aus der Wundöffnung gegen deine Hand (*ḏr·t*)"[3]; „wenn du deine *ḏr·t*-Hand auf seine Brust legst und findest sie sehr kühl"[4]; aber auch in solchen Fällen beide Wörter: „du mußt deine *ʿ*-Hand auf die Wunde legen, du findest Hitze, die aus der Öffnung der Wunde gegen deine *ḏr·t*-Hand strömt"[5]; wie die Glosse zu Fall 45 zeigt, ist es die Unterseite der Hand, die den Temperaturunterschied spürt. Daß „etwas auf der Brust weich ist wie Wasser unter deiner *ḏr·t*-Hand"[6] oder daß „die auf das Gesicht gelegte *ʿ*-Hand sein Gesicht feucht von Schweiß findet"[7] wird ähnlich auch mit den Fingern festgestellt. Die Temperatur scheint nur durch die Handfläche empfunden zu sein.

Neben solchen Erwähnungen der Hand allein gibt es einige, welche die Hand und zugleich die tastenden Finger nennen: „du sollst deine *ʿ*-Hand auf seine Nase legen in der Nähe des Bruches (in der Nase), er verschiebt sich unter deinen Fingern"[8]; „du sollst deine *ḏr·t*-Hand auf seinen Magen geben, du findest sein Leiden, wenn sie (die Hand) mit den Fingerspitzen auf ihm ist [wörtlich: wenn die Hand spitz an Fingern . . .]"[9]; „du sollst deine *ḏr·t*-Hand auf seinen Magen geben, du findest seinen Magen geschwollen und daß er geht und kommt unter deinen Fingern"[10]. Von ähnlichen Bewegungen unter den tastenden Fingern ist noch sonst die Rede (vgl. unten), ohne daß vorher gesagt ist, daß die Hand auf die betreffende Körperstelle gelegt war. Die häufigen Feststellungen von dem, was sich „unter den Fingern" ertasten läßt, sind Verkürzungen[1], wie sie in der Sprache der ägyptischen Medizin ja überall üblich sind; in diesen Fällen wird das Selbstverständliche zumeist nicht gesagt. Aber die obige Stelle zeigt doch, daß es eigentlich zum Stil gehörte, das Auflegen der Hand anzugeben.

Für die Untersuchung mit den Fingern wird im Wundenbuch, wenn es sich um das Abfühlen einer Wunde (*wbnw*) handelt, bevorzugt ein Verbum *ḏʿr* gebraucht, das einer kurzen Besprechung bedarf. Es bedeutet eigentlich „etwas suchen", auch „etwas denkend suchen, auf etwas sinnen" und weiter „etwas durchsuchen". Hieraus hat sich dann der besondere Gebrauch des Verbums in der Sprache der Medizin, genauer im Wundenbuch[2] und in einigen Geschwulstdiagnosen[3], entwickelt: ärztlich untersuchen (mit dem Finger), „abtasten". Diese Bedeutung[4] paßt bis auf eine Stelle[a]) überall, wo *ḏʿr* verwendet ist. Denn wenn überhaupt das Wie? der *ḏʿr*-Untersuchung erkennbar ist, ist es der Finger oder sind es die Finger, durch welche sie ausgeführt wird: „du sollst deinen Finger auf die Geschwulst auf dem Bauch legen, du sollst seinen Bauch abtasten"[5]; „wenn dein Finger die Geschwulst abtastet"[6]; und beim „Abtasten" von Wunden folgt mehrmals ein deutlicher Hinweis auf die Finger: „findest du etwas, das ⟩feucht⟨ ist unter deinen Fingern"[7]; „findest du die Bruchwunde an seinem Schädel tief und eingesunken unter deinen Fingern"[8]; „etwas flattert und zittert unter deinen Fingern"[9]; „du sollst deine Hand auf ihn legen [und seine Wunde] abtasten"[10].

Der Sprachgebrauch ist bei der Untersuchung mit dem Finger oder mit den Fingern insofern etwas anders gegenüber der mit der Hand, als das „legen auf" selten ist. Häufig ist dagegen die Wendung „unter deinen Fingern". Während in dieser Verbindung regelmäßig der Plural „die Finger" üblich ist, kommt beim „legen auf" auch der Singular vor, teils wohl sicher als ein einzelner Finger (Zeigefinger), teils im Sinne eines Plurals.

Bei der Untersuchung einer Geschwulst besonderer Art „auf dem Scheitel des Bauches oberhalb des Nabels sollst du deinen Finger auf sie legen, du sollst den Bauch abtasten, du sollst teilen (?) mit deinen Fingern", also deutlich ein einzelner Finger für das Abtasten und mehrere für weitere Abfühlung[11]; diese Untersuchung ähnelt in gewisser Weise der einer anderen Geschwulst, „die gefunden wird, indem sie geht und kommt unter deinen Fingern, sie ist in Teilen infolge deiner Hand, die bleiben"[12], wobei es nicht eindeutig wird, wie der Vorgang sich vollzieht. Im Buch von den Frauenleiden aus Kahun wird der Arzt in einer Diagnose[13] und in zwei Schwanger-

---

[a]) Eb. Nr. 863 heißt es „die ʿȝ·*t*-Geschwulst werde abgetastet mit Feuer", was wir so verstehen, daß, wie sonst mit einem Finger, hier mit einem heißen Metallstab(?) die Geschwulst überfahren werden soll. Jedenfalls kann diese Stelle nicht gegen die Bedeutung „abtasten", „palpieren" angeführt werden.

schaftstesten[1] angewiesen, einen einzelnen Finger auf eine bestimmte Körperstelle am Unterleib zu legen, ohne daß der unklare und teils zerstörte Zusammenhang Näheres erkennen läßt; in der Diagnose folgt auf „du sollst deinen Finger legen auf (den Körperteil)“: „du findest es hart . . .“. Wenn bei der Untersuchung eines Bruches des Joch-Schläfenbeins empfohlen wird „du sollst deinen Finger auf sein Kinn legen und deinen Finger auf das Ende des (Unterkiefer) Krallenknochens, dann fällt Blut aus seiner Nase und aus seinen Ohren“[2], so könnte hier der Singular[a]) an beiden Stellen pluralisch gemeint sein. Unzweideutig sind „die Finger“ in den Untersuchungen, „wenn du deine Finger auf die Öffnung der Wunde legst, dann schaudert ihn sehr“[3] und „du sollst sein Brustbein mit deinen Fingern berühren (o. ä.)“[4].

Was „unter deinen Fingern“ festgestellt wird, ist bei Bruchverletzungen „ein sich verschieben“ der Bruchstellen[5] oder auch „wird ein Bruch am Schädel gefunden tief und eingesunken unter deinen Fingern“[6], wobei dann das Pulsieren des bloßgelegten Gehirns gespürt wird, indem „Flattern und Zittern entsteht unter deinen Fingern“[7]. Wie beim Abtasten des Magens „gefunden wird, daß er geht und kommt unter deinen Fingern“[8] oder deutlicher, „daß er geht und kommt unter deinen Fingern wie Öl in einem Schlauch“[9], so zeigt sich auch bei gewissen Geschwülsten ein „Gehen, Kommen und Einsinken unter deinen Fingern“[10] oder nur ein „Gehen und Kommen unter deinen Fingern“[11]. Sonst ergibt die Untersuchung einer Geschwulst „unter deinen Fingern“, daß sie „hart“ ist[12], „weich“ ist[13], auch „fest und unnachgiebig, aber doch weich, nur nicht sehr“[14], wozu auch unter anderem mit Auslassung des „unter deinen Fingern“ gehört „du findest sie aufgetrieben und weich, ihr Inhalt ist hart“[15].

3. Prüfung durch den Geruch

Von ihr wird selten Gebrauch gemacht, jedenfalls enthalten die Texte nur wenig darüber. Die „Bratengeruchdiagnose“ aus dem Frauenbuch des Pap. Kahun ist oben Seite 112 schon besprochen worden und desgleichen in Band II Seite 130 die Beurteilung der Milch, die eigentlich nicht hierher gehört zum Thema Untersuchung. Sonst haben wir nur noch die Bemerkung bei einem Fall schwerer Schädelverletzung[16], daß „der Geruch des Kastens des Kopfes sei wie der von Urin des Kleinviehs“. Aber aus der nichtmedizinischen Literatur muß doch eine bemerkenswerte Stelle[17] angeführt werden: als der kleine Horus von einem Skorpion gestochen war, „gab seine Mutter Isis ihre Nase an seinen Mund, indem sie den Geruch (bzw. den Atem) davon kennenlernte“ und so „das Leiden des göttlichen Erben *wpj*-beurteilte“.

---

[a]) Wäre mit dem Finger am Kinn der Daumen gemeint, so würde er als solcher bezeichnet sein wie in der Behandlungsanweisung des Falles 25; vgl. unten Seite 123.

III. Von der Behandlung

A. Allgemeines

Die Behandlung ist, wennschon ihr in den ausgeführten Diagnosen eine eigene Stelle im Schema zugewiesen ist (vgl. Band II Seite 34), nicht grundsätzlich von der Untersuchung getrennt. Es gibt Untersuchungen, die sogleich eine Art Sofortbehandlung erforderlich machen unbeschadet einer nach dem Verdikt durchzuführenden eigentlichen Behandlung. So beispielsweise im Fall 14 des Wundenbuches: „Wenn du untersuchst einen Mann mit einer Wunde an seiner Nase, die *isdb*-mazeriert ist, und du findest die Ränder jener Wunde getrennt voneinander, dann sollst du ihm jene Wunde zusammenfassen mit einem *idr*-Verband.“ Darauf folgt das Verdikt und ihm anschließend die Vorschrift der speziellen Wundversorgung. Ähnlich steht es bei Fall 28: „Wenn du einen Mann untersuchst mit einer Klaffwunde an seinem Vorderhals (die bis zur Speiseröhre geht usw.), dann sollst du jene Wunde mit einem *idr*-Verband zusammenfassen.“ Es folgt wie oben nun erst das Verdikt und danach die Behandlungsanweisung für einen Fleischverband; der wesentliche Verband ist schon vor dem Verdikt angelegt worden. Hierher gehört auch der unter B 2a besprochene Fall 25.

Die Anweisungen für die Behandlung sind in demselben Maße häufig wie die Erwähnungen von Untersuchungen selten. Zeigten diese sich nur in Diagnosen und auch bei ihnen nur in einigen Gruppen derselben, so enthält im Grunde jede Diagnose und sogar jedes Rezept eine Angabe, wie die Behandlung jeweils vorzunehmen sei. Denn auch ein bloßes „werde eingenommen“ oder „werde damit verbunden“ betrifft ja die Behandlung und selbst ein „ebenso“ (zu verfahren) am Schluß eines Rezeptes verweist doch auf eine Anwendungsvorschrift, die ein vorher mitgeteiltes Rezept für dasselbe Leiden des Näheren enthielt, wobei dieses „des Näheren“ allerdings in den allermeisten Fällen beschränkt ist auf einen sehr kurzen Hinweis darüber, daß das Mittel einzunehmen ist oder für einen Verband bestimmt ist oder als Salbe verwendet werden soll oder für noch andere Behandlungsweisen in Frage kommt.

Diese kurzen Hinweise, welche die Behandlung einer Erkrankung bzw. die Applikation eines Mittels nur andeuten, reduzieren die Fälle, in denen wir etwas Genaueres über die ärztliche Betätigung hinsichtlich der Behandlung erfahren, auf eine verhältnismäßig kleine Anzahl, auf die im Abschnitt über „Behandlung im besonderen“ noch einzugehen ist. Was die Behandlung im allgemeinen betrifft, so ist das, was über sie in Band II Seite 56f. schon gesagt ist, dort nicht scharf genug gefaßt, indem manches, was nur das Ziel der ärztlichen Bemühung ist, als Behandlung bezeichnet wurde. Es ist, wenn sich das auch nicht einwandfrei durchführen läßt, grundsätzlich zu scheiden zwischen dem, was der Arzt erreichen möchte, zwischen seinem Ziel, und zwischen dem, womit er dieses Ziel erreichen will, zwischen der Behandlung.

Sehen wir von den mehr ins einzelne gehenden Zielsetzungen etwa der Fälle des Wundenbuches oder der Geschwülste ab, so will der Arzt, um einige seiner Ziele sonst zu nennen, den Bauch „entleeren“ (*wḫꜣ*; *pḫꜣ*; *spḫꜣ*); den Harn, den Uterus, die Iris „zusammenziehen“ (*sꜣḳ*); wandernden Schmerzstoff, Eingeweidewürmer „abtöten“ (*smꜣ*); eine Krankheit „entfernen“ (*srwj*); die Sehfähigkeit, die Zähne „festmachen“ (*srwḏ*); Versteifungen und anderes „lösen“ (*wḥꜥ*) oder „erweichen“ (*sgnn*); Jucken und Hustenreiz „stillen“ (*sgr*); Blut, Eiter, schlechte Flüssigkeiten „ausziehen“ (*ỉnj*; *ỉtḥ*); und was solcher Ziele noch sonst sind. Das am meisten, in gut der Hälfte aller Fälle verwendete „Zielverbum“ ist *dr* „beseitigen“, das von schlecht gerechnet über achtzig Krankheiten und krankhaften Erscheinungen gebraucht wird. Was „beseitigt“ werden soll, kann so ziemlich alles sein: Krankheit im allgemeinen und bestimmte Erkrankungen, allerlei schmerzhafte Zustände, Husten und verschiedene Augenleiden, Ansammlungen von Harn und Striemen von Schlägen, übermäßiges Kinderschreien und Folgen eines Skorpionstiches, Schnupfen und Eingeweidewürmer, Anschwellungen und Zitterzustände, Fieber und Lahmheit, Verstopfung im Magen und Runzeln, kurzum (bis auf Wunden, Knochenbrüche und derlei mehr) eine sehr lange Liste von Krankheiten, aus der die in der obigen Zusammenstellung genannten absichtlich so durcheinander mitgeteilt sind, um die Unbestimmtheit und Farblosigkeit dieses Verbums deutlich werden zu lassen. Auf die Nachweise im einzelnen wird hier verzichtet; sie sollen in unserem Wörterbuch und in seinen Registern nachgeholt werden.

Neben solchen Zielsetzungen, die etwas Positives erreichen sollen, gibt es eine kleine Zahl von Rezepten, deren Überschriften andeuten, daß die Mittel das Entstehen eines krankhaften Zustands gar nicht erst aufkommen lassen sollen. Über derartige „Vorbeugungsmittel“, wie man sie bezeichnen könnte, siehe Bd. II, Seite 56.

Was dem Arzt für die Behandlung obliegt, was die medizinischen Einzeltexte, vorwiegend Rezepte, ihm empfehlen, ist zu einem sehr erheblichen Teil der Fälle ein Tun, bei dem er das Eigentliche und Wesentliche dem Patienten und dessen Körper überlassen muß, indem er ihm, wie wir sagen würden, ein Mittel verordnet, ägyptisch gesehen, indem er ihm ein Mittel bereitet oder wohl auch bereiten läßt, das der Krankheit von innen her per os beikommen soll[a]): Sind es Medikamente in fester Form, so sollen sie „gegessen“ (*wnm*), „gekaut“ (*wšꜥ*; *wgꜣ*), „verschluckt“ (*ꜥm*), gegebenenfalls mit einer Flüssigkeit wie mit Bier „heruntergespült“ (*sꜥm*) werden. Flüssiges wird „eingenommen“ (*sẖp*; *sdb*), „getrunken“ (*swr*), „geschlürft“ (*sẖp*). Gewisse Mittel sollen nur „kauend im Munde bewegt“ (*ẖpꜥ*) und als-

[a]) Zu den Sprüchen (Begleitsprüchen) für das Einnehmen der Heilmittel vgl. Band II Seite 19 und 20 unter Ziffer 58, 59.

bald wieder ausgespuckt werden; der Rauch eines verqualmenden heilsamen Räucherwerks wird „verschluckt" (*ʿm*), also inhaliert. – Im übrigen vergleiche das oben Seite 84 über andere Selbstbetätigungen des Kranken Zusammengestellte.

Nicht in jedem Falle kann der Patient ein innerlich wirkendes Mittel sich selbst zuführen. Die „Darmzäpfchen" (*mt*) wird der Arzt ebenso verabfolgt haben wie die „Einläufe, Eingießungen" (*wdḥ*) in den After oder in das weibliche Genital. Die verschiedenen „Salbungen" (*wrḥ* nur am Kopf; sonst *gs*) und das nur bei den Augenleiden übliche „schminken" (*sdm*) mag in der Regel auch er vorgenommen haben, in dessen Hand gleichfalls das „pudern" (*tmlw*), „einträufeln" (*wdḥ*) in Auge und Ohr und noch so manche andere Behandlung sonst gelegen haben wird.

Neben Bezeichnungen für speziellere Behandlungen besitzt die Sprache der Medizin auch ein Verbum *srwḫ*, welches „behandeln, in Behandlung nehmen" ganz im allgemeinen bedeutet. Es findet sich sowohl in Rezeptüberschriften als auch im Verlauf der diagnostischen Beschreibungen, wobei das Objekt der Behandlung ebenso der Patient sein kann wie, und das besonders in den Rezeptüberschriften, ein Körperteil oder eine krankhafte Erscheinung. So sollen „behandelt" werden Bauch, Herz, Brust, Kopf, Ohr, Finger, Zehen, After, Blase und noch weitere Körperteile und Körperstellen, und von Krankheitserscheinungen Erkrankung im allgemeinen ebenso wie ein Eingeweidewurm, Blut, Verstopfung, Erhitzung, Wunden und anderes. Außerhalb der Überschriften, die in ihrer Vielfältigkeit der Verwendung dieses Verbums seine bedeutungsmäßige Farblosigkeit gut erkennen lassen, wird *srwḫ* bevorzugt vom „behandeln" von Verletzungen, Knochenbrüchen, Geschwülsten mit (*m*) Drogenmitteln gebraucht, in der Hauptsache Öl, Honig, Fasern als Verbandsbestandteile, die vereinzelt auch als *sp·w nw srwḫ* „Behandlungsmittel" bezeichnet werden[1].

Bemerkenswert für die Verwendung des Verbums *srwḫ* sind noch zwei Gebrauchsweisen. Einmal die viermal im Wundenbuch vorkommende Wendung „seine Behandlung(sweise) sei Sitzen" (*srwḫ·f pw ḥms·t* Fall 4 und 7; *srwḫ·f ḥms·t* Fall 8 und 16); was darunter zu verstehen ist, wird in Fall 4 so ausgeführt „seine Behandlung(sweise) sei Sitzen, indem ihm gemacht sind zwei Stützen von Ziegeln" und in Fall 7 so „seine Behandlung(sweise) sei Sitzen, indem er zwischen zwei Ziegelstützen gesetzt ist". Es handelt sich in allen vier Fällen[a]) offenbar um so schwere Verletzungen, daß ein Liegen des Patienten nicht angebracht ist. Die andere bemerkenswerte Gebrauchsweise von *srwḫ* besteht in Hinweisen[b]) auf bestimmte und als bekannt vorausgesetzte Behandlungen in einigen Geschwulstdiagnosen und Fällen des

[a]) Auch in den Fällen 20 und 32 wird „Sitzen" angeraten, aber nicht mit *srwḫ* „behandeln", sondern mit einem Synonym *srj*.

[b]) Vgl. auch den Hinweis in Eb. Nr. 876 „Schnitt mit einer Binse des eine Messerbehandlung-Anwendens" (oben Seite 105) sowie Eb. Nr. 766: (bei einer Behand-

Wundenbuches. Sie haben zwei Fassungen: die so und so geartete „Geschwulst werde behandelt (*srwḫ*) wie man einen zu Operierenden (*sꜣ-ḥmm*) behandelt (*srwḫ*)" in den Geschwulstdiagnosen Eb. Nr. 863; 864; 865; 876. Die andere Fassung nimmt auf Wundbehandlung Bezug: als Hinweis auf den verletzten Kranken lautet sie „du sollst ihn behandeln (*srwḫ*) im Behandeln (*srwḫ*) einer Wunde" (Wundenbuch Fall 39 und 46); eine Geschwulst betreffend heißt es „sie werde behandelt (*srwḫ*) wie man eine Wunde behandelt (*srwḫ*)" (Eb. Nr. 866; 867; 871)[a]).

Als ein Verbum für Behandeln im allgemeinen wird in den Verdiktformeln der Diagnosen (vgl. Bd. II, Seite 33) *ỉrj* „machen" ähnlich wie *srwḫ* verwendet. Und zwar außer in den Wendungen „ein Kranker (eine Krankheit)[b]) den (die) ich behandeln will" und „ein Kranker (eine Krankheit) den (die) man nicht behandeln kann" auch mit Angaben über das „wie" der Behandlung: „mit Mitteln" (Eb. Nr. 200; Wundenbuch Fall 46; vgl. auch Bln. Nr. 161), „mit einer *ḏw-ꜥ*-Messerbehandlung" (Eb. Nr. 860; 866; 869; 870), „mit einem Feuerbohrer" (Wundenbuch Fall 39). Zu diesen Gebrauchsweisen, von denen schon oben Seite 104 die Rede war, gehört auch die ebenda besprochene „Anwendung (*ỉrj*) einer Messerbehandlung".

B. Behandlung im besonderen

Jede Behandlung einer Krankheit, einer krankhaften Erscheinung ist im Grunde eine besondere, jeweils spezielle, mag sie nun durch bloße innerlich oder äußerlich zu gebrauchende Heilmittel erfolgen oder durch praktisch-manuelle Handlungen des Arztes, wobei nicht ganz selten beide Behandlungsarten bei einem und demselben Krankheitsfall nebeneinander bzw. nacheinander zur Anwendung kommen. Aber solange wir die „Wirkdrogen" der Rezepte, vor allem der mehrere Drogen in Gemengen oder Gemischen nennenden, noch so ungenau kennen, ist es zumeist unmöglich, das „Besondere" der nur durch Medikamente vorgenommenen Behandlungen festzustellen, zumal uns die eindrogigen Rezepte, wie Band II, Seite 63 dargelegt ist, für die Bestimmung der spezifischen Heilkräfte der Rezeptbestandteile nicht die erhoffte Hilfe gewähren. Somit ist „Behandlung im besonderen" bei dem Stand unserer Kenntnisse zur Zeit beschränkt auf die

---

lung des Ohrs) „sollst du verfahren, wie für einen Finger, der gebrochen ist, dessen Knochenmark zur Erde fließt".

a) Ob dieser Hinweis allgemein gehalten ist oder ob er auf ein bestimmtes Muster der Wundbehandlung geht, läßt sich nicht sagen. Unter den Rezepten für die Behandlung von Wunden ist eines, das ganz geeignet wäre, als ein Beispiel zu dienen: Das Rezept Eb. Nr. 522 enthält ziemlich genaue Angaben über Stadien der Wundbehandlung und Zustände einer heilenden, sich schließenden Wunde.

b) Zu dem Dilemma „Kranker" -- „Krankheit" in diesen Formeln siehe das oben Seite 73 Dargelegte.

mehr äußerliche Tätigkeit des Arztes nach ihrer praktisch-manuellen Seite hin, über welche die Diagnosen und auch die Rezepte mancherlei Angaben enthalten hinsichtlich der Applikation von Heilmitteln; über operatives Tun durch Einrenkungen, Schneiden und Brennen; über die Versorgung von Wunden, insbesondere durch Verbände; und über vereinzeltes andere. Das bezeichnende Wesentliche davon soll im folgenden zusammengestellt werden. Es wird durch manches, das schon in Bd. II erwähnt wurde[a]) und auf vorhergehenden Seiten des vorliegenden Bandes[b]), ergänzt.

Bei der Beurteilung der „Besonderheiten" darf nicht außer Betracht gelassen werden, daß sie wohl singulär sein können, aber nicht durchweg singulär sein müssen, daß vielmehr nicht selten nur in einem Fall eine besondere Behandlung ausdrücklich angegeben sein kann, die für so und viel ähnliche Fälle ebenso vorgenommen sein wird, ohne daß es gesagt ist. Wie für das gesamte medizinische Schrifttum gilt das Bestreben der Verkürzung[c]), die Verwendung der Kurzsprache auch für die Behandlung. Um nur ein einziges Beispiel zu nennen: das Einträufeln eines flüssigen Medikaments in das Auge mittels einer Federpose wurde gewiß auch noch in anderen Fällen gebraucht als in dem des Rezepts Eb. Nr. 339 (vgl. Seite 103).

1. Besonderes bei der Applikation von Heilmitteln

Im Gegensatz zu dem bedauerlichen Fehlen von Andeutungen darüber, wie der Arzt die Augen auf ihre mannigfachen Erkrankungen hin untersucht und wie die Erkrankungen beschaffen sind – es steht ja leider bei vielen Krankheitsgruppen nicht besser – enthalten die Rezepte für die Augenleiden verhältnismäßig zahlreiche Anweisungen für die Applikation der Mittel, die über die üblichen Verordnungen „werde an (in) die Augen gegeben"[d]), „werde an die Außenseite des Auges (der Augen) gegeben" und die ahnlichen hinausgehen. Von solchen sonderlichen Rezepten ist das an den Augenkranken selbst gerichtete für die „Beseitigung von Blut in den Augen" (Eb. Nr. 384) oben auf Seite 85 schon vollständig mitgeteilt worden. In einem anderen Fall von Blut im Auge verbunden mit einer Sonder-

[a]) Vgl. die allgemeinen Bemerkungen Bd. II Seite 63, die über die Nachbehandlung der sogenannten kombinierten Rezepte ebda. Seite 63 und über die sich auf mehrere Tage erstreckenden Anwendungen von Mitteln ebda. Seite 64.

[b]) Vgl. für die Saisonkrankheiten oben Seite 42; für schweißtreibende Mittel oben Seite 48 und 52; über Bettruhe Seite 69; über die Mitwirkung des Patienten durch Auf- und Abgehen und über ähnliches Seite 84.

[c]) Die grundsätzlich wichtige Verkürzung ist in Bd. II Seite 66ff. des näheren besprochen worden. Man darf sie bei der Lektüre der medizinischen Texte niemals aus den Augen verlieren!

[d]) Statt eines bloßen „in" (*m*) heißt es Eb. Nr. 365 ausdrücklich „in das Innere" (*m ẖnw*) des Auges, also etwa unter die Augenlider, falls auf die genauere Ortsbestimmung etwas zu geben ist; vgl. dazu das oben Seite 37 Bemerkte.

form des *wḫd·w*-Schmerzstoffes [a]) werden mehrere Einzel- und Nachbehandlungen [b]) empfohlen mit der abschließenden Weisung „werde für vier Tage verbunden: du mögest gar nicht stören!", was gewiß besagt, daß innerhalb der Zeit kein Verbandswechsel vorgenommen werden darf (Eb. Nr. 336).

In der Gruppe von fünf Rezepten für das „Beseitigen der *ꜣdj·t*-Krankheit im Auge" (Eb. Nr. 409–413) ist die Applikation in Nr. 409–411 nur „werde an die Außenseite der Augen gegeben". In Nr. 412 und 413 jedoch wird bestimmt „werde gegeben in die Winkel der Augen", vermutlich die inneren [c]) Augenwinkel an der Nase. Das Rezept Eb. Nr. 339 für „Beseitigen von Verschleierung (o. ä.) im Auge" gibt für ein in bestimmter Weise bereitetes Medikament an, daß mit ihm für vier Tage ein Verband gemacht werden soll; darauf folgt: „andere Lesart (bzw. „andere Bestimmung"? *kjj ḏd*): du sollst es einträufeln (*wdḥ*) mit einer Geierfeder", was nach dem oben Seite 103 Bemerkten vielleicht als Einträufeln mittels der Röhre der Federpose zu deuten ist; wo sonst vom Einträufeln in das Auge die Rede ist, fehlt der Hinweis auf die Feder. Ähnlich wie in dem oben Seite 85 mitgeteilten Rezept Eb. Nr. 384 soll auch das Mittel in Eb. Nr. 392 „für ein Auge, wenn irgendwelche bösen Dinge gegen es (an ihm) entstanden sind" in zwei Vorgängen verwendet werden: „Schweinegalle, geteilt in zwei Hälften. Ihre eine Hälfte werde auf Honig gegeben; es werde das Auge damit geschminkt am Abend. Ihre andere Hälfte werde getrocknet und fein zerrieben; damit werde das Auge geschminkt am Morgen". Schließlich sei noch die Applikation des in Eb. Nr. 356 als „Heilmittel gegen Blindheit" angegebenen Mittels erwähnt, das „in das Ohr des Patienten eingeträufelt (*wdḥ*) werden soll, so daß er sofort gesund wird"; sie ist bemerkenswert für die irrige Vorstellung von einer organischen Verbindung zwischen Ohr und Auge, über die wir auch noch andere Nachrichten haben [d]).

Außerhalb der Gruppe von Rezepten für Augenbehandlungen sind Besonderheiten der Applikationen selten. Die seltsame Bestimmung im Anschluß an ein Trankmittel zum Abtöten eines Eingeweidewurms (Eb. Nr. 68) „es werde eine Binse an die Nase des Patienten gerieben, nachdem er das Mittel getrunken hat", ist schon oben Seite 106 erwähnt und zweifelnd dahin gedeutet worden, daß vielleicht der Kranke zum Niesen veranlaßt werden sollte. Die mit einem fremdartigen Namen bezeichnete *irtn*-Erkrankung

---

[a]) Zu *wḫd·w* vgl. das oben Seite 36 Ausgeführte.

[b]) Wir glauben in diesem Rezept drei auf das die Nachbehandlung einleitende „danach mußt du ihm bereiten" folgende Ausdrücke *ḥꜣ·t — sꜣ*, *km-n-sꜣ*, *pḥwj-sꜣ* (jeweils von Drogenangaben gefolgt) als „Anfang des Danach", „Vollendung des Danach", „Ende des Danach" auffassen zu dürfen, nicht, wie es bislang geschehen ist, als, im übrigen unverständliche, Bestandteile von Drogennamen. Die Ausdrücke stehen Eb. 56, 3. 4. 5.

[c]) Vgl. über die Augenwinkel Bd. I Seite 35; der äußere Augenwinkel hat eine eigene Bezeichnung.

[d]) Näheres dazu in Bd. I Seite 31.

(H. Nr. 171) soll durch einen Trank zur Heilung gebracht werden, indem gleichzeitig ein Schnitt (eine *ḏw-ʿ*-Messerbehandlung) auf dem Unterschenkel gemacht wird. Wir wissen über die Art des Leidens gar nichts; ob etwa zugleich ein Aderlaß verursacht werden soll? Aber Aderlässe, die als solche erkennbar wären, finden sich sonst nicht, ganz davon abgesehen, daß der ägyptische Arzt schwerlich etwas über Sinn und Zweck einer künstlich hervorgerufenen Blutung wissen konnte. Wenn wir die Applikation eines Mittels für die nach Art und Körperstelle völlig unbekannte *wȝšš*-Erkrankung, für die in den anschließenden Rezepten Eb. Nr. 735–738 bloße *gś*-Einreibmittel verordnet werden, in Eb. Nr. 734 richtig verstehen, so sollen hier dem vermutlich ebenfalls zum Einreiben bzw. Aufreiben bestimmten Drogengemisch zuletzt Feuersteinsplitter (*ȝs·t nt ds*) zugesetzt werden mit der Wirkung, daß Blut herabfließt. Offenbar wird das Drogenmittel durch die Steinsplitter so „geschärft“, daß es beim Aufreiben die Haut bis zum Bluten angreift. Auf welcher Körperstelle diese Behandlung vorgenommen wird und was durch sie hinsichtlich der *wȝšš*-Erkrankung erreicht werden soll, läßt sich nicht ersehen.

2. Operatives Tun: Einrenken, Schneiden und Brennen

a) Einrenken.

Im Wundenbuch sind uns mehrere Fälle von Bruchverletzungen überliefert, in denen die beschädigten Knochen[a]) durch besondere Manipulationen wieder zurechtgerückt werden. Einige von ihnen, die durch ihre für ägyptische Verhältnisse ungewöhnlich genauen Beschreibungen bemerkenswert sind, seien hier so ausführlich mitgeteilt, wie es für ihre Beurteilung und Bewertung erforderlich ist. Wie es auch sonst im Wundenbuch üblich ist, findet die Behandlung dem Diagnosenschema entsprechend in der Regel erst nach dem Verdikt statt. In Fall 25 aber wird schon bei der Untersuchung, ähnlich wie in den eingangs unter A erwähnten Fällen, der entscheidende Eingriff vor dem Verdikt vorgenommen.

Fall 25 betrifft „eine *wnḫ*-Verschiebung am Unterkiefer“: „wenn du untersuchst einen Mann (mit) einer Verschiebung an seinem Unterkiefer und du findest seinen Mund geöffnet, so daß sich ihm sein Mund nicht schließen kann; dann sollst du deinen Finger [gemeint ist wohl: deine beiden Zeigefinger bzw. deine Finger] auf die Enden der beiden Krallenknochen legen, welche die Unterkiefer im Innern seines Mundes sind, und deine beiden Daumen unter sein Kinn; dann mußt du sie (d. h. die ausgerenkten Gelenkköpfe) zusammenfallen lassen, indem sie (wieder) an ihrer (richtigen) Stelle sind. Dann mußt du dazu sagen: einer mit einer Verschiebung an seinen

---

[a]) Die vorkommenden anatomischen Termini sind im Register zu Bd. I leicht auffindbar.

Unterkiefern. Verbinde ihn mit *imr·w* und Honig jeden Tag, bis es ihm besser geht".

Sehr anders als bei diesem Fall einer Kiefereinrenkung ist das Verfahren in Fall 35 bei „einem *ḥsb*-Bruch an den Schlüsselbeinen". Die Beschreibung lautet so: „wenn du einen Mann untersuchst mit einem *ḥsb*-Bruch an seinen Schlüsselbeinen und du findest seine Schlüsselbeine, indem (eins) verkürzt und in veränderter Lage gegenüber seinem zweiten ist – dann mußt du dazu sagen: einer mit einem *ḥsb*-Bruch an seinen Schlüsselbeinen. Dann mußt du ihn ausgestreckt [scil. auf dem Rücken ausgestreckt][a]) hinlegen, indem etwas Gewölbtes zwischen seinen Schulterblättern ist; dann sollst du eine Ausbreitung vornehmen an seinen Schultern (Oberarmen) bis sich seine Schlüsselbeine ausstrecken, bis der Bruch an seine Stelle fällt. Dann mußt du ihm zwei Leinenbinden machen; dann mußt du deren eine innen an seinem Arm, die andere unten an seinem Arm anlegen. Dann sollst du ihn verbinden mit *imrw*; behandle ihn danach mit Honig jeden Tag, bis es ihm besser geht".

Zu diesem Fall, dessen Verfahren fast wörtlich auch auf Fall 36 „eines *ḥsb*-Bruches am Arm" angewendet wird, gehört, was die Körperstelle anlangt, Fall 34 „einer *wnḫ*-Verschiebung an den Schlüsselbeinen". Hier ist die Beschreibung wesentlich verkürzt, mehr andeutend gehalten: „Wenn du untersuchst einen Mann mit einer Verschiebung an seinen Schlüsselbeinen, und du findest seine Schultern herabhängen, der Kopf seiner Schlüsselbeine ist seinem Gesicht genähert: dann mußt du dazu sagen: einer mit einer Verschiebung an seinen Schlüsselbeinen. Dann mußt du [sie] fallen lassen, indem sie an ihre Stelle gesetzt sind; dann sollst du ihn verbinden mit einem Leinenpolster; behandle ihn danach mit Öl und Honig jeden Tag, bis es ihm besser geht". Es ist nicht angegeben, wie die Zurückführung der verschobenen Schlüsselbeine erreicht werden kann, bei der das Verfahren vermutlich dem des oben mitgeteilten Falles 35 entsprochen haben mag. Dafür enthält aber eine Glosse zu Fall 34 eine Erklärung des Zustandes einer „Verschiebung an den Schlüsselbeinen". Die einzelnen Fälle des Wundenbuches stehen nicht isoliert nebeneinander, sondern ergänzen sich gegenseitig sowohl in den Glossen als auch in den Hinweisen auf die Behandlung als Teile eines Ganzen.

---

[a]) Es ist dieselbe Lage, in welcher der Arzt den Magenkranken untersuchend betrachtet; vgl. oben Seite 111. Als Lage des Patienten, in der seine Behandlung vorgenommen werden soll, ist sie auch noch im letzten Fall des Wundenbuches (Fall 48) einer Verletzung eines Rückenwirbels erwähnt; leider bricht die Beschreibung ab nach den sie einleitenden Worten: „du sollst ihn auf dem Rücken ausgestreckt hinlegen; du sollst ihm machen". Weiter hat der Abschreiber seine Arbeit nicht getan (vgl. dazu Bd. II Seite 87 und 89).

b) Schneiden und Brennen.

Beide operative Handlungen gehören insofern zusammen, als sie mehrmals zugleich zur Anwendung kommen. So wird in den Geschwulstfall Eb. Nr. 872 empfohlen „du sollst für die Geschwulst eine Messerbehandlung vornehmen; es (das Messer?) werde in Feuer erwärmt; dann blutet es nicht sehr“ und im Fall Eb. Nr. 876 heißt es „wenn es (nach dem Schnitt) sehr blutet, sollst du mit Feuer brennen“. Und möglicherweise erfolgte die Behandlung mit dem *ḥmm*-Gerät jedesmal so, daß es vorher erhitzt wurde. Im übrigen sind fast alle für eigentliche operative Eingriffe wesentlichen Stellen schon oben bei der Besprechung der dafür verwendeten Geräte mitgeteilt worden, was sich nicht vermeiden ließ, sollte anders deren Art festgestellt werden. So darf auf Seite 104 verwiesen werden, da es überflüssig erscheint, die Stellen hier nochmals vorzuführen. Die Eröffnung einer Brandblase ist auf Seite 51 erwähnt, und für die Behandlung mit einem Glühstab ist die Stelle, wo ein solcher aus Holz benutzt wird, auf Seite 105 besprochen wo er vermutlich aus Metall bestand auf Seite 115 im Fall Eb. Nr. 863 des „Abtastens (*ḏʿr*) mit Feuer“. Schließlich sei noch für die künstlich bewirkten Blutungen bei der Applikation von Heilmitteln auf Seite 123 verwiesen.

Es ist nicht eben viel, was wir über das operative Tun des Arztes durch Schneiden und Brennen erfahren und jedenfalls mehr in Andeutungen[a]) als in wirklichen Beschreibungen, soweit derartiger Operationen überhaupt Erwähnung getan wird. Denn es steht zu vermuten, daß das nicht in jedem Falle geschehen ist, vielmehr als etwas Selbstverständliches nicht immer angegeben wurde. Bei einem Verbandsmittel für „das Ausziehen (*iṯḥ*) des Blutes[b]) aus der Öffnung einer Wunde“ kann das Medikament selbstverständlich seine Wirkung tun. Aber wie das „Holen (*inj*) von Flüssigkeiten“ in Anschwellungen[1] durch bloße Verbandsmittel erreicht werden konnte, ohne daß eine Öffnung hergestellt war (was nicht angegeben ist), ist nicht zu verstehen, falls es sich um das Herausholen des flüssigen Inhalts handelt und nicht nur um ein Konzentrieren innerhalb der nicht eröffneten Schwellung.

3. *Von der Wundbehandlung*

Das Wesentliche der Behandlung von Wunden besteht darin, sie in geeigneter Weise zur Heilung zu bringen, letztlich durch einen Verband. Grundsätzlich erfolgt ein solcher nicht anders als es beim Auflegen von

[a]) Eine bloße Andeutung ist auch die Warnung in den Diagnosen Eb. Nr. 860 und 871 bei der Messerbehandlung der Geschwülste „hüte dich vor den Gefäßen!“, die uns nicht viel besagt, da wir über die betreffende Geschwulst und über die bei ihrer Eröffnung erforderliche besondere Messerführung nichts ersehen können.

[b]) Es ist schon oben Seite 49 darauf hingewiesen worden, wie selten das Bluten von Wunden erwähnt ist.

Heilmitteln auf irgendeine erkrankte Körperstelle und bei deren Befestigung durch Binden geschieht und im allgemeinen auch mit denselben Ausdrücken. Wie man „ein Heilmittel auf irgendeine Körperstelle legt (*wꜣḥ*)“[1], so „legt“ (*wꜣḥ*) man auch trockne *ftt*-Fasern auf eine Wunde[2], und die Anbringung des Bindenverbandes wird oft mit denselben Wörtern *wt* „verbinden“ und *wt* „Verband“ bezeichnet[a]), die auch außerhalb der Wundbehandlung üblich sind und in den Anweisungen am Schluß der Rezepte[b]) so hundertfältig vorkommen. Beide Wörter sind identisch mit *wt* die Mumie und ihre Glieder „umwickeln“ und mit *wt* „Mumienbinde“, und dieser Gebrauch ist vermutlich der ursprüngliche. Aber wie früh die Verwendung für verbinden im medizinischen Sinne aufkam, zeigt eine Stelle der sehr alten Pyramidentexte (Pyr. 1202), welche eine *sšd*-Binde nennt, mit welcher der schmerzende Finger des Osiris *wt*-„verbunden“ wurde. In diesem Zusammenhang sei doch erwähnt, daß es möglicherweise eine Bezeichnung für einen „Notverband, Sofortverband“ *ḥr-ʿwj* gegeben hat, wenn auch nicht zu ersehen ist, zu welchem Zweck er verwendet wurde[c]).

Die Applikation der Heilmittel in Form von Verbänden und Umschlägen[d]) – was wir über das Verbandsmaterial wissen, ist oben Seite 106 zusammengestellt – wird in der Regel eine einfache gewesen sein, bei der es wohl darauf ankam, daß der Verband fest saß, aber doch auch nicht „drücken“ (*wdn*) durfte, was einmal bei der Behandlung eines Zehennagels ausdrücklich gefordert ist[3], was aber gewiß bei vielen oder allen Verbänden zu beachten war, auch bei solchen von Wunden. Und dasselbe gilt wohl auch für die oben Seite 122 besprochene Anweisung[e]) „du mögest gar nicht stören“, sondern den Verband die vorgeschriebene Zeit über in Ruhe lassen, es sei denn, daß ein Verbandswechsel notwendig wurde, wie mehrmals in den unten mitgeteilten Wundfällen.

Bei den Verbänden von Wunden, deren sehr verschiedene Artung wir oben Seite 48 kennengelernt haben, lag es nicht so einfach wie bei den bloßen Umschlägen und Verbänden mit einem Heilmittel. Bevor wir uns ihnen weiter zuwenden, muß eine Frage erörtert werden, auf die sich nur eine recht unzulängliche Antwort geben läßt, die Frage nämlich, wie die

---

[a]) Das nomen agentis *wt* „Mumienwickler“ ist ebenfalls auf das Medizinische übertragen worden als *wt* „Verbinder“; vgl. dazu oben Seite 94.

[b]) Über den Gebrauch der Wörter in diesen Rezeptanweisungen wird unser Wörterbuch im einzelnen Auskunft geben.

[c]) Die Lesung beruht auf einer nicht unwahrscheinlichen Konjektur von K. Sethe Urk. I 41 in zerstörtem Zusammenhang eines Textes, der von der plötzlichen Erkrankung eines Hofbeamten berichtet.

[d]) Über die diese Handlungen begleitenden Rezitationen von Sprüchen vgl. Bd. II Seite 19 und 20 (Ziffern 55. 56. 57).

[e]) Vgl. auch Fall 46 des Wundenbuches, in dem eine Warnung ausgesprochen wird, bei der Anwendung von gewissen Mitteln vorsichtig zu sein oder Zurückhaltung zu üben, wenn auch nicht deutlich ist, wie das im einzelnen gemeint ist.

Verbände befestigt wurden, wie im besonderen klaffende Wundränder zusammengefaßt und wie sie in der Lage gehalten wurden, bis sie verheilt waren. Wiederholt wird der Arzt angewiesen, eine Wunde mit zwei *idr*-Fäden oder doch wohl dünnen Leinenstreifen „zusammen zu fassen" (*nḏr*)[1], wobei statt *idr* auch *ȝwj*-Binden genannt werden[2] oder bestimmt wird „du sollst zwei Leinenstreifen auf jene Wundklaffe legen"[3]. Aber wie das praktisch geschah, erfahren wir nicht. Es ist nur eine Vermutung, daß die beiden Leinenstreifen wohl kreuzweise[a]) gelegt wurden (was aus dem Text nicht hervorgeht) und irgendwie so festgemacht wurden, daß sie einen gewissen Zug auf die Wundränder ausüben konnten und diese in ihrer Lage hielten. Ob das durch Festkleben mit Harz[b]) erreicht wurde oder gar durch ein Vernähen[c]), das können wir bestenfalls nur erraten oder annehmen. Die gewöhnliche Art, einen Verband zu halten, wird dessen Verknotung gewesen sein; aber auch eine solche ist mit einer Binde, die etwa in mehreren Lagen umgewickelt wurde, nicht einfach vorzunehmen.

Das Wort *idr*, dessen mutmaßliche Bedeutung „Faden" nur aus dem Zusammenhang[d]) erschlossen ist (in seiner ägyptischen Schreibung ist es nicht so gekennzeichnet wie die Wörter für Binden sonst), ist dadurch merkwürdig, daß es in einer wirklichen oder nur scheinbaren Pluralform in dem Ausdruck *wnḫ idr·w·f*, der ein für die Wundheilung ungünstiges „sich verschieben" der „Fäden" zu bezeichnen scheint, offenbar auf die Wunde[e]), auf „deren" *idr·w* Bezug nimmt. So ist man versucht, an etwas wie Wundnaht zu denken, zumal es auch ein seltenes Verbum *idr* gibt, als dessen Be-

---

[a]) Die Sprache besitzt ein Wort für „Kreuzband" (*ḥsb*) als zwei über Kreuz liegende Leinenstreifen, das aber an den oben vorliegenden Stellen nicht gebraucht ist. Und viele Mumienhüllen von Menschen und heiligen Tieren zeigen kunstvolle Überkreuzungen der Binden. Aber für die Annahme eines Kreuzverbandes beweist das ja nichts.

[b]) Nach der Beschreibung des Verbandes an einem verletzten Ohr (Eb. Nr. 766) „du sollst ihm ein Netz aus *ʿȝ·t*-Stoff bereiten, das geknüpft ist; es werde das Ohr damit umschlossen zusammen mit Sykomorenmilch, so daß es an seinem Blut haftet" könnte man denken, daß das Netz mit dem klebrigen Pflanzensaft an der blutenden Wundstelle festgeheftet werden soll. Man darf auch daran erinnern, daß die Klebungen der einzelnen Papyrusblätter zu den langen Streifen der Rollen mit einer dünnflüssigen Gummilösung hergestellt wurden.

[c]) Mumien aus der Zeit um tausend v. Chr. zeigen Vernähungen von Schnittwunden mit fortlaufender sog. Kürschnernaht (vgl. H. J. Breasted, Ausgabe des Edwin Smith Papyrus, Tafel IV), und das Verfahren kann auch älter schon geübt worden sein. Aber mit welchem Wort die Medizinsprache es bezeichnete, läßt sich nicht ersehen; vgl. auch das anschließend oben über *idr* Bemerkte.

[d]) Das Wort ist außerhalb der Medizinsprache (im Wundenbuch und Eb. Nr. 875) nicht nachzuweisen und läßt sich auch nicht mit anderen Wörtern desselben Konsonantenbestandes etymologisch zusammenbringen.

[e]) In der Geschwulstdiagnose Eb. Nr. 875 ist *idr·w* mit dem Fleischstück determiniert, als bezeichne es einen Teil des Körpers des Patienten, Gewebeteile desselben an der eröffneten Geschwulst.

deutung irgendein „nähen" zu vermuten steht. Die folgende Beschreibung des Falles 10 des Wundenbuches (Wunde auf der Augenbraue) erwähnt alle drei Gebrauchsweisen; die verbale Verwendung[1] ist vorsichtig mit „den *idr*-Verband machen" wiedergegeben. Der Text lautet im wesentlichen so: „du sollst seine Wunde abtasten und ihre Klaffen zusammenfassen mit einem *idr*-Verband. Dann mußt du sagen (folgt Verdikt). Nachdem du den *idr*-Verband gemacht hast [sollst du verbinden] mit frischem Fleisch am ersten Tage. Wenn du aber diese Wunde findest, indem ihr *idr*-Verband sich verschoben hat, dann sollst du sie zusammenfassen mit zwei *ꜣwj*-Binden. Behandle sie mit Öl und Honig jeden Tag, bis es ihm besser geht. Glosse: zwei *ꜣwj*-Binden aus Leinen, das sind zwei *sšd*-Binden aus Leinen, die man auf die Lippen der Klaffwunde gibt, um zu bewirken, daß eine an der anderen haftet".

Die Beschreibung dieses Falles ist in mehrfacher Hinsicht aufschlußreich. Zunächst für das Zusammenfassen der Wundklaffen[2]: es erfolgt wie hier auch in den anderen Fällen (14; 23; 26; 28; 47) schon bei der Untersuchung vor dem Verdikt, ist also eine den eigentlichen Verband vorbereitende Maßnahme. Des weiteren zeigt sich, wie der ungünstigen Verschiebung[3] (*wnḫ*) des *idr*-Verbandes begegnet wird durch ein erneutes Zusammenfassen der Wundränder, wobei die Glosse sowohl den medizinischen terminus *ꜣwj* durch das gewöhnliche Wort für Binden ersetzt als auch zugleich den Zweck des zweiten Verbandes angibt. Zum Dritten wird der Verband mit frischem Fleisch erwähnt, der wie hier auch in anderen Fällen[4] im Anschluß an den *idr*-Verband vorgenommen wird, aber nicht auf solche Fälle beschränkt ist.

Das „Verbinden (*wt*) mit frischem Fleisch" wird außer im Wundenbuch noch bei den Behandlungen der Bißwunden verwendet (Eb. Nr. 435; 436; H. Nr. 241). Es ist schwer zu sagen, was die alten Ärzte sich von einem solchen Verband versprochen haben. Wenn es sich dabei um eine Art von Sympathiemittel handeln sollte, derart, daß „frisches" oder „rohes" Fleisch (des Rindes?)[a] auf das rohe Fleisch einer Wunde[b] gegeben wurde, so verwundert die gelegentliche Applikation bei Nichtwunden, wie in den Fällen von doch wohl äußerlich nicht aufgebrochenen Verletzungen der Wirbel des Nackens (Fall 30 und 32). Die übliche Formel der Anwendungsbestimmung lautet „du sollst verbinden mit frischem Fleisch am ersten Tage; behandle (*srwḫ*) danach mit Öl, Honig, Fasern jeden Tag", mit kleinen Abweichungen: die Fasern (als Bedeckung des Öls und Honigs) werden nicht jedesmal genannt und auch die Bemerkung „am ersten Tag" fehlt gelegentlich (vgl.

---

[a]) Das Verbinden mit frischem Fleisch kann mit der nebenberuflichen Tätigkeit des Arztes als Gutachter beim Schlachten höchstens insofern in Verbindung stehen, als es dem Arzt leicht möglich war, jederzeit frisches Fleisch zur Verfügung zu haben.

[b]) Einmal auch bei einer an sich unheilbaren Wunde infolge eines Bruches in der Wange (Fall 17).

dafür die folgenden Beispiele). Dazu ist weiter festzustellen, daß es sich bei dem Fleischverband nicht um einen solchen handelt, der längere Zeit liegen bleibt, sondern um eine vorübergehende Maßnahme, vermutlich nur für den „ersten Tag". Der Verband wird alsbald wieder entfernt, wie die folgenden Beispiele zeigen. Im Fall 14 „einer Wunde in der Nase" heißt es: „findest du (bei der Untersuchung) die Ränder der Wunde getrennt voneinander, dann sollst du jene Wunde zusammenfassen mit einem *idr*-Verband (folgt Verdikt). Dann sollst du zwei Leinenbäusche machen, dann sollst du das Blutgerinnsel abwischen, das im Innern der Nase festhaftet. Dann sollst du mit frischem Fleisch verbinden. Wenn sein *idr*-Verband verschoben ist, nachdem du das frische Fleisch abgenommen hast, dann sollst du verbinden mit Öl, Honig, Fasern jeden Tag, bis es besser geht". Und bei einer „Senkung am Nackenwirbel" (Fall 32) lautet die Anweisung: „du sollst verbinden mit frischem Fleisch am ersten Tage. Dann sollst du seinen Verband abnehmen; dann sollst du Öl an seinen Kopf geben bis zum Nacken. Dann sollst du mit *imrw* verbinden; behandle ihn danach mit Honig jeden Tag; seine Behandlung sei Sitzen, bis es ihm besser geht".

Der im letzten Beispiel erwähnte *imrw*-Verband ist deshalb für uns nicht klar, weil wir nicht wissen, was das Wort *imrw* bedeutet; es ist außer in den Fällen[1] des Wundenbuches nicht belegt. Als Nachverband eines Fleischverbandes wie in Fall 30 und 32 wird *imr·w* sonst nicht gebraucht. Und in diesen Fällen handelt es sich nicht um offene Wunden, was überhaupt für einen *imrw*-Verband bezeichnend ist: er wird angelegt bei Verrenkungen und Bruchverletzungen, bei denen nur ausnahmsweise (in Fall 37 und 38) eine Wunde vorhanden ist. Die Formel „du sollst mit *imrw* verbinden; danach sollst du mit Öl und Honig behandeln" ähnelt der des Fleischverbandes. Daraufhin würde man in *imrw* eine Droge zu sehen haben [a]).

Mit dem vorstehenden ist das Wichtigste des „Besonderen" der Wundbehandlung besprochen. Ihr Ziel, die Wunde „sich überziehen zu lassen" (*sṯ3m*) [b]), wird außer durch dafür geeignete Medikamente [c]) sehr wesentlich durch die richtige Anlegung des jeweils erforderlichen Verbandes zu erreichen gesucht. Dabei wird die Wundbehandlung durch mancherlei Verbandshilfen unterstützt, wie etwa durch mit Öl befeuchtete Tampons, mit denen das verletzte Naseninnere[2] oder Ohrinnere[3] ausgewischt werden sollen, oder durch Leinenpolster zum Festigen der gebrochenen Nase[4] oder des Ohres[5], um nur diese zu nennen. Alles Derartige soll hier nicht aufge-

a) Denkbar wäre aber auch ein Stofflappen von länglich viereckiger Gestalt; die Determinierung des Wortes würde nicht dagegen sprechen, falls sie nicht einen Stein wiedergeben, also *imrw* als etwas Mineralisches kennzeichnen soll.

b) Beides, das Behandeln der Wunde und das Sich-überziehen-lassen, nebeneinander genannt Eb. Nr. 871.

c) Vgl. die Überschriften der Rezepte Eb. Nr. 516; 523; 541 für das *sṯ3m* einer *wbnw*-Wunde und Eb. Nr. 483 für dasselbe einer *wbd·t*-Verbrennung.

zählt werden, zumal nur der Zusammenhang der Beschreibungen klarstellen kann, was und wie es gemeint ist oder wohl gemeint sein könnte.

Im übrigen sind der Kunst des Arztes hinsichtlich der Wundbehandlung Grenzen gesetzt: er kann nicht jede Wunde behandeln und durch Verbinden zur Heilung bringen. Die Gründe dafür liegen teils in der von vorneherein hoffnungslosen Schwere der Verletzung und auch im durch sie ungünstig beeinflußten Befinden des Patienten, und sie liegen teils am Zustand einer an sich behandelbaren, aber entzündeten Wunde. Im ersten Fall wird alsbald festgestellt, daß nicht behandelt und verbunden werden kann[1], nur daß allenfalls durch eine Ölung Erleichterung versucht wird wie bei einer schweren Schädelverletzung: „du sollst jene Wunde mit Öl behandeln; du sollst sie (aber) nicht verbinden; du sollst nicht zwei Leinenstreifen auf sie legen"[2]. Im anderen Fall „wenn die Wunde hitzig ist, dann sollst du nicht verbinden"[3]. Denn es wäre zwecklos, wie in Fall 41 des Wundenbuches des näheren ausgeführt ist. Es handelt sich hier um eine entzündete Wunde auf der Brust, deren Zustand schon bei der Untersuchung vermuten läßt, daß „das fiebrig heiße Fleisch des Patienten keinen Verband erträgt und die Wunde keinen Hautüberzug annehmen kann", es sei denn, es wird erst „ein Kühlmittel zum Herausziehen der Hitze aus der Wundöffnung" verabfolgt und weiter ein „Mittel zum Trocknen der Wunde" angewendet. Wie eine Glosse dazu erklärt „bedeutet (die Feststellung) nicht kann sein Fleisch einen Verband annehmen: sein Fleisch nimmt nicht ein *pḫr·t*-Heilmittel (scil. unter einem Verband) an wegen der Hitze, die auf seinem Fleisch ist".

4. Verschiedenes Besondere

Von den mancherlei sonstigen manuellen Betätigungen des Arztes, unter denen das Ausstopfen hohler Zähne als ein primitives Plombieren schon oben Seite 51 erwähnt ist, wird mehrmals das „Reiben" (*sjn*) einer Körperstelle genannt, das wohl, mehr als ein bloßes Salbe-aufreiben[a]) (*wrḥ*; *gs*), manchmal zugleich ein Massieren gewesen sein mag. Die Behandlung bei einer Gesichtshälftenverziehung durch heißen Dampf mit folgendem Schweißausbruch und „Reiben" des Gesichts mit der Hand (Bln. Nr. 76) ist schon Seite 52 besprochen worden. Ein Mittel für das Abgehenlassen einer Art von rheumatischen Schmerzen in der Leistengegend soll man auf diese Körperstelle reiben; dann geht der Schmerz ab (Eb. Nr. 294 = H. Nr. 35). In ähnlicher Weise soll gegen Störungen der Menstruation und Stauung von Blut im weiblichen Geschlechtsteil ein bestimmtes Mittel als Salbe auf der Lei-

[a]) So sollen die erkrankten Augen mit der Hand eingerieben werden (L. Nr. 34) und als Vorbeugungsmittel gegen Entstehen von *srf·t*-Erhitzung der Körper mit einem Medikament, was in Eb. Nr. 119 mit *sjn* bezeichnet ist, in Eb. Nr. 115 mit *gs* „salben".

stengegend verrieben werden (Smith 20, 13). Einer Frau, die an ihren Füßen und Schenkeln nach dem Gehen Schmerzen hat, sollen die Beine mit einem Einreibemittel gerieben werden (Kah. Fall 7), wozu wohl auch eine Stelle im Westcarmärchen (Westc. 7, 16; vgl. dazu oben Seite 5) herangezogen werden darf, die erzählt, daß der alte Weise liegend von zwei Dienern am Kopf gekraut (o. ä.) wird unter gleichzeitigem Reiben seiner Füße oder Beine. Auch sonst wird das Reiben eines Körperteils mehrmals erwähnt, wobei es sich nicht in jedem Fall um ein massierendes Reiben zu handeln braucht, sondern um ein linderndes.

Von dem befühlenden und abtastenden „Auflegen der Hand" bei der Untersuchung (vgl. oben Seite 114) ist ein behandelndes zu unterscheiden, das rein sprachlich mit demselben Verbum *wdj* „legen" und mit den gleichen Wörtern für „Hand" (ʿ oder *ḏr·t*) ausgedrückt wird. Der Gebrauch ist dadurch merkwürdig, daß dies „die Hand legen auf (oder: an)" teils als Aufforderung, so zu verfahren, und teils als Verbot, nicht so zu verfahren, dem Arzt nahegelegt wird bei denselben oder doch sehr ähnlichen Krankheitserscheinungen. Das Rezept Eb. Nr. 252 für das „Beseitigen von *dꜣw·t*-Zittern am Kopf" lautet: „wenn der Kopf des Patienten zittert, dann sollst du deine *ḏr·t*-Hand auf seinen Kopf legen (*wꜣḥ*, in den anderen Fällen steht *wdj*), ohne daß er sie spürt"; dann aber geht es so weiter: du sollst ihm das und das Mittel machen und damit verbinden (einen Umschlag machen). Demgegenüber bestimmen die beiden Rezepte für das „Beseitigen von *dꜣw·t*-Zittern an irgendeiner Körperstelle" (Eb. Nr. 625 und 626) zuerst eine äußerliche Behandlung mit einem Medikament und dann „du mögest nicht Hand an ihn legen (*wdj* ʿ *r·f*)". Man kann diesen seltsamen Widerspruch zwischen behandeln sollen und nicht Hand anlegen dürfen vielleicht so deuten, daß der Arzt das Zittern im übrigen seinem eigenen Verlauf überlassen soll, nicht hemmend eingreifen[a]) darf. Hierher gehört auch die Empfehlung „du mögest nicht Hand legen an etwas Derartiges" in zwei Diagnosen von ʿꜣ·*t*-Geschwülsten (Eb. Nr. 873 und 876), bei denen nicht gerade ein Zittern, anscheinend aber doch zuckende Bewegungen eine Behandlung zu verbieten scheinen.

Nur an einer Stelle wird die Behandlung durch bespeien erwähnt: am Schluß einer längeren „Besprechung des *wḥd·w*-Schmerzstoffes" (Eb. Nr. 131) wird bestimmt „viermal zu rezitieren; es sollen die schmerzenden Körperstellen des Patienten bespien werden". Der Glaube an die Heilkraft des Speichels, hier durch den Zauberspruch verstärkt, mag dem ärztlichen Denken fern gelegen haben. Aber in den volkstümlichen Vorstellungen war

---

[a]) Diese Bedeutung „den Arm hindernd zwischen etwas strecken" scheint der Ausdruck *wdj* ʿ in einem Spruch der Pyramidentexte zu haben (vgl. K. Sethe, Kommentar zu Pyr. 484).

er ganz lebendig [a]), wie uns mehrere Nachrichten aus mythologischen Texten bezeugen über die Heilung des Horusauges[1], einer Verwundung (*nsp·w*) des Osiris[2], der erkrankten Gesichtshälfte[3], von Körperstellen sonst[4].

IV. Von der Bereitung der Heilmittel

Die Frage nach der Bereitung der verwendungsfertigen Heilmittel aus den verschiedenen Drogen auf Grund der Angaben in den Rezepten zerfällt in drei Unterfragen: 1. Wer bereitete die Heilmittel?; 2. Wie wurden die Heilmittel bereitet?; 3. Aus welchen Grundstoffen („Drogen") wurden die Heilmittel zusammengestellt? Von diesen Fragen soll uns die dritte hier nicht beschäftigen, vielmehr muß für sie bis zur Vorlage unseres Drogenwörterbuches auf die vorläufigen Bemerkungen in Bd. II, Seite 77–80 verwiesen werden und auf Seite 4–5 ebenda, so unzulänglich das dort Mitgeteilte auch ist. Dagegen erfordern die beiden ersten Fragen eine das Grundsätzliche betreffende Erörterung, bei der im besonderen für die zweite Frage das Gewicht auf die Beispiele gelegt ist, die sich, mit den unter A mitgeteilten gegenseitig ergänzen.

Die Bereitung der Heilmittel war nichts Nebensächliches und Selbstverständliches. Das zeigen die Sprüche, die bei der Herstellung rezitiert werden mußten, und deren es möglicherweise noch mehr gab, als uns die Texte bewahrt haben. Wir haben, worauf schon Bd. II Seite 19 hingewiesen ist, einen „Spruch für das *dbḥ*-Maß, sobald man es ergreift, um die Rezeptbestandteile abzumessen" (H. Nr. 212), und einen anderen „Spruch für das Scheffelmaß" (H. Nr. 213), in dessen Überschrift die Gebrauchsanweisung fehlt, die wohl dieselbe gewesen ist wie bei dem in der Handschrift vorhergenannten Spruch H. Nr. 212 und die deshalb nicht nochmals gegeben ist. Weiter kennen wir je einen „Spruch für den Honig" (H. Nr. 215), „für das Bier" (H. Nr. 216) und „für das *mrḥ·t*-Öl für jedes beliebige Heilmittel" (H. Nr. 214). Diesen Sprüchen fehlt sowohl in der Überschrift als auch im Text ein Hinweis darauf, bei welcher Gelegenheit sie rezitiert werden sollten, was doch wohl beim Zusetzen von Honig und Öl zu geschehen hatte. Auch der Spruch für das Bier, das ja oft genug einen Bestandteil eines Heilmittels, besonders eines zu trinkenden, bildet, wird für dessen Beimengung bestimmt sein; im Text ist mehrmals vom „trinken" ausdrücklich die Rede. Aber zu den Begleitsprüchen für das Einnehmen der Heilmittel gehört er wohl nicht, wenigstens nicht in erster Linie. – Wie wir uns das Technische der Rezitation vorzustellen haben ist Bd. II, Seite 19 angedeutet.

---

[a]) Auch außerhalb Ägyptens. Es sei nur an die Wunderheilungen im Neuen Testament erinnert: eines Blinden (Marc. 8, 25 und Joh. 9, 6) und eines Taubstummen (Marc. 7, 33). – Nebenher geht in Ägypten die sehr vielfältig belegte Verwendung des Speichels und des Ausspuckens bzw. Bespeiens zum Schaden und als Zeichen der Verachtung (vgl. Ägypt. Wörterbuch Bd. I Seite 555).

A. Wer die Heilmittel bereitete

Was auch noch für das Arztwesen bei den Griechen und Römern hinsichtlich der Herstellung der Heilmittel galt, gilt erst recht für das der alten Ägypter: der Arzt bereitete damals seine Arzneien selbst [a]). Wir haben hinlängliche Zeugnisse dafür, daß der, welcher „die Heilmittel machte" (*irj pḫr·t*), welcher sie aus den Bestandteilen zusammenstellte und die erforderlichen Tätigkeiten des Mischens, Kochens, Durchseihens, Pillenformens und so fort ausübte, der Arzt selbst war. Er ist ja der „du" der Diagnosen und Rezepte, wenn auch, wie oben Seite 84 gezeigt ist, gelegentlich ein solches „du" den Kranken meinen kann, jedenfalls in einigen Rezepten.

Die Formel der Diagnosen „du sollst machen" leitet sowohl die Behandlung überhaupt ein als auch im besonderen die Bereitung eines Rezeptes und zugleich dessen Verabfolgung, was beides in dem „Heilmittel-machen" liegt: die oben Seite 108 übersetzte Stelle aus dem Brief eines Mannes an seine Frau „(ich ließ den Oberarzt holen und) er hat Heilmittel bei dir angewendet" besagt wörtlich übersetzt „er hat deine Heilmittel gemacht", das heißt, sie dir bereitet und verabreicht. Ein solches „Machen der Heilmittel" wird sogar den Göttern zugeschrieben: die sogenannten „Göttermittel" (vgl. Bd. II, Seite 119) sollen von gewissen Gottheiten teils für sich selbst, für ihre eigene Behandlung, teils für andere „gemacht" sein im Sinne von in ihrer Zusammensetzung erfunden, bereitet und angewendet.

Besonders deutlich wird die persönliche Betätigung des Arztes bei der Bereitung der Heilmittel durch eine Anzahl von im „du"-Stil gehaltenen Anweisungen in Rezepten. Selbst wenn man vermuten wollte, daß die ja überwiegend in unpersönlich-passivischen Verbalformen gegebenen Hinweise auf die Herstellung der Medikamente, soweit sie nicht noch unklarer und völlig gestaltlos durch Siglen der Schrift nur angedeutet werden, an dritte Personen gerichtet wären – bei Sätzen wie etwa den im folgenden aufgeführten verbietet sich das: „du sollst verbrennen" (Eb. Nr. 733); „du mögest früh auf sein, um es in einem steinernen Mörser zu zerstoßen, bis es völlig zerkleinert ist" (Eb. Nr. 68; ähnlich Bln. Nr. 6 und 10); „du sollst es durch Tücher seihen" (H. Nr. 25); „du mögest früh auf sein, um es in Bier zu verreiben" (Eb. Nr. 59); „du sollst es aufs Feuer setzen" (Bln. Nr. 138); „du sollst einen Topf bereit stellen" (Eb. Nr. 307); „du mögest Honig hinzufügen, bevor es vom Feuer genommen wird" (Eb. Nr. 23). Solche „du"-Anweisungen auf eine Person neben dem Arzt, auf einen besonderen Heilmittelbereiter zu beziehen, verbietet sich. Dagegen spricht alles, was wir über Sprache, Stil und Inhalt der medizinischen Texte an sicheren Ergebnissen gewonnen haben, ganz davon abgesehen, daß wir

---

[a]) Dazu vgl. P. Diepgen, Geschichte der Medizin Bd. I (1949) Seite 145. Die Herausbildung eines besonderen Standes der Apotheker hat sich erst allmählich vollzogen.

weder im medizinischen Schrifttum noch außerhalb desselben einen solchen Heilmittelbereiter kennen[a]).

Eine ganz andere Frage ist es, ob nicht der Arzt bei der Bereitung der Heilmittel gelegentlich einen Gehilfen herangezogen hat, wie er das ja auch bei der Krankenbehandlung sonst getan zu haben scheint. Darauf ist oben schon mehrmals hingewiesen worden (vgl. Seite 84; 89; 107). Aber über Möglichkeiten und Vermutungen kommen wir nicht hinaus.

Da das Problem, denn um ein solches handelt es sich in der Tat, der wechselnden und sich durchkreuzenden Redeweisen der Rezepte im „man"-Stil und im „du"-Stil oben berührt werden mußte, bietet sich Gelegenheit, erneut darauf in Kürze zurückzukommen, so eingehend davon auch schon in Bd. II gesprochen ist. Im besonderen ist dort auf Seite 80–81 die Frage gestellt worden, ob nicht die passivischen Kurzformen der Rezeptsprache eigentlich nur als Verkürzungen vollerer Ausdrucksweise anzusehen seien, ob nicht ein „es werde durchgeseiht" eigentlich als ein „du sollst durchseihen" aufgefaßt und demgemäß auch im Deutschen wiedergegeben werden sollte. Zu welchen Konsequenzen das für eine genaue Übersetzung führen würde, ist dort angedeutet, und wir wollen diese Konsequenzen bei unserer Übersetzung auch berücksichtigen und die passivischen Formen entsprechend passivisch wiedergeben. Aber in der Sache glauben wir jetzt klarer zu sehen: wir sind überzeugt, daß die Kurzfassungen der Rezeptsprache wirklich nur Verkürzungen ursprünglich vollerer Redeweise darstellen, wenn sich das natürlich auch nicht strikt beweisen läßt. Welche Folgerungen sich aus dieser uns gewissen Vermutung auch für die Frage nach dem Bereiter der Heilmittel ergeben, bedarf keiner weiteren Darlegung. Nur möge noch an einem Beispiel, das für sich selbst spricht, gezeigt werden, wie sich dasselbe Rezept (Eb. Nr. 307 = Eb. Nr. 324) in beiden Fassungen textlich ausnimmt:

Das Rezept Eb. Nr. 307 („für das Beseitigen des Hustens") lautet: „du sollst bereitstellen einen gehälfteten Topf[b]), seine eine Hälfte mit Wasser, die (andere) Hälfte mit *ḏ3r·t*-Droge. Dann sollst du ihn vier Tage verbringen

[a]) Wir kennen Bezeichnungen für „Salbenbereiter" und für „Salbenküche" und derartiges, aber ohne irgendeinen Hinweis darauf, daß es sich dabei um speziell die Apotheke Betreffendes handelt. Wie die Suche nach dem „Chirurgen" ist auch die nach dem „Apotheker" vergeblich. Für beide Fragen vgl. die Aufsätze von F. Jonckheere: A la recherche du Chirurgien égyptien (Chronique d'Egypte, Jahrg. 26, Seite 28—45) und: Le préparateur de remèdes dans l'organisation de la pharmacie égyptienne (Deutsche Akad. d. Wissenschaften, Institut f. Orientforschung Veröff. Nr. 29, S. 149—161). Im übrigen ist es natürlich möglich, vielleicht sogar wahrscheinlich, daß zu dem Bedarf in den Lebenshäusern, von dem in der oben Seite 96 mitgeteilten Inschrift die Rede ist, auch Arzneimittel und dergleichen gehörten; aber darüber wissen wir nichts.

[b]) Über dessen Beschaffenheit ist oben Seite 102 das nötige gesagt worden.

lassen, tagsüber der Sonne, nachts dem Tau ausgesetzt. Dann sollst du veranlassen, daß man ein Viertel abgießt aus diesem gehälfteten Topf. Werde veranlaßt, daß es der trinke, der an Husten leidet, an vier Tagen“ (also jeden Tag ein Viertel). Verkürzt lautet das so (Eb. Nr. 324): „es werde ein gehälfteter Topf bereitgestellt, seine eine Hälfte mit Wasser, die (andere) Hälfte mit *ḏꜣr·t*-Droge. Werde je eine Portion davon getrunken an vier Tagen“.

B. Wie die Heilmittel bereitet wurden

Diese große Frage kann hier nur im Grundsätzlichen berührt werden. Weder sollen die verschiedenen und verschiedenartigen Geräte und Gefäße aufgezählt werden, noch die Verfahren der Bereitung, noch auch die Formen, in denen am Schluß der Herstellung die Heilmittel appliziert werden. Mit den langen Listen der Wörter wäre Niemandem gedient, und die Wörter erläutern hieße alle Rezeptbeschreibungen mitteilen und den größten Teil der Übersetzungen vorwegnehmen. Denn weshalb hier dieses Gefäß, dort jenes benutzt wird, hier das Verfahren so durchgeführt wird und dort ganz anders, in dem einen Fall ein Medikament in fester Form, in einem anderen Fall flüssig verabreicht wird, das alles ist jeweils bedingt durch die Artung der Krankheit und auch durch die Bestandteile und hängt ab vom Willen des Arztes, in welcher Form er das Mittel zu verabfolgen für angebracht hält.

Wohl aber soll hier auf etwas eingegangen werden, das die Betrachtung der einzelnen Rezepte gar nicht erkennen läßt und das sich auch erst aus der Vergleichung vieler Rezepte nicht ohne Mühe ergibt, das nämlich, was sich eigentlich hinter den herkömmlichen Angaben wie „werde fein zerkleinert“, „werde gekocht“, „werde durchgeseiht“, „werde zu einer Masse gemacht“ und so weiter und so fort verbirgt: ein mehr oder weniger kompliziertes Verfahren der Bereitung (vgl. dazu das in Bd. II, Seite 65 Angedeutete). Die große Mehrzahl der Rezepte begnügt sich mit derartigen Kurzangaben, die im Grunde nur Andeutungen sind, verständlich allein für den Arzt, der sie obendrein noch durch das ergänzen mußte, was er nach seiner Erfahrung wußte, was die Rezeptanweisungen aber oft genug nicht aussprachen. Zum Glück für uns gibt es eine kleine, nur allzu kleine, Zahl von Rezepten, die mit verhältnismäßiger Ausführlichkeit abgefaßt sind[a]). Von ihnen seien im folgenden einige Beispiele mitgeteilt, die außer durch anderes schon oben gelegentlich Erwähntes durch ein Rezept für die Behandlung eines Augenleidens (oben Seite 85) und durch das Hustenmittel im vorstehenden auf Seite 134 ihre Ergänzung finden. Wie völlig

[a]) Ihre Aufzählung erübrigt sich; die wichtigsten sind in den „Untersuchungen“ Bd. II Seite 77—78 genannt.

anders ein Rezept in ausführlicher Fassung lautet als ein verkürztes zeigt dieses Hustenrezept ja deutlich genug.

Eb. Nr. 392: „Heilmittel für ein Auge, wenn irgendwelche bösen Dinge gegen es entstanden sind. Galle des Schweins, geteilt in zwei Hälften. Werde ihre eine Hälfte auf Honig gegeben. Werde das Auge damit geschminkt am Abend. Und werde ihre andere Hälfte getrocknet. Werde fein zerrieben. Werde das Auge damit geschminkt am Morgen".

Eb. Nr. 13: „Heilmittel für das sich Entleeren. Frische Datteln – unterägyptisches Salz – Maischflüssigkeit werden (zu gleichen Teilen) mit Wasser gemischt, in eine Schale gegeben, zerkleinertes . . . [unbekannte Droge] darauf gegeben, werde gekocht zu einer Masse, werde in einen Topf [besonderer Art] gegeben, werde gegessen vom Patienten und heruntergespült mit süßem Bier."

Eb. Nr. 368: „Heilmittel für das Beseitigen der *bjdj*-Krankheit in den Augen. Echte *msdm·t*-Schminke werde in Wasser gegeben in einem Topf an vier Tagen. Werde nochmals an vier Tagen in Gänsefett gegeben. Dann soll man es auswaschen mit Milch einer Frau, die einen Knaben geboren hat. Es werde veranlaßt, daß sie (die schwarze Augenschminke) an neun Tagen trockne. Werde ein Kügelchen von frischer (?) Myrrhe darauf gelegt. Werde die Augen damit geschminkt eines, dessen Augen an *bjdj* krank sind."

Eb. Nr. 215: „Heilmittel für den Magen. Honig; Mehl von einem Stoff *mm*; *šnj-tȝ* werde zu vier Kuchen gemacht für vier Tage. [Und zwar folgendermaßen:] nachdem der Honig zuvor gekocht ist, soll man das . . . Mehl und *šnj-tȝ* hinzutun. Werde gegessen an vier Tagen."

Eb. Nr. 212: „Heilmittel für ein Magenleiden. (Verschiedene Bestandteile) werden fein zerrieben und in (ein bestimmtes) süßes Bier gelegt. Werden nachts stehen gelassen, ohne daß sie die Sonne sehen [d. h. so daß sie nicht eintrocknen können], indem sie zugedeckt sind. Es werde zu ihnen Honig und Talg hinzugefügt. Werde zu einer Masse gemacht. Werde getrunken von einem Manne oder von einer Frau."

Bln. Nr. 138: (Heilmittel zur Beseitigung von einer Art rheumatischer Schmerzen). „(So und so viele Bestandteile) im ganzen 16 Hin [ein bestimmtes Maß] werden nachts dem Tau ausgesetzt; werde die zerstampfte Gerste [ist unter den Bestandteilen als erster genannt] gewaschen; werde das Ganze nachts dem Tau ausgesetzt. Du mögest früh auf sein, um es in einen Kessel zu tun mit 5 Hin Wasser. Nachdem du die 5 Hin [durch Quellen-lassen ?] eingedickt hast, sollst du es aufs Feuer setzen und du sollst ihm die übrigen 11 Hin zusetzen, insgesamt 16 Hin. Nachdem sie gekocht sind, indem sie ihre Eindickung erreicht haben, sollst du sie (vom Feuer) nehmen und durch ein Tuch seihen zur Zeit des frühen Morgens. Werde getrunken an vier Tagen."

Smith 21, 9–22, 10: Eine Salbe, dazu bestimmt, Falten und Flecken auf der Haut des Kopfes und auch des übrigen Körpers, die als Alterserscheinungen auftreten, zu beseitigen, soll folgendermaßen bereitet werden. Ein großes Quantum einer unbekannten Frucht (*ḥmȝj·t*) soll zerstoßen und der Sonne ausgesetzt werden. Nachdem die Früchte vollständig getrocknet sind, sollen sie durch Mahlen enthülst und dann geworfelt werden, so daß die Früchte selbst übrigbleiben. Diese sollen ebenso wie die Spreu durch Messen in zwei gleichgroße Portionen geteilt werden, die beide in derselben Weise weiter zu behandeln sind (was, wie es scheint, besagt, daß das Ganze zusammen zu behandeln ist). Sie werden mit Wasser zu einer weichen Masse gemacht und in einem neuen Topf tüchtig gekocht, bis alle Feuchtigkeit verdampft ist, nur noch das Feste übrigbleibt. Nach dem Erkalten wird das Feste in einem Krug im Fluß gewaschen, und zwar gehörig, bis man sich davon überzeugt hat, daß das Spülwasser nicht mehr bitter (oder: salzig?) schmeckt. Dann setzt man das so Ausgewaschene auf einem Stück Leinen der Sonne aus. Wenn es trocken ist, soll es auf einem Mühlstein fein zerrieben werden. Dies Mehl wird mit Wasser zu einer weichen Masse gemacht und in einem Topf tüchtig gekocht, wovon man sich überzeugen muß. Dieser Kochprozeß entzieht den Früchten ihr Öl, das sich auf der Oberfläche der kochenden Masse sammelt und abgeschöpft werden muß. Es wird in einem in besonderer Weise mit feinem Ton ausgestrichenen Topf gesammelt und dann in ein Salbgefäß getan.

Diese ausführliche Anweisung, im „du“ an einen „Mann“, also an einen Nichtarzt zur privaten Herstellung gerichtet, ist wohl die bemerkenswerteste unter den genaueren Bereitungsbeschreibungen, auch im Hinblick darauf, daß der Grundstoff zu dieser Salbe nur eine einzige Droge ist. Bekanntlich haben wir unter den medizinischen Rezepten allein im Pap. Ebers über achtzig, die nur eine einzige Droge nennen (vgl. dazu Band II Seite 62). Es ist nicht auszudenken, welche verschiedenen und wie komplizierte Bereitungsverfahren sich hinter den Kurzanweisungen verbergen können. Schwerlich wird sich die Herstellung des an Bestandteilen reichsten Rezeptes (Eb. Nr. 663), das siebenunddreißig verschiedene „Drogen“ angibt, so einfach gestaltet haben, wie es seiner Anweisung nach erscheint: „werde zu einer Masse gemacht, werde damit verbunden“!

Vierter Abschnitt: Von den Heilgottheiten

Die Heilgottheiten gehören samt dem, was sie ärztlich tun, gewiß nur bedingt zur Medizin. Gleichwohl soll Wesentliches, das wir über sie den Texten entnehmen können, im folgenden zusammengestellt werden. Nicht nur deshalb, weil sie auch im medizinischen Schrifttum einigemal genannt werden, sondern auch darum, weil sie das eigentlich Medizinische in mancher

Hinsicht ergänzen. Denn sie sind Helfer nicht allein in der Welt der Götter, die ihre Kranken hat und ihre sie behandelnden Ärzte, ganz so, wie bei den Menschen. Die Heilgottheiten stehen als Götter, Göttinnen und als vergottete Menschen auch den irdischen Kranken bei, wenn diese sich in der Not an sie wenden. Daß daneben die Götter auch Leiden senden können, haben wir bei der Entstehung der Krankheiten schon erfahren. Und es ist merkwürdig genug, daß die Arztbezeichnung „Priester der Sachmet“ mit einer Gottheit in Verbindung steht, die wir, was Krankheit anbelangt, nur als deren Erregerin, nicht als Heilerin kennen.

Von Göttern, die, ganz so wie Menschen, den Titel *swnw*-Arzt führen, kennen wir folgende: Amun von Theben: „der das Übel löst und das Leiden entfernt, der Arzt, der das Auge gesund macht ohne sein Heilmittel, der die Augen öffnet, der das Schielen (*ḥnr*) vertreibt“[1]. Thoth, der Schutzpatron der Ärzte auf Erden, ist im besonderen „der Arzt des Horusauges“[2]. Min, der Gott von Koptos, ist „der gute Arzt dessen, der sich ihm anvertraut“[3]. Dieselbe nur aus der Spätzeit belegte Bezeichnung führt Haroëris: „der gute Arzt seines Erzeugers (d. h. des Re), der das Leiden dessen, der ihn schuf, gesund macht, der seine Augen (neu) bildet“[4] oder auch „der wahrhaft gute Arzt, der für Götter und Göttinnen Sorge trägt“[5] oder sogar „Oberarzt, der das Leiden an den göttlichen Augen des Re gesund macht“[6]. Horus heißt (in unverständlichem Zusammenhang) „Oberarzt des Hofstaats (? der Götter)“[7] und wird in einem Zauberspruch mehrmals genannt „der Arzt, der den Gott besänftigt“ (vgl. dazu Seite 87). Horus von Letopolis ist „Oberarzt im Hause des Re“[8].

Göttinnen[a]) werden nicht als „Arzt“ bezeichnet, auch nicht die Isis, die sich heilend um ihren kleinen Sohn Horus bemüht, wenn er fiebert oder sonst krank ist, was oft erwähnt wird[9], und die den Sonnengott von der Vergiftung befreit hat, die sie ihm freilich selbst erst beigebracht hatte (vgl. oben Seite 20). In der Spätzeit galt Isis als Erfinderin vieler Arzneimittel und als besonders erfahren in der Heilkunst, die ihr Sohn Horus von ihr gelernt haben soll[10]. Was sie ihm beigebracht hat, ist ihre Zauberkunst, nicht eigentlich ärztliche Kenntnis. Unter anderem beruft sich schon der Beschwörer einer unbekannten, *mšpn·t* genannten, Krankheit darauf, daß er Horus sei, „der Zauber seiner Mutter wäre der Schutz seiner Glieder“ und Krankheit könne ihm nichts anhaben[11]. Es mag dieser Zauber sein, den man von Horus als Heilgott rühmt: „die Worte des Horus löschen das Feuer (d. h. die Fieberhitze). Seine Aussprüche lassen den schon aufgegebenen

---

[a]) Es werden noch andere Heilgöttinnen erwähnt, aber mehr gelegentlich und nicht so ausdrücklich wie Isis. Doch siehe auch Erman, Denksteine, die Texte C und G sowie die Rezepte Eb. Nr. 244 und Nr. 246, die angeblich von Tefnut und Nut für Re „gemacht“ sein sollen, ebenso wie Nr. 247 von Isis gegen ein Kopfleiden desselben Gottes. Über die Heilung der Augen des Horus durch Hathor siehe das in Note a auf Seite 139 Bemerkte.

Kranken (*btw*) gesund werden. Der Zauber des Horus macht den Leidenden gesund"[1].

Die Kranken unter den Göttern, denen diese Heilgottheiten als „Ärzte" und „Oberärzte" ihre Kunst zuteil werden lassen, sind im besonderen Re und Horus, deren beschädigte Himmelsaugen geheilt werden müssen. Darauf geht auch die spezielle Bezeichnung des Thoth als „Arzt des Horusauges", das er nach dem Kampf zwischen Horus und Seth, bei dem Horus dem Seth die Hoden abriß, Seth das Auge des Horus schwer verletzte, „mit seinen Fingern" geheilt hat[2]. Die Andeutungen über diese Heilung[a]) lehren medizinisch nichts. Im übrigen verhalten sich die kranken Götter ganz so wie erkrankte Menschen: sie legen sich zur Pflege ins Bett. Das tut Re, als ihm giftiger Same an die Stirn gespritzt ist[3], der ihn augenleidend machte, und das läßt Re mit Horus vornehmen, der durch die Verletzung seines Auges ohnmächtig geworden war: „da sagte Re zu den Göttern: legt ihn auf sein Bett, möge er gesund werden"[4].

Wie die Heilgötter, an die sich die Kranken im Gebet oder durch die Vermittlung des Priesters eines solchen Gottes brieflich[5] wenden, ihre Heilungen wirksam werden lassen, erfahren wir kaum je. Aber von Amun wird erhofft, daß er, als Gott der Luft, durch sanften Hauch die Kranken genesen läßt[6], der Schwangeren ihre schweren Stunden erleichtert[7]. Die Hilfe kann auch sozusagen persönlich geleistet werden, indem der Gott in seinem Kultbild den Kranken selbst aufsucht, wie uns jedenfalls in einem Falle berichtet ist in einer halb märchenhaften späten Erzählung, die aber wohl ein tatsächlich mögliches Vorkommnis widerspiegelt. Danach soll ein thebanischer Gott, „Chons, der Weisungen erteilt in Theben", wie etwa sein Beiname lautet, als berühmter „Vertreiber der Dämonen", in seinem Kultbild eine Prinzessin in einem sagenhaften Lande in Vorderasien besucht und von dem bösen Geist befreit haben, von dem sie besessen war[8]. Wir kennen diesen Gott, der mit dem Mondgott Chons in Theben nicht identisch gewesen zu sein scheint, auch noch sonst als Heilgott: Eine Weihinschrift auf die Errettung des Königs Ptolemäus Philadelphus aus Krankheit preist „Chons, der Weisungen erteilt in Theben, der die Dämonen vertreibt, der Seine Majestät aus der Unterwelt errettet hat"[9].

---

[a]) In der neuägyptischen Erzählung von Horus und Seth im Streit um die Nachfolge auf den Thron des Osiris ist es Hathor, welche die Heilung vollzieht. Und diese Heilung ist so unmedizinisch, selbst für eine Sage, daß sie hier doch mitgeteilt werden soll: „Seth riß des Horus Augen von ihren Stellen . . . Hathor fand Horus wie er im Wüstengebirge lag und weinte (!). Sie melkte eine Gazelle und sagte zu Horus: öffne dein Auge, damit ich die Milch hineingebe. Er öffnete sein Auge und sie gab die Milch hinein. Sie gab sie in das rechte, sie gab sie in das linke. Sie sagte zu ihm: öffne dein Auge! Sie schaute ihn an und fand ihn in Ordnung" (H. u. S. 10, 6—9). So abstrus der Inhalt auch ist: die Erzählung ist gleichwohl sachlich gehalten, fast in der Redeweise einer Diagnose.

Aus der ägyptischen Spätzeit und aus griechischer Überlieferung wissen wir von mehreren vergotteten Menschen, die als Arztheilige gerühmt wurden: Imhotep, Amenophis des Hapu Sohn und Antinous, der im Nil ertrunkene Liebling des Kaisers Hadrian. Dieser ist der einzige von den dreien, über dessen ärztliches Wirken wir etwas Näheres erfahren. Und das aus den Inschriften auf dem Obelisken, den ihm der Kaiser bei seiner Grabanlage in Rom errichten ließ. Die wesentliche Stelle des in späten Hieroglyphen und in verwildeter Sprache erhaltenen Textes besagt: „(der vergöttlichte Antinous) es wird ihm Preis zuteil seitens der Gewerkschaft des Thoth nach der Weite seiner Trefflichkeit. Er geht aus seiner Stätte zu vielen Tempeln der Städte des ganzen Landes[a]), und er erhört die Bitte dessen, der zu ihm ruft. Er läßt gesund werden den bedürftigen Kranken dadurch, daß er ihm einen Traum sendet“[1]. Heilungen durch Träume sind aus dem alten Ägypten nicht bekannt. Sie entsprechen griechischem Glauben. Aber Diodor (I 25) erzählt, daß Isis „im Traum die Heilmittel bekanntgemacht habe“.

Amenophis, des Hapu Sohn, der spät und griechisch bedeutenden ärztlichen Tuns gerühmt wurde, war unter König Amenophis dem Dritten (um 1400 v. Chr.) ein höherer Militär und Baumeister. In ptolemäischer Zeit wurde er vergottet[2]. Abər Näheres wissen wir nicht über diesen Arztheiligen.

Imhotep, der von den Griechen als Heilgott dem Asklepios gleichgestellt wurde, war als Mensch unter König Zoser (um 2650 v. Chr.) ein großer Baumeister, Weiser und Schriftsteller. Sein Andenken blieb während der gesamten Folgezeit lebendig. Wie er zum großen Arzt wurde und was er als solcher bedeutete, ist aus ägyptischen Quellen[3] nicht ersichtlich, wenn auch beispielsweise im Tempel von Debod in Nubien aus ptolemäischer Zeit die Darstellung eines Mannes erhalten ist, der als Imhotep, Sohn des Ptah, bezeichnet, kenntnisreich gewesen sein soll und alle Leiden gesund werden ließ[b]).

---

[a]) Gemeint sind die Tempel Ägyptens.

[b]) Über ein in griechischer Sprache verfaßtes Buch von den Wundertaten des Gottes Imuthes (der gräzisierten Form des ägyptischen Imhotep) siehe Ad. Erman, Die Religion der Ägypter, 1934, Seite 402—403. Wahrscheinlich ist der Gott Imhotep, welcher der Frau Taimhotep einen Sohn schenkt (vgl. oben Seite 18), dieser Heilgott Imhotep.

Anhang der Stellennachweise,

soweit sie nicht im Text selbst oder in den Fußnoten angeführt sind

3,1 Eb. Nr. 191
3,2 Eb. Nr. 251
3,3 Eb. Nr. 367
3,4 Eb. Nr. 591
3,5 Bt. Nr. 6
3,6 L. Nr. 53
3,7 Bln. Nr. 103
4,1 Stele Turin 159 (N. R.)
4,2 Anast. IV 3,3–4
4,3 Totb. ed. Pleyte 162,9 (Spät)
4,4 Wundenbuch Fall 31
4,5 Totb. Leps. 164,15
4,6 Lebensm. 130
4,7 Morgan, Ombos I 371, 495
4,8 z. B. Edfou II 77 Thes. VI 1396 (Dendera)
5,1 Urk. IV 1166 (und öfters sonst)
5,2 Urk. I 39,6
5,3 Bauer 3023,78
5,4 Urk. I 130
5,5 Hatnub Graff. 20 und sonst ebenda.
5,6 Sall. IV Rs. 2,3
5,7 Florenz Stele 1505
5,8 Anast. V 14,6
5,9 Pap. Turin P. u. R. 118,5
5,10 Westcar 7,16
5,11 Stele der Taimhotep
5,12 Totb. Spruch 110
5,13 Totb. Spruch 48,3 (vgl. Ztschr. f. äg. Sprache 39,148)
6,1 Erman, Literatur S. 224 (= Etudes égypt. I 260)
6,2 Urk. IV 114 und sonst ähnlich in den Grabinschriften
6,3 Sinuhe 167 folg.; dazu H. Grapow, Der stilistische Bau der Geschichte des Sinuhe (1952), Seite 65
6,4 Pap. Prisse 4,2 folg. (mit den Varianten nach Tabl. Carnarvon und Pap. London 10509)
7,1 Nach K. Sethe bei Schäfer, Amarna in Religion und Kunst (1931), Seite 65
7,2 Pyr. 788 1164 2067. – Pianchi 101. – Petrie, Kahun Gurob Hawara 19
7,3 Urk. IV 546 und sonst
7,4 z. B. Pyr. 1368 2015
8,1 Petrie, Kahun Gurob Hawara 19
8,2 z. B. Pyr. 2012 Urk. IV 874
8,3 Pianchi 10 vgl. Erman, Literatur S. 304
8,4 Pyr. 1979 Urk. V 23 Westcar 2,25 Anast. I 27,3 und noch sonst
8,5 Vgl. Erman-Ranke, Ägypten u. ägypt. Leben Seite 81 203 432 593
8,6 Pyr. 921
8,7 Pyr. 1368
8,8 Erman-Ranke, Ägypten usw. Seite 203
8,9 Herodot II 35
8,10 Eb. Nr. 453 folg.
8,11 Eb. Nr. 465 folg.
8,12 Eb. Nr. 708—711
8,13 Eb. Nr. 716 folg.
8,14 Smith 21,9—22,10 Eb. Nr. 714 und 715 (mit Parallelen in Smith und Hearst)
8,15 Beide nebeneinander z. B. Mar. Mast. 42
9,1 Prinzengesch. 4,2
10,1 Wahrh. u. Lüge 4,4
10,2 Urk. IV 226
11,1 Brüdermärchen 18,5 — Vgl. dazu Note b zu Seite 10 sowie das Bd. I Seite 90 Bemerkte
11,2 Bd. I Seite 89
11,3 theban. Grab des Kenamun ⟨1074⟩
11,4 vgl. Bd. I Seite 89
11,5 Morgan, Ombos I 169, 217
11,6 Wahrheit u. Lüge 4,5
11,7 Metternichstele 168

11,8 Westcar 9,9
11,9 Prinzengesch. 4,2
11,10 Wahrh. u. Lüge 4,5
12,1 Eb. Nr. 206 dazu vgl. auch Kah. Nr. 9 und 20
12,2 Urk. IV 226
13,1 Pap. Leiden 343 Rs. 5,1
13,2 Zaub. f. Mutt. u. Kind ed. Erman Spruch F (= Pap. Berl. 3027,6,5)
13,3 Rhind I 2,2 (demot.)
13,4 z. B. Zaub. f. Mutt. u. Kind Spruch F und G
13,5 Vgl. Note f zu Seite 12
13,6 Große Oase 16,38
13,7 Mammisi d'Edfou 158
14,1 Anast. II 7,3 = Sall. I 7,1
15,1 Rhind II 1,1 und 2,2
15,2 Vgl. dazu Seite 4
15,3 Eb. Nr. 839
15,4 Max. d'Anii 6,18
16,1 Eb. Nr. 811
16,2 *wp ḫ·t* (vgl. Bd. I Seite 89)
16,3 Brit. Mus. 826
16,4 Apophisbuch 27,5
16,5 Plutarch, de Iside cap. 12
16,6 Eb. Nr. 797
16,7 Eb. Nr. 798 und 799
16,8 Pap. Turin P. u. R. 121,10
16,9 Pap. Turin P. u. R. 55,1
16,10 Zaub. f. Mutt. u. Kind Rs. 6,1–6 = Spruch V
17,1 Kairo Cat. gén. Nr. 42127 (= Annales II 282)
17,2 In seinem thebanischen Grabe ⟨W. B. 2060⟩
17,3 Traumbuch ed. Gardiner Text Seite 11
17,4 Ichernofretinschrift
17,5 Kubanstele 17
17,6 Sphinxstele Amenophis II.
18,1 Rhind I 1,1–9 (mit Auslassungen)
18,2 Rhind II 1,1–2,1 (mit Auslassungen)
18,3 Inschrift der Taimhotep (im Auszug)
18,4 Die Nachweise im einzelnen werden in der vorbereiteten Bearbeitung dieser biographischen Texte gegeben
19,1 Lebensm. 130
19,2 Erman, Denksteine Text C
19,3 Dornblüth-Pschyrembel, Klinisches Wörterbuch, 1952, Seite 458
19,4 Für die Formulierung eines solchen in der heutigen Medizin vgl. Th. Brugsch, Lehrbuch der inneren Medizin, 14. Aufl., Seite 4–8
20,1 Sinuhe Zeile 253–256. – Vgl. auch K. Sethe, Dramatische Texte, Seite 166 zu 57a über „ohnmächtig werden"
21,1 Pap. Turin P. u. R. 131–133 plus 31 und 77
21,2 Pap. Beatty VII Vorders. 2,5–7
21,3 Erman, Denksteine Text C
21,4 Erman, Denksteine Text A
21,5 Pap. Berlin 11247 nach Erman, Amtliche Berichte Preuß. Staatssammlungen XL, 1918, 62–65
21,6 d'Orb. 4,8
22,1 Lieb. Harr. 2,9
22,2 Lieb. Beatty I Rs. Sect. C IV 6–10
23,1 z. B. Eb. Nr. 694
23,2 z. B. Eb. Nr. 681
23,3 Eb. Nr. 631
23,4 Eb. Nr. 688
23,5 Eb. Nr. 693
23,6 Eb. Nr. 627
23,7 Eb. Nr. 21
23,8 Eb. Nr. 38
23,9 Eb. Nr. 359
23,10 Eb. Nr. 393
23,11 Eb. Nr. 414 (und öfters)
23,12 H. Nr. 188
23,13 Eb. Nr. 620
23,14 Eb. Nr. 259
23,15 Eb. Nr. 810
24,1 Eb. Nr. 700
24,2 Eb. Nr. 698
24,3 Eb. Nr. 697
24,4 Eb. Nr. 5
24,5 Eb. Nr. 4
24,6 Eb. Nr. 72
24,7 Eb. Nr. 82
24,8 Eb. Nr. 69
24,9 Eb. Nr. 251 Kah. Nr. 2 und 6 (vgl. Unters. I S. 99)
24,10 Eb. Nr. 254 257 259 und 253
24,11 Kah. Nr. 1 dazu vgl. Totb. Spruch 17 Abschn. 17 und Totb. Stud. V 42
24,12 Eb. Nr. 763 (als Auswirkung des Schnupfens)
24,13 Eb. Nr. 698 700

24,14 Eb. Nr. 810 Bln. Nr. 18
24,15 Bln. Nr. 154
24,16 Eb. Nr. 5 Bln. Nr. 191
24,17 Eb. Nr. 602
24,18 Eb. Nr. 261 und 283 H. Nr. 88
24,19 Eb. Nr. 162 H. Nr. 7 Bt. Nr. 1
24,20 Eb. Nr. 612
24,21 Eb. Nr. 561 und 613
24,22 Eb. Nr. 616
24,23 Eb. Nr. 620
24,24 Eb. Nr. 1 (1,11)
24,25 Eb. Nr. 30
24,26 Bln. Nr. 171
24,27 Eb. Nr. 815 dazu gehören wohl auch Bln. Nr. 167 und 173 (vgl. Seite 49 Note d)
24,28 H. Nr. 140
24,29 Bln. Nr. 160
24,30 Bln. Nr. 158
24,31 Eb. Nr. 856 (103,7 und 9)
24,32 Eb. Nr. 103,17
25,1 Eb. Nr. 66–69
25,2 Eb. Nr. 41 und 35 = 185
25,3 Eb. Nr. 697
25,4 Eb. Nr. 217 = H. Nr. 48
25,5 Eb. 103,17
25,6 Eb. Nr. 301 und 601 H. Nr. 134
25,7 Eb. Nr. 4 41 43 H. Nr. 53
25,8 Eb. Nr. 605 und 609 Bln. Nr. 123
25,9 Eb. Nr. 817
25,10 Eb. Nr. 250
25,11 Eb. Nr. 40
25,12 Eb. Nr. 598
25,13 Eb. Nr. 247 (neben „im Kopf")
25,14 Zaub. f. Mutt. u. Kind Spruch E (3,1)
25,15 Eb. Nr. 854 (99,8)
25,16 Eb. Nr. 251 (47,19)
25,17 Eb. Nr. 854 (100,8)
25,18 In Eb. Nr. 190 (37,4 und 10) Nr. 193 (38,4) Nr. 196 (39,6) Nr. 197 (39,8)
25,19 Eb. Nr. 203 (47,1)
25,20 Eb. Nr. 188 (36,14)
25,21 Bln. Nr. 172 vgl. dazu Lehre des Ptahhotep 10,2 und Admon. Anhang Rs. 4
25,22 Urk. I 16
25,23 Urk. I 152
25,24 Urk. I 178 (vgl. Berichtigung ebenda auf S. VIII)
26,1 Kah. Fall 6 (1,20) vgl. dazu Totb. 102,7 (ebenfalls *mn* neben *mr*)
26,2 Wundenbuch Fall 3 (2,1)
26,3 Eb. Nr. 349
26,4 Eb. Nr. 337
27,1 Eb. Nr. 66
27,2 Eb. Nr. 64
27,3 Eb. Nr. 382
27,4 Eb. Nr. 402
27,5 Eb. Nr. 432–436 und H. Nr. 239 bis 242; vgl. dazu Bd. II Seite 124 und 135
27,6 Eb. Nr. 67 (auch 66 und 69)
28,1 Herodot II 77
28,2 Diodor I 82
28,3 Vgl. dazu Bd. II Seite 116 (2. Gruppe des Ebers)
28,4 Eb. Nr. 855 (102,3)
28,5 Eb. Nr. 207
28,6 Eb. Nr. 189
28,7 Eb. Nr. 855 (101,7)
28,8 Eb. Nr. 855 (102,8)
28,9 Traumbuch 7,4
28,10 Kah. Fall 10 (2,4)
28,11 Bln. Nr. 6
28,12 Wundenbuch passim
28,13 Eb. Nr. 196 203 204
28,14 Eb. Nr. 864 865
28,15 Eb. Nr. 862 874 877
28,16 Wundenbuch Fall 39 45 46
29,1 Eb. Nr. 855 und öfters vgl. Bd. I Seite 73
29,2 Eb. Nr. 854
29,3 Eb. Nr. 856
29,4 Eb. Nr. 765 768 770
29,5 Wundenbuch passim
29,6 Eb. Nr. 591 ähnlich Eb. Nr. 592 und sonst
29,7 Eb. Nr. 347
29,8 Eb. Nr. 382
29,9 Eb. Nr. 402
30,1 Eb. Nr. 130
30,2 Eb. Nr. 119
30,3 Eb. Nr. 453
30,4 Eb. Nr. 392 vgl. auch Anast. IV 13,6–7
30,5 Eb. Nr. 725
30,6 Eb. Nr. 115
30,7 Eb. Nr. 817 vgl. auch die oben erwähnte Stelle mit Albugines (Eb. Nr. 402)
30,8 Eb. Nr. 462

30,9 Eb. Nr. 123 = 251
30,10 Eb. Nr. 349
30,11 Eb. Nr. 193 198 201 202 203
30,12 Eb. Nr. 198
30,13 Eb. Nr. 593 = H. Nr. 143
30,14 Eb. Nr. 103
30,15 H. Nr. 132 (vgl. Eb. Nr. 588)
30,16 Mehrfach, vgl. auch im folgenden; als *ʿkʿk* Lieb. Beatty C IV 6
30,17 Eb. Nr. 855 (101,10 und 102,6)
30,18 P. Turin P. u. R. 125,12
30,19 Metternich Zeile 11
30,20 Eb. Nr. 854 (100,3) 855 (102,4) 856 (103,16)
30,21 In den Herzbüchern mehrmals
30,22 P. Turin P. u. R. 125,12
30,23 Eb. Nr. 855 (101,10)
30,24 Eb. Nr. 855 (102,6)
31,1 Eb. Nr. 1 = H. Nr. 78
31,2 Beim sich übergeben, ausspucken u. ähnl.
31,3 Vgl. Bd. I Seite 38
31,4 Vgl. auch Note b zu Seite 29
31,5 Vgl. die Rezepte Eb. Nr. 50folg.
31,6 Eb. Nr. 66
31,7 Eb. Nr. 67 und 69
31,8 Anast. IV 13,6–7
31,9 H. Nr. 196
32,1 Totb. Spruch 112 (= Totb. Stud. V 17folg.)
32,2 Eb. Nr. 854 (100,2)
32,3 Wundenbuch Fall 8 (Glosse)
32,4 Wundenbuch Fall 31
32,5 Eb. Nr. 855 (100,15)
32,6 Eb. Nr. 855 (100,19)
32,7 Eb. Nr. 855 (102,4)
33,1 Eb. Nr. 165(–174) und H. Nr. 36 und 54
33,2 Eb. Nr. 182 (= H. Nr. 16) 225 226 229 231 232. – H. Nr. 83–87
33,3 Eb. Nr. 168(–174)
33,4 z. B. Eb. Nr. 231 225. – H. Nr. 83
33,5 Bln. Nr. 89folg.
33,6 Bln. Nr. 99
33,7 Bln. Nr. 101
33,8 Bln. Nr. 97 und 103
33,9 Bln. Nr. 97
33,10 Bln. Nr. 103
33,11 Bln. Nr. 58folg.
33,12 Eb. Nr. 1
33,13 Vgl. O. Firchow: Die Boten der Götter (Ägyptol. Studien = Grapow-Festschrift, S. 85folg.)
33,14 Smith Rs. 19 und 20 siehe auch oben Seite 32
34,1 Mehrfach in Zaub. f. Mutt. u. Kind
34,2 Bln. Nr. 65
34,3 Smith Rs. 20,8
34,4 P. Turin Forts. von 122 (W. B. 900)
34,5 H. Nr. 85
34,6 Eb. Nr. 856 (103,7) 856 (103,9) P. Turin P. u. R. 131,10 P. Leiden 345 Vs. G. 3,2. – Vgl. auch Zaub. f. Mutt. u. Kind 1,4 (Spruch B)
34,7 Eb. Nr. 854 (99,17)
34,8 Eb. Nr. 855 (101,19)
35,1 Metternich Zeile 11 Gift in den Gefäßen: P. Leiden 345 Vs. G. 2,14
35,2 Eb. Nr. 859 (104,17) Eb. Nr. 617
37,1 Eb. Nr. 378
37,2 Eb. Nr. 833
37,3 Eb. Nr. 348
37,4 Eb. Nr. 352 384
37,5 Eb. Nr. 855 (102,15–16)
38,1 Sinuhe B. 2–3
38,2 Amenemope 24,9–12
38,3 Unamun 1 x + 3
38,4 Demot. Mag. Pap. Verso Col. XXIX
39,1 Wundenbuch Fall 8
39,2 Wundenbuch Fall 31
39,3 Wundenbuch Fall 22
39,4 Wundenbuch Fall 13
39,5 Wundenbuch Fall 21
39,6 Wundenbuch Fall 20
39,7 Beatty V Rs. 4,1–9
39,8 Beatty V Rs. 4,10–6,4
39,9 Eb. Nr. 250
39,10 Eb. Nr. 730
39,11 Beatty V Rs. 6,5–7 und 6,7–9
41,1 Beatty Nr. 16
48,1 Eb. Nr. 778 (salben) Eb. Nr. 779 (verbinden)
48,2 H. Nr. 167
48,3 H. Nr. 172
48,4 Eb. Nr. 537 und 538
48,5 Eb. Nr. 543–545
48,6 H. Nr. 38
48,7 H. Nr. 168 und 169
48,8 Eb. Nr. 780
48,9 Eb. Nr. 302
48,10 H. Nr. 171 vgl. auch Eb. Nr. 734
48,11 Bln. Nr. 118

48,12 H. Nr. 245 260
49,1 Eb. Nr. 517 539 Wundenbuch Fall 20 und sonst ebenda
49,2 Wundenbuch passim
49,3 Wundenbuch Fall 1 und Fall 3
49,4 Wundenbuch Fall 18
49,5 Wundenbuch Fall 1
49,6 Wundenbuch passim
49,7 Wundenbuch Fall 47
49,8 Eb. Nr. 515
49,9 Wundenbuch passim
49,10 Eb. Nr. 517 L. Nr. 43 Wundenbuch Fall 37
49,11 Eb. Nr. 526 527 539 vgl. auch Eb. Nr. 522
49,12 Spruch zu Wundenbuch Fall 9
49,13 Eb. Nr. 436
50,1 Siehe Grapow in Äg. Ztschr. 49 (1911) 116 und Sethe: Von Zahlen und Zahlworten (1916), Seite 76
50,2 H. Nr. 221 folg.
50,3 H. Nr. 15
50,4 Eb. Nr. 766
51,1 Vgl. Bd. II Seite 125: Ebers Gruppe 22
51,2 Eb. Nr. 492 497
51,3 Eb. Nr. 482
51,4 Eb. Nr. 491 L. Nr. 61
51,5 Eb. Nr. 504 = L. Nr. 52 und 56
52,1 Eb. Nr. 367
52,2 Eb. Nr. 418
53,1 Eb. Nr. 764–770 (vgl. Bd. II Seite 129: Ebers Gruppe 37) und Bln. Nr. 70 71 200–203
54,1 Louvre ohne Nummer und eine im Antikenhandel gesehene Büchse (W. B. ⟨149,6⟩)
54,2 Im Antikenhandel gesehen wie unter Ziffer 1
54,3 Louvre Nr. 1363
55,1 Totb. 93,6
55,2 Vgl. Grapow, Dissertation Seite 24 u. 25 sowie Sethe: Totenbuchstudien V (Seite 52f.)
58,1 Vgl. Grapow: Die bildlichen Ausdrücke des Ägyptischen (Leipzig 1924) Seite 3
58,2 Nach Th. Brugsch, Lehrbuch der Inneren Medizin, 14. Aufl., Seite 1207
59,1 Orient. Lit. Ztg. 1929, 725
59,2 Eb. Nr. 95 104f.
59,3 Eb. Nr. 91 92 94 wichtig Eb. Nr. 103
59,4 Eb. Nr. 90
59,5 Eb. Nr. 175 folg.
60,1 z. B. Eb. Nr. 4 5 41 Bln. Nr. 191
60,2 z. B. Eb. Nr. 98 103 H. Nr. 42 46
60,3 Unter anderem: Blut (Bln. Nr. 150); „Kot der krank ist" (Eb. Nr. 30); *šnʿ* (Bln. Nr. 149); *ṯsw* (Eb. Nr. 24); *wrmj·t* (Eb. Nr. 20)
60,4 Eb. Nr. 182
60,5 z. B. Eb. Nr. 225 H. Nr. 83
60,6 z. B. Eb. Nr. 165 H. Nr. 36
60,7 Eb. Nr. 132
60,8 *wḫꜣ*: Eb. Nr. 18 32 und sonst. – *spḫꜣ*: Eb. Nr. 16 34
60,9 Eb. Nr. 22
60,10 Eb. Nr. 20 24
60,11 Eb. Nr. 221–224 238–240
60,12 Eb. Nr. 227 236 Bln. Nr. 114
61,1 z. B. Eb. Nr. 208 211 213 Bln. Nr. 157 158. – Sonderfälle „in der rechten Seite" Eb. Nr. 209 210
61,2 Eb. Nr. 212 213 216
61,3 z. B. Eb. Nr. 220 230 H. Nr. 51 Bln. Nr. 117
61,4 Eb. Nr. 233
61,5 Eb. Nr. 217 = H. Nr. 48
66,1 Dornblüth-Pschyrembel, Klinisches Wörterbuch (1952) Seite 931 sub voce
66,2 Bt. Rs. 1,6
68,1 Vgl. die Bemerkungen in Bd. I Seite 48 50,6 59,9 62,4 64,3 75,4 78,4 86,10
69,1 Eb. Nr. 191
69,2 Eb. Nr. 207
69,3 Eb. Nr. 189 203 294
69,4 Eb. Nr. 25
69,5 Eb. Nr. 198
69,6 Kah. Nr. 11 Bln Nr. 107 108
69,7 Eb. Nr. 102 = 296 20 24 64
69,8 Beatty VII Rs. 6,1
69,9 Zaub. f. Mutt. u. Kind Spruch D. – Vgl. auch Bln. Nr. 76
69,10 Eb. Nr. 855 (100,19)
69,11 H. Nr. 22
69,12 Eb. Nr. 22
69,13 Eb. Nr. 24
69,14 Eb. Nr. 84
69,15 Eb. Nr. 815
69,16 Eb. Nr. 80

69,17 Eb. Nr. 820
69,18 H. Nr. 139. – So mit *dr* „beseitigen" noch sonst: Eb. Nr. 242 251 527 584 Bln. Nr. 84 Smith 22,8
69,19 Eb. Nr. 425
69,20 Smith 18,16 ähnlich Eb. Nr. 842 Bln. Nr. 99
69,21 Eb. Nr. 64
69,22 Eb. Nr. 247
69,23 Eb. Nr. 189
69,24 Eb. Nr. 188 642 H. Nr. 111 Wundenbuch Fall 41
69,25 Sallier IV 14,8 und 15,1
70,1 Smith 19,8
70,2 Beatty VII Rs. 1,7
70,3 Totb. Stud. V 33 (= Totb. Spruch 112)
70,4 Hawara ed. Petrie 6,10
70,5 Berlin 20377
70,6 Lieb. Harr. 2,10 d'Orb. 4,8. – Vgl. dazu oben Seite 21
70,7 Eb. Nr. 571 und sonst
70,8 Wundenbuch Fall 10
70,9 Wundenbuch Fall 41 Eb. Nr. 522
70,10 Wundenbuch Fall 39
70,11 Erman, Denksteine C
70,12 Lebensm. 130
70,13 Pap. Kairo 58027; zuletzt veröff. bei Golénischeff, Pap. hiératiques du Caire (= Cat. Général Bd. LXXXIII) Textband Seite 128
85,1 Beatty V Rs. 6,7 und 6,8
87,1 H. Nr. 214
87,2 Bln. Nr. 190
87,3 Eb. Nr. 1 (1,9)
87,4 Bln. Nr. 163 (15,3)
87,5 Bln. Nr. 163 (15,3 und 16,5) und Nr. 190 (21,9)
87,6 Beatty VII Vorders. 1,4–2,5
88,1 Quibell, Saqqara I pl. 14
88,2 Eb. Nr. 188
88,3 Eb. Nr. 206
88,4 Bt. Nr. 14; vgl. dazu Bd. II Seite 140,1
88,5 Wundenbuch Fall 9
90,1 H. Junker, Ägypt. Ztschr. Bd. 63 (1928), Seite 66 und 69 (griech. *ἰατροκλύστης*)
91,1 H. Junker, Ägypt. Ztschr. Bd. 63 (1928), Seite 68 (griech. *ἰατρὸς τῶν ἀφανέων νούσων*)
91,2 H. Junker, Ägypt. Ztschr. Bd. 63 (1928), Seite 69 (griech. *ἰατρὸς ὀδόντων*)
91,3 F. Jonckheere: à la recherche du chirurgien égyptien (Chronique d'Egypte Nr. 51, 1951, 43–45)
91,4 K. Sethe, Totb. Stud. zu Text III 31
91,5 griech. *παρασχίστης*
91,6 W. Spiegelberg, Die Beisetzung des Patriarchen Jakob im Lichte der ägyptischen Quellen (Orient. Lit.-Ztg. XXVI, 1923, Spalte 421–424)
92,1 Kairo 1419 (A. R.)
92,2 Ptahhotep-Grab (Quibell, Ramesseum 36)
92,3 Murray, Sakkara Mastabas 11
93,1 Hatnub Graff. 15 vgl. auch die Bemerkungen von Anthes zum Text
93,2 Bln. Nr. 100
93,3 Urk. I 42 vgl. dazu Ägypt. Ztschr. Bd. 73 (1937), 105.
93,4 Hatnub Graff. 12
94,1 Beni Hasan I 30 (M. R.) Louvre B 50 (N. R.)
94,2 Bln. Nr. 163 (15,3)
94,3 z. B. Louvre C 62 (N. R.)
94,4 Leiden D 32 (N. R.)
94,5 Kairo 20088 (M. R.)
94,6 Gardiner-Peet, Sinai, Inschrift Nr. 117,7 und 121,8
95,1 Totb. Stud. Text III (Fassung der Spätzeit)
95,2 Z. B. Leiden D 32
95,3 Vgl. Ägypt. Ztschr. Bd. 63 (1928), 65
95,4 Dazu K. Sethe in Ägypt. Ztschr. Bd. 55 (1918), 65
96,1 Brit. Mus. 83 (Sait.)
96,2 Naophore Vatikan ed. Posener (in: La première domination perse en Egypte) Text B, Zeile 12
98,1 Ägypt. Ztschr. Bd. 63 (1928), 65
99,1 Uschebti im Vatikan (Abschrift des W. B.)
99,2 Urk. I 3
100,1 So z. B. Grabdenkmal Sahure taf. 55; 56
100,2 Vgl. unter anderem Erman, Reden und Rufe, Seite 13 sowie oben Note a zu Seite 93

100,3 Siehe Bd. II Seite 25,1 und 88,1
100,4 Urk. I 42
100,5 Totb. Stud. III (vgl. oben Seite 95)
101,1 Vgl. Bd. II Seite 87
101,2 Hatnub Graff. 15
101,3 Urk. I 42
102,1 Die Deutung des „gehälfteten Topfes" wird W. Westendorf verdankt
103,1 Eb. Nr. 339
103,2 Eb. Nr. 325
104,1 Eb. Nr. 860 866 869 870
104,2 Eb. Nr. 867 868 871 872 875 876
104,3 H. Nr. 171
104,4 Eb. Nr. 876
105,1 d'Orbiney 7,9 Vgl. auch K. Sethe im Kommentar zu Pyr. 660c
106,1 Wundenbuch Fall 7
106,2 Wundenbuch Fall 4 und 7
106,3 Eb. Nr. 68
106,4 Wundenbuch Fall 28
107,1 Eb. Nr. 565
107,2 Zaub. f. Mutt. u. Kind 7,2–3
107,3 Urk. I 42
108,1 Letters to the dead (Pap. Leiden 371 Zeile 28–29)
109,1 Eb. Nr. 295 und 296 Smith Rs. 22,11
109,2 Wundenbuch Fall 1 (Smith 1,3 f.)
109,3 Vgl. Bd. II Seite 32 unter II
110,1 Wundenbuch Fall 39 und 45
110,2 Eb. Nr. 866
111,1 Wundenbuch Fall 19
111,2 Wundenbuch Fall 30
111,3 Eb. Nr. 873
111,4 Eb. Nr. 198
111,5 Eb. Nr. 207
111,6 Eb. Nr. 188
111,7 Wundenbuch Fall 20
111,8 Wundenbuch Fall 22
112,1 Siehe Bd. I Seite 84 und 89
112,2 Kahun Nr. 2: Textbemerkungen dazu von F. Ll. Griffith
113,1 Wundenbuch Fall 19
113,2 Wundenbuch Fall 32
113,3 Wundenbuch Fall 30
113,4 Wundenbuch Fall 48
113,5 Wundenbuch Fall 4 7 29
113,6 Wundenbuch Fall 21
113,7 Kahun Nr. 8
113,8 Eb. Nr. 295
114,1 Eb. Nr. 855 (100,15) dazu Wundenbuch Fall 1 (Smith 1,9)
114,2 Wundenbuch Fall 39
114,3 Wundenbuch Fall 41
114,4 Wundenbuch Fall 45
114,5 Wundenbuch Fall 47
114,6 Wundenbuch Fall 46
114,7 Wundenbuch Fall 7
114,8 Wundenbuch Fall 13 Ähnlich Fall 17 und 24
114,9 Eb. Nr. 193 Ähnlich Eb. Nr. 203 und 204
114,10 Eb. Nr. 189
115,1 Über andere Verkürzungen siehe Bd. II Seite 66 und 78
115,2 Wundenbuch Fall 2 3 4 5 6 7 8 10 18 27 47 (immer mit Objekt „Wunde")
115,3 Eb. Nr. 863 (c}·*t*-Geschwulst) Nr. 864 (der Bauch mit *c}·t* auf ihm) Nr. 866 (*c}·t*)
115,4 Zuerst erkannt von J. H. Breasted, Kommentar zum Pap. Edwin Smith Seite 93
115,5 Eb. Nr. 864
115,6 Eb. Nr. 866
115,7 Wundenbuch Fall 4
115,8 Wundenbuch Fall 5
115,9 Wundenbuch Fall 6
115,10 Wundenbuch Fall 2
115,11 Eb. Nr. 864
115,12 Eb. Nr. 867
115,13 Kahun Nr. 13
116,1 Kahun Nr. 32
116,2 Wundenbuch Fall 22
116,3 Wundenbuch Fall 20
116,4 Wundenbuch Fall 40
116,5 Wundenbuch Fall 13 17 24 37 44
116,6 Wundenbuch Fall 5
116,7 Wundenbuch Fall 6
116,8 Eb. Nr. 189 205
116,9 Eb. Nr. 199 Vgl. dazu Bd. II Seite 41
116,10 Eb. Nr. 877
116,11 Eb. Nr. 863 867
116,12 Eb. Nr. 866 868 872
116,13 Eb. Nr. 857 860
116,14 Eb. Nr. 871
116,15 Eb. Nr. 870
116,16 Wundenbuch Fall 7

116,17 Metternichstele 190
119,1 Eb. Nr. 860 862 Bln. Nr. 154
125,1 Vgl. Eb. Nr. 557 565 858 H. Nr. 133
126,1 Eb. Nr. 1
126,2 Wundenbuch Fall 28
126,3 H. Nr. 179
127,1 Einfache Wunde: Wundenbuch Fall 14 26 28. – Klaffwunde: ebenda Fall 10 23 47
127,2 Wundenbuch Fall 10 47
127,3 Wundenbuch Fall 27
128,1 Auch Wundenbuch Fall 26
128,2 Wundenbuch Fall 10 14 23 26 28 47
128,3 Wundenbuch Fall 10 14 23 47
128,4 Wundenbuch Fall 10 14 26 28 47
129,1 Wundenbuch Fall 15 25 30 32 35 36 37 38 42 43
129,2 Wundenbuch Fall 11 14
129,3 Wundenbuch Fall 22
129,4 Wundenbuch Fall 12
129,5 Wundenbuch Fall 23
130,1 Wundenbuch Fall 3 4 5 6 47
130,2 Wundenbuch Fall 6 Ähnlich Fall 5
130,3 Wundenbuch Fall 47
132,1 Ägypt. Ztschr. Bd. 60 (1925), 7 f.
132,2 Totb. Spruch 136 B 18
132,3 Pyr. 521
132,4 Totb. Spruch 102,7
138,1 Amonshymnus Leiden ed. Gardiner 3,14–15
138,2 H. Nr. 214 (Zauberspruch)
138,3 Urk II 65 (= Petrie Koptos 20a, 15)
138,4 Ombos I 147, 193
138,5 Ombos II 292, 939
138,6 Ombos I 127, 167
138,7 Totb. Spruch 17 ed. Grapow Abschnitt 24
138,8 Pap. Turin P. u. R. 124,4–5
138,9 Vgl. Zaub. f. Mutt. u. Kind und mehrere der in Bd. II Seite 13 f. erwähnten Zaubersprüche
138,10 Nach Diodor I 25
138,11 H. Nr. 160
139,1 W. Spiegelberg, Ägypt. Ztschr. Bd. 57 (1922), 70
139,2 Totb. Spruch 17 ed. Grapow Abschn. 16 und 17 H. Junker, Onurislegende Seite 132 f.
139,3 Pap. Beatty VII Rs. 1,7
139,4 Totenbuchstudien V (Kommentar Seite 52)
139,5 W. Spiegelberg, Ägypt. Ztschr. Bd. 53 (1917), 14
139,6 Erman, Denksteine A und sonst ebenda
139,7 Vgl. oben Seite 13
139,8 Sogenannte Bentreschstele; vgl. auch Note a zu Seite 73
139,9 Urk. II 108
140,1 Ad. Erman, Römische Obelisken (Abhandl. Preuß. Akad. d. Wiss., 1917, Phil.-Hist. Klasse Nr. 4) Seite 16 und 40–41
140,2 K. Sethe: Amenhotep der Sohn des Hapu (in: Festschrift für G. Ebers, 1896, Seite 107 f.); vgl. auch H. Bonnet, Reallexikon der Ägyptischen Religionsgeschichte, Seite 22
140,3 K. Sethe: Imhotep der Asklepios der Ägypter, ein vergötterter Mensch aus der Zeit des Königs Zoser (Unters. zur Geschichte u. Altertumskunde Ägyptens II Heft 4, 1902). – Die Stelle aus Debod bei G. Roeder: Debod, § 139.

Register

1. Allgemeines

abführen 27 62
Dauer der Kur 27
Abortus 16
abtreiben 16
Aderlaß 123
After als Austrittsöffnung für Krankhaftes 31
Leiden am (im) After 62
Albugines 27
alt werden 6

Alter (Lebensalter) 17
Alterserscheinungen 6
befallen den Menschen 30
ambulante Behandlung 108
Amenophis, Sohn des Hapu (Arztheiliger) 140
Ammen 10 15
Ammenfigur (Milchzauber) 16
Amun als Heilgott 138
erleichtert die Geburt 13
„an allen Körperstellen“ 40
Anatom? 91
Ansammlung von Feuchtem 37
Antinous (Arztheiliger) 140
Apotheker = Arzt 133
Apothekergeräte 102
Applikationen (besondere) 121
Armleiden 55
Arzneimittel von Göttern erfunden 138
Arzt
anatomisch tätig? 91
Ausbildung 96
des Bauches 90
bereitet die Heilmittel 133
Besteck des A. 89 95 100
Betätigung 99f.
deren Ziele 118
Bezeichnung, eigentliche 86
anonyme („du“ u. ä.) 91
Gehilfen des A. 84 89 107 134
Gerät des A. 102
Gottheiten als A. 137
Hilfsmittel des A. 100
Hofärzte 90
Kranker, Verhalten des A. zu ihm 107
Kunst(fertigkeit) des A. 88 90 96
Laien als A. 98
Namen von Ärzten 87 94 97 99
Nebentätigkeit (beim Schlachten) 100 128
Priester und A. 92
Schreiber und A. 92
soziale Seite der Tätigkeit 98 99
Spezialistentum 97
Spezialfächer, gehäuft 98
griechische Wiedergaben 90,1 91,1f.
Stufen des Amtes 90
Titel oft inhaltsleer 95
Wissen des A. und dessen Quellen 101
Zauberer und A. 94
im Zauberspruch 100
Arztheilige 140
Ärzteschulen 96
Ärztestand 95
erblich? 97
Ärztliches Schrifttum 101
Asklepios 140
Auge als Eingangsöffnung für Krankhaftes 29 31
Augenarzt 90 97
Götter als Augenärzte 138
Augenbehandlung 23 121
Augenheilmittel 21
Augenkranker: Brief eines A. 21
Augenleiden 37 53
Augenuntersuchung 108
Augenzittern (infolge von Vergiftung) 21
Auskultation unbekannt 110
Ausrenkung 50
Ausscheidung von Krankhaftem 31 69
äußerliche Krankheiten 48

baden 7
Badezimmer 8
Bauch = Mutterleib 10 14 16
Baucharzt 90
Bauchleiden 59
Befestigung eines Verbandes 127
Befragung des Kranken 111
befühlen (betasten) 110
Begutachter des Opferfleisches 100
behandeln 119
schon bei der Untersuchung 117
Behandlung: Allgemeines 117
ambulant 108
Applikation von Heilmitteln 121
Augenbehandlung 23 121
Besonderheiten 130
bespeien als B. 131
brennen als B. 125
einrenken 123
Handauflegen 131
im Hause des Kranken 107
Hinweise auf besondere B. 130
Kranker übt selbst B. aus 118
massieren 130
Nachbehandlung 122
reiben als B. 130
Schlüsselbeinluxation 124
schneiden als B. 125
sitzen als B. 119

stufenweise 120 122
Unterkiefereinrenkung 123
verbinden 126
Verkürzungen der Angaben 121
Wundbehandlung 125
Ziele der B. 118
Zurückhaltung angebracht 125
Beinleiden 56
Bekämpfer der Skorpione 94
Bentresch(stele) 73
Bereitung der Heilmittel 88 102 132
Beschneidung 16
nicht durch den Arzt 107
Beschwörer 94
bespeien 131
betasten (befühlen) 110
Betrachtung („Inspektion") 110
Bettlägerigkeit 70
Bettruhe 69
Bewegungsstörungen 56
„Bilharzia" 65
Binden für Verbände 106
Binse zum operativen Schneiden 105
Bißwunden 27 49
deren Verband 128
Blase als Austrittsöffnung für Krankhaftes 31
Blasenleiden 63
blind; Blinder 38 55 82
Blindheit 55
Bluten der Wunden selten erwähnt 49
Blutharnen 64
Blutnest 30
Blutungen: durch Hitze verhindert 105 125
künstlich verursacht 123
Brandblasen 51
brennen als Behandlung 105 125
Bruchverletzungen 49
Buckliger 38

„Charpie" 106
Cherhebpriester 22 93
verursacht Krankheiten 32
Chirurg? 87 134
Chnum, Gottheit bei der Geburt 12
Chons als Heilgott 139
„Chonsgeschwulst" 34 57

Dämonen als Krankheitsbringer 33
Deutungen, moderne, der Krankheiten 64
Diagnose und Rezept: Unterschied 83
Diätfehler 27
Diäthaltung 7
Dorn (als Gerät) 51
Dreckapotheke 67
Drillinge 16
„du" = Arzt 91 133
= Kranker 84

eindrogige Rezepte 120 137
einfallen: von selbst e. von Schwellungen 57
Eingangsöffnungen des Körpers für Krankhaftes 31
Eingeweidewürmer 31 60 68
einrenken 123
einträufeln 122
Einzelkind 16
Embryo 10 12
„endogene" Krankheiten 29
Entbindung 14
Entleerung aus After oder Blase 28 60 62
Entnabelung 14
Entstehung der Krankheiten 26
„Epilepsie" 29
Erguß 36
Erhitzung 36
„erkennen" (sexuell) 9
Erkrankung, siehe Krankheit
Ernährungsfehler als Krankheitsursache 27
Erstgeborener 16
Eßlust und -unlust 28
Euphemismen für Sexuelles 9
„exogene" Krankheiten 29

Fachärzte 97
Fachsprache der Medizin 101
„Fasern" als Verbandsstoff 106
fasten (heilsam) 28
Federkiel zum Einträufeln 103
Fenster, gegen Dämonen gesalbt 34 70
„fest sein" 3
Feuerbohrer, ärztlich verwendet 105
Feuersteinmesser 105
Feuersteinsplitter als Zusatz zu Einreibemittel 123
Fieber 36
finden = ärztlich feststellen 110
Finger als Tastorgan 110 114

„unter den Fingern“ (des Arztes) 25 115
Fleisch: frisches, als Verbandsmittel 128
verdorbenes, als Krankheitsursache 28
Frauenkrankheiten 46
Froschgöttin (Helferin bei der Geburt) 14
Frühgeburt 17
Fünflinge 16
Futteral (aus Leder) für ärtzliches Gerät 100

Gebärende, Rauschtrank für G. 13
Gebärstuhl 13
Geburt: Darstellungen der G. 10
Entbindung 14
Erleichterung der G. 13
Frühgeburt 17
glückliche G. 13
Helferinnen bei der G. 12
Nachgeburt 14
Niederkunft 13
Reinigung nach der G. 1 15
schwierige G. 13
Tag der G. 15
Verlauf der G. 14
Wehen 12
Ziegel der G. 13
zögernde G. 14
„Gedankenflucht“ 38
Gedärm, Krankheiten des G. 59
„gedeihen“ 3
Gefäße des Körpers
mit Luft gefüllt 32
Inhalt als Krankheitsursache 31
ihre unklaren krankhaften Zustände 23
„gehälfteter Topf“ 102
geheime Kunst; geh. Mittel 88 90 101
Gehilfen des Arztes 84 89 107 134
Geisteskranker 38
Geistesverwirrung 38
„geistige“ Erkrankungen 38
Genesung 3 68
Geruch (bei Untersuchung) 110 112 116
Geschlechtskrankheiten 41
Geschwülste 57
Zustände der G. 116
Gesicht (erkrankt) 52 93
Gesichtsfalten 52
Gesichtshälftenverziehung 52
Gespenster als Krankheitsbringer 33
gesund
als Begriff 3 5
als erwünschter Zustand 5
von Körperteilen 3
in Personennamen 4
Gesundheit 3
Erhaltung der G. 7
„Gewissensbisse“ 38
Gift in den Gefäßen des Körpers 35,1
Gliedmaßen (ihre Krankheiten) 55
Glühstab 125
„Göttermittel“ 133
Gottheiten als Ärzte 138
Größe des Neugeborenen 14

Haarbehandlung 52
„halber Kopf“ 39
„halbe Schläfe“ 39
„Hämaturie“ 60 65
„Hämorrhoiden“ 68
Hand als Tastorgan des Arztes 110
Handauflegen: behandelnd 131
untersuchend 114
Händewaschen 7
Handwerkzeug: des Arztes 102
des Verbinders 94
Harnbeschwerden 63
Harnlassen 63
Haroëris als Götterarzt 138
Hathor als heilende Göttin 139
Heilgottheiten 138
Heilmittel bereiten 88 102 132
„Heilmittel“ als Personenname 82 98
Heilung, ihr Verlauf 68
durch Kultbild 139
durch Traumgesicht 140
Heiratsalter der Frau 9
Heiserkeit 59
Heket als göttliche Geburtshelferin 14
Hemikrania 39
Herz und After 62
Herzleiden 61
„Herzstiche“ 38
Herzzustände 42
Hilfsmittel des Arztes 100
Hofarzt 90
hoffnungsloser Fall 72
hören, dem Kranken nicht möglich 113
„Hormone“ 66
Horn zum Klistiergeben 103
Horus als Götterarzt 87 138

Husten: aus dem Magen 40 59
keuchender H. 5
Hygiene 7

Idealalter 5 17
Imhotep (Imuthes), Arztheiliger 20 140
inhalieren 85
Inhalationsapparat 103
innere Krankheiten 59
Inspektion 110
Instrumente des Arztes 102
Iris (nicht Pupille) 55
Isis als göttliche Geburtshelferin 14
als Heilgottheit 138
läßt den Sonnengott erkranken 20

jucken 36 57
jung 3

Karzinom 112
Kauterisation 106
„Kenner der geheimen Kunst" als Arzttitel 90
keuchender Husten 5
Kind: in der Mutter 11
säugen (Dauer desselben) 15
Kinderkrankheiten 46
Kindspech (Mekonium) 15
klaffende Wunde 49 127,1
Klebstoff zum Befestigen der Verbände 127
Klistier 103
Klosett 8
Knochenbrüche 45 49
Kopfleiden 51
koptische Medizin 7 12 99
Körper nimmt Heilmittel auf 69
Körperpflege 7
Körperteil: „an irgendeinem K." 40
Kot als Krankheitsursache 31 60,3
Krampf in den Zehen 56
krank, krank sein 2 20 22
Kranker: Bezeichnungen im allgemeinen 72
als „Mann", „Frau" 73
als „Mensch" 46
besonderer Art 74
Behandlung durch den Arzt 82 117
durch den Kr. selbst 84 118
operativ 104
im Hause 107
Untersuchung 108
in der Verdiktformel? 73
Zustände des Kranken 83 118
Krankheit, Krankheiten:
allgemein 22 36
Anordnung der Kr. 39
Anzahl der Kr. 41
äußerliche Kr. 48
Begriff 19 35
Beschreibungen 20
„endogene" Kr. 29
Entstehung: Allgemeines 26
ohne Angabe 29
mit Angabe 31
durch Diätfehler 28
„exogene" Kr. 29
als Folge anderer Kr. 28
Häufigkeit 41
innere Kr. 59
und Körper:
an allen Körperstellen 40
an bestimmten Körperstellen 25
Körperstelle nicht angegeben 25
Eingang in den Körper 31
Sitz im (am) Körper 37
Verbreitung im Körper 34
wächst wie eine Pflanze 30
Ausscheidung aus dem Körper 31 69
nicht körperlicher Art 37
und Kranker:
Mann 43
Mann (und) Frau 43
Frau 46
Kind 46
Gottheiten 139
nur Name „bekannt" 47
Saisonkrankheiten 42
Scheinkrankheiten 21
Seltenheit gewisser Kr. 41
stofflich gedacht 20 30
subjektive Krankheitsempfindung 20
unbestimmt erwähnt 24
in der Verdiktformel? 73
Krebskrankheit nicht nachweisbar 112
Kreuzverband 127
Kultbild heilt im Ausland 139
Kunst(fertigkeit) des Arztes 88 90 96
Kürschnernaht 127
Kurzsichtigkeit 54

lahmen 56
Lahmer 38
Lähmung 38
Laienärzte 98
Lebensalter 17 18
Lebensfähigkeit des Neugeborenen 15
Lebensläufe 17
Leichenöffner 91
leiden (an etwas) 25
Leiden (das L., ein L.) 25
Loch (als Verletzung) 50
Luft: in den Gefäßen (Pneuma) 32
einer Person als Krankheitsursache 32
Lunge–Leber–Milz 59

Magen–Herz-Krankheiten 61
Mann = Kranker 73
„Mann in der Hand Gottes" = Geistesgestörter 38
männliche – weibliche Krankheitsnamen 36
massieren 52 130
Mekonium (Kindspech) 15
Mensch = Kranker 46
Menschenmutter = Plazenta 14 15
Menstruation 11
Messer als ärztliches Gerät 104
Messerbehandlung 104 125
Migräne 39
Min als Heilgott 138
Mond: Einfluß auf Krankheiten? 34
Mund, als Eingangs- und Ausgangsöffnung für Krankheiten 31
Mundkrankheiten 53

Nabel als Austrittsort einer Krankheit 31
Nabelschnur 14
Nachbehandlung von Wunden 122
Nachgeburt 14
Nagelkrankheiten 31 56
Nagelpflege 7 8
Nagelwurm 31
nähen? (als Wundbehandlung) 127
Namengebung im Anschluß an die Geburt 4
Nasenkrankheiten 53
Nasentuch (Schnupftuch)? 8
Naßmachen: sich N. des kleinen Kindes 47
Nephthys als göttliche Geburtshelferin 14
Netz als Art Verband 106 127
Niederkunft 13
Notverband 126

Oberarzt: Verschiedenes 22 95
in der Nekropole 91 99
Ohnmacht 38
Ohr als Eingangsöffnung für Krankheiten 31
Ohrkrankheiten 53
„operativ zu Behandelnder" 74 104
operatives ärztliches Tun 104 123

Palpation 110 115
Pastophoren (Art Priester) 92
pathologisch oder normal? 1
Patient = Kranker
Perkussion unbekannt 110
Personennamen (ihr Inhalt) 4 81 97
„Pest des Jahres" 32 42
„Pfeilmann" = Arzt 86
Plazenta 14 15
plombieren 53
Pneuma 32
Polster bei Wundbehandlung 129
Priester, ärztlich tätig 25 92
Puls, dessen „Bekundungen" 89 114
Pulsation des Gehirns 1 116

Quetschung 50

rasend sein 38
Räuchergerät 103
Re als Götterarzt 87 109
reiben (massieren) 52 130
Rezeptüberschriften zum Teil inhaltslos 41
„Rinderhirt des Afters" als Arzttitel 90
Rückenlage bei Untersuchung 111
bei Behandlung 124

Sachmet (Göttin)
ihre Boten als Krankheitsbringer 33
ihre Priester als Ärzte 92 138
Saisonkrankheiten 42
Salbenbüchsen für Augenmittel 53
Same eines Gottes als Krankheitsursache 33 46
Saugrohr (für Mundverletzten) 106
scheinkrank 21

Schicksal, auf Geburtsziegel verzeichnet 13 18
schielen 54 138
Schmerz 32 36
als Krankheitsindikator 2
schmerzende Körperstelle 32
Schmerzstoffe, wandernde 36 55
Schminkbüchsen für Augenmittel 53
schneiden, als ärztliches Tun 104 125
„Schnitte des Arztes" 51 88
Schnupfen 24,12 53
Schnupftuch? 8
Schorfbildung bei Verbrennung 51
Schreiber und Arzt 92
Schüttelfrost 21
Schwangerschaft: Dauer 11
Eintritt 10
Teste 11 67
Verlauf 11
Schweißausbruch: heilsam 48 52 69
krankhaft 21
Schweißtuch? 8
Schwellung 57
Schwinden der Krankheit 68
Sehfähigkeit, ihre Behandlung 23
„Seife" 8
„Senkung", ein Krankheitssymptom 50 129
Serket (Skorpionsgöttin) 94
sitzen, als Behandlungsart 119
Skorpionsgift 20 94
Sofortverband 126
soziale Seite des ärztlichen Tuns 98 99
Spaltbruch 50
Speichel (heilend) 131
Speisen (schädliche) 28
Spezialistentum, ärztliches 97
sprachliche Unklarheiten der Texte 37 73
sprechen: dem Kranken nicht möglich 111
Spucknapf 8
steif sein (des membrum virile) 4
Strang = Gefäß 40
Sympathiemittel 128
Sympathiezauber 16

Tampon 129
Taubheit 51 53
Temperatur, mit der Handfläche messen 114
Thoth als Götterarzt 138
als Schutzpatron der Ärzte 96
Tierarzt 100
Todestag 15
Todesursachen 59
Toilettebeamter des Königs als Arztgehilfe? 107
Toter, Tote (als Krankheitsbringer) 33

Unklarheiten, sprachliche der Texte 37 73
Untersuchung: Allgemeines 108
Augenuntersuchung 108
befragen 111
befühlen 113
betasten 113
betrachten 111
finden des Resultats 110
Geruch 112 116
Verdikte 110
Weisungen an den Kranken 113

Verband: Allgemeines 106 126
Material dafür 106
Befestigung 127
Kreuzverband 127
Sofort- (Not-) Verband 126
soll nicht drücken 126
„vom Besteck des Arztes" 88
Verschiebung des Wundverbandes 127
abnehmen 128
mit frischem Fleisch 128
nicht anwendbar 130
Verbandswechsel 126
verbinden 94 126
„Verbinder" 94
Verbreitung der Krankheiten im Körper 34
Verbrennungen 51
Verdiktformeln 73 110
Vergeßlichkeit 38
Vergiftung 20
Verkürzungen in der Medizinsprache 83 134
Verschiebung: zweier Knochen 50
eines Wundverbandes 128
Versteifung 36 56
Verstopfung im Bauch 61
Veterinärpapyrus 100
„Vitamine" 66

Vorbeugungsmittel 118
Vorlesepriester 32

wandernde Schmerzstoffe 36 55
waschen: sich reinigend 7
zu Heilzwecken 7
des Neugeborenen 14
Waschgerät 8
Waschmittel („Seife") 8
„Watte" 106
Wehen 12
„Wirkdrogen" 120
„Wochenbett" 15
„Wochenbettdarstellungen" 10
Wunden: Allgemeines 48
bluten selten erwähnt 49
ihre Zustände 49
Verbände 126
Vernähung? 127
Behandlung nicht durchführbar 130
Wundbehandlung, als Begriff 49 120
Würmer als Krankheitsursachen 31
Zahnbehandler 91
Zahnleiden 53
Zähneputzen 8
Zahnschmerz (durch „Wurm" verursacht) 53
Zauber (im Bauch) 33 46
Zauberer und Arzt 94
Zauberhandlungen zu Heilzwecken 70 85
Zehenverkrampfung 56
Zerrung 50
Zeugung 9
Ziegelstützen 106
Ziele des ärztlichen Tuns 118
„Zielverben" 118
Zittern 36 131
Zustände des Kranken 83
von Wunden 49
Zweitverband 128
Zwerg 38 82
Zwillinge 16

2. Autorennamen

Anthes, R. 93,1 97
Bonnet, H. 14 34 140,2
Breasted, J. H. 115,4 127
Brugsch, H. 64
Brugsch, Th. 19,4 58,2
Brunner, H. 13
de Buck, A. 73
Clemens Alexandrinus 92
v. Deines, H. 14 67
Desroches-Noblecourt 103
Diepgen, P. 67 133
Diodor 7 27 28,2 91 99 101 138,10 140
Dornblüth-Pschyrembel 19,3 66,1
Ebbell, B. 29 60 65 67 112
Erman, Ad. 6,1 8,3 8,5 8,8 21,5 33 140
Firchow, O. 33,13
Gardiner, A. H. 17,3 87 94 96 138,1
Grapow, H. 4 6,3 21 50,1 55,2 58,1 138,7 139,2
Griffith, F. Ll. 112
Herodot 7 8,9 27 28,1 91 97
Hintze, F. 9
Jonckheere, F. 11 16 60 87 90 91,3 92 134
Junker, H. 90,1 91,1 91,2 94 139,2
Kees, H. 54
Klunzinger, C. B. 67
Köhler, W. 14
Lange, H. O. 38
Lefebvre, G. 92
Mangold, E. 55
Mann, Th. 20
Meyer, C. F. 3
Meyerhof, M. 66
Möller, G. 16
Plutarch 16,5
Posener, G. 96
Ranke, H. 4 8,5 8,8 81
Roeder, G. 140,3
Schäfer, H. 96
Sethe, K. 7,1 9 11 12 14 17 20,1 28 50,1 55,2 91,4 95,4 104 105,1 108 113 126 131 140,2 u. 3
Sigerist, H. E. 35 66 112
Spiegelberg, W. 6 13 91,6 139,1 139,5
Sudhoff, K. 112
Till, W. 7
Weindler, F. 10
Westendorf, W. 102,1
Wreszinski, W. 50

3. Ägyptische Wörter (in Auswahl)

a) Verschiedene Wörter

ꜣꜥw 100
ꜣwj 106 128
ꜣs·t nt ds 123

i͗wr 10 f.
  šsp i͗wr 10
i͗b 6 61
i͗mrw 129
i͗rj 28 104 120
i͗sdb 117
i͗dr 106 127

ꜥ 114 131
ꜥ ḥmw·t štꜣ·t 90
ꜥ·t in m ꜥ·t nb·t 40
ꜥḥꜣ ḥnꜥ 73
ꜥḳꜥḳ 30,16

wꜣḥ 126 131
wꜥb 25 32 92 100
wꜥb sḫm·t 100
wbꜣ mꜣꜣ 23
wpj 109
wpj·w 91
wp – ẖ·t 16,2
wnw 12
wnḥ i͗drw·f 127
wr swnw 95
wr ḥꜥ 91
wrḥ 48 52 130
whn ḏs·f 57
wḥꜥ 118
wḫꜣ 23 60
wšꜥ 36
wt Verband 94 126
  verbinden 94 126
  Verbinder 94 126
wdj ꜥ 131
wdj ḏr·t 131
wdf 14
wdḥ 122
wḏꜣ 3
wḏꜥ ḫꜣj·t 109

bnd 14
bkꜣ 11
bṯw pw 72
bd 8

psg 8

fgn 62 63
ftt (n dbj·t) 106

mꜣꜣ sehfähig sein 23
  etwas sehen 113
  besehen = inspizieren 109
  Beobachtung 110
mw·t rmṯ 14
mbj 15
mn ms·n mn·t 43
msḫn·t 13
msdm·t 54
mt·w 23 31

njj 15
njs 111
nṯnṯ·t 91
nḏ 111
nḏm 3 6
nḏr 127

rwḏ 3 6
rmn·t 102
rnpj 3 5

hꜣj 16
hnwḥ 105

ḥꜣ·tj 6 61
ḥꜣj·t 95
ḥwꜥ mꜣꜣ 54
ḥwn 17
ḥm-kꜣ 107
ḥmꜣj·t 137
ḥmw·t (štꜣ·t) 88 90
ḥmm 74 104 125
  sꜣ ḥmm 74 91
ḥr-ꜥwj 126
ḥsmn 8
ḥkꜣ·w 94
ḥtp 13
ḥtp-nṯr 87

ḫꜣj 109
ḫꜣꜥ 63
ḫpr 29

ḫprw·w 16
ḫrp srḳ·t 94

ẖpt 105
ẖn 100
ẖrj 76
ẖrd 75

s 75
s·t 75
sꜣ-ḥmm 74 91
sꜣ danach 122
sꜣw 89
sꜣḳ 54 63
sjꜣ 110
sjn 130
sjnw (= *swnw*) 84
sʿḳ 27 31
sw·t 105
swnw 86 100 138
swnw mr·t 99
spḫꜣ 23 60
sfḫ 13
sfṯ·w (*n swnw*) 51 88
smꜣj·t 93
smꜣʿ 23
snb 3 22
snb·t 3
snšmšm 8
snḏm 23
srj (*srwḫ*) 119
srwḫ 23 104 119
srwḫ wbnw 51
srwḫ mꜣꜣ 23
srwḏ mꜣꜣ 23
sḫt 12
ssn 112
sšd 106 128
sḳbb 23
sgnn 23
sṯꜣm 129
sdm 52

šꜣs 105
šnj 12
šnb·t 59
šsꜣ·w 114
šsp 10
šsp ỉwr 10

ḳmꜣ 29

kꜣw nh·t 28

gmj 110
gs 48 130

tštš 51

ṯs 30

dr 69,18 118
ds 105
dgj (Ggs. *mꜣꜣ*) 113

ḏꜣ 105
ḏꜣf 28
ḏʿr 110 115
ḏw 104
ḏw-ʿ 104
ḏbʿ 114
ḏr·t 114 131

b) Wörter für Krankheiten und Krankhaftes

ꜣh 26
ꜣšj·t 48
ꜣdj·t 122
ꜣkw·t 48

ỉꜣṯ·t 77
ỉnḏ 52
ỉrtn 48 122
ỉh 26

ʿꜣ·t 34 48 57 104
ʿꜣʿ Same 33 46 60
ʿꜣʿ „Hämaturie" 60 65
ʿnw·t 34
ʿḫʿ·w 36
ʿḫ·t 36
ʿḳ·t m rwtj 32 33

wꜣšš 123
wbnw 48
wbnw n wbd·t 49
wbnw n kft 49
wbd·t 3 27 51
wnm 25

wnḫ 50 62 123
wrmj·t 60,3
wḫꜣ·w 30 36 59
wḫdj 74
wḫdw 36 55
wḫdw wḫd·t 36
wšʿ·w 57

bjdj 79 136
bʿʿ 47 70
bnw·t 55 58
bṯw 72 139

pnd 24 31
psḥ 49
psḫ-ib 38
pšn 50

fnṯ 31

mn 22 25 26
mn iḫ·t 25
mn·t 26
mr krank 22 24
Kranker 4 73
Krankheit 22 73
mr·t Krankheit 22 24
mr·t nb·t 25
mr·t snf 24
mr·t ḳsn·t 12 24
mḥs 48
mššw·t 48

njꜣ 53
nms·w 112
nrw·t 50
nḫt 4 23 36
nsj-nsj·t 36
nsj·t 29 36
nsw·t 50
nspw 132
nssḳ 52
nšw 47
nḳw·t 79

rš 53

hꜣb n tꜣw 63
hꜣkꜣ 39 85

ḥwr·t (?*ḥrr·t*?) 65
ḥft 31

ḥm·t-sꜣw 67
ḥnʿw 56
ḥnr 138
ḥnḥn·t 57
ḥsb 50
ḥkꜣ 33 46

ḫtꜣw 52
ḫꜣj·t 22 25
ḫꜣj·t mr·t 25
ḫꜣwt 38
ḫnr 59
ḫnsj·t 52
ḫnt 52
ḫsd 57

s·t-ʿ 26
s·t ḳsn·t 12
sʿš·t 48
sr 43 48 79
srj·t 59
kḥkḥ·t nt srj·t 5
srf·t 30 130
srḫj ḥrj 33
sḥm 50
sḥḏ·w 27 29 51
ssmj 47
sšpn 48
sḳr 27 55
skm 79
sḏ 50
sḏ-wr 50
sḏr·t 70

šꜣrw 76 79
šwj·t 33
šp·t 55
šfw 36
šfw mr 24
šfw·t 57
šmm·t 36
šnʿ 60,3 63
šnʿ n tꜣw 63

ḳrf·w 52
ḳsn 12 24

kꜣpw 61
kḥkḥ·t nt srj·t 5

gbgb 56

tꜣw 32 37 59 61 62
ḥꜣb n tꜣw 63
šnꜥ n tꜣw 63
tpꜣ·w 52
tmj·t 47 48
thm 50
tḫn 27
dꜣ 36
dꜣw·t 131
dns 113
dḥr·t 30 48
dgm 39

ḏw·t 26

4. Stellennachweise aus den Texten

a) Aus den medizinischen Texten

Beatty – Berlin – Carlsberg – Ebers – Hearst – Kahun – London – Ramesseum – Smith – Wundenbuch – Zaub. f. Mutt. u. Kind

Beatty

1: 24,19
6: 3,5
10: 44
11: 44 63
12: 63
13: 63
14: 88,4
16: 41,1
16–26: 61
18: 42 62
27: 62
28: 62
Rs. *1,6:* 66,2
Rs. *2,2:* 36

Berlin
6: 28,11 84 133
10: 133
18: 24,14
30: 47
35: 53
38: 45
42: 45 79
58: 33,11
65: 34,2 71
70: 53,1
71: 53 53,1
76: 52 53 69,9 130
77: 77
79: 77
84: 69,18
89: 33,5 79
94: 79
97: 33,8 33,9 75 79
99: 33,6 69,20
100: 93,2
101: 33,7 75 78
103: 3,7 33,8 33,10
107: 69,6
108: 69,6
112: 78
114: 60,12
117: 61,3
118: 48,11
119: 52
120: 56 84
123: 25,8 56
125: 56 57
138: 133 136
139: 42
140: 40 42
149: 60,3
150: 60,3
154: 24,15 60 81 119,1
157: 61,1
158: 24,30 61,1 79 80
160: 24,29 79
161: 80 81 120
163: 87,4 87,5 88 94,2
164: 88
165: 63 75 78
166: 78
167: 24,27 49 78
169: 56
171: 24,26
172: 25,21
173: 24,27 49
190: 87,2 87,5
191: 24,16 60,1
196: 14
199: 67
200: 53,1
201: 53,1

Berlin
202: 53,1
203: 53,1

Carlsberg VIII
1: 10

Ebers
1: 24,24 31,1 33,12 87,3 96 126,1
4: 24,5 25,7 60,1
5: 24,4 24,16 60,1
8: 63
9: 63
13: 136
16: 60,8
18: 60,8
20: 60,3 60,10
21: 23,7
22: 60,9 69,7 69,12
23: 133
24: 60,3 60,10 69,7 69,13
25: 69,4
26: 63
27: 62 63
28: 62
29: 62
30: 24,25 32 60,3
32: 60,8
34: 60,8
35: 25,2
36: 62
37: 62 75 78
38: 23,8
40: 25,11
41: 25,2 25,7 60,1 78
42: 76 78
43: 25,7
44: 63
49: 63 78
50: 31,5
59: 133
62: 29 66 78
64: 27,2 69,7 69,21
66: 25,1 27,1 27,6 31,6
67: 25,1 27,6 31,7
68: 25,1 106,3 122 133
69: 24,8 25,1 27,6 31,7
72: 24,6
80: 69,16
82: 24,7
84: 69,14
90: 59,4
91: 59,3
92: 59,3
93: 44 45
94: 59,3
95: 59,2
98: 60,2
99: 43
102: 69,7
103: 30,14 43 59,3 60,2
104: 59,2
115: 30,6 130
119: 30,2 130
122: 53
123: 30,9 74
130: 30,1
131: 36 131
132: 60,7 62
139: 62 77 78
140: 62
141: 62
142: 37
143: 62
144: 62
145: 62
147: 62
153: 62 78
154: 37 44 45 62 79
155: 37 62
156: 88
162: 24,19 44 62
163: 62
164: 62
165: 33,1 60,6
167: 43 45 46
168: 33,3 46
169: 46
170: 46
171: 46
172: 46
173: 46
174: 46
175: 59,5
179: 75 79
182: 33,2 60,4
185: 25,2 59
188: 25,20 69,24 75 77 81 88,2 89 111,6
189: 28,6 69,3 69,23 75 77 114,10 116,8
190: 25,18
191: 3,1 69,1 77
192: 52 77
193: 25,18 30,11 114,9
196: 25,18 28,13

Ebers
197: 25,18 77
198: 30,11 30,12 69,5 111,4
199: 116,9
200: 77 120
201: 30,11
202: 30,11
203: 25,19 28,13 30,11 69,3 77 114,9
204: 28,13 114,9
205: 72 77 116,8
206: 12,1 81 88,3 89
207: 28,5 69,2 111,5
208: 61,1
209: 61,1
210: 61,1
211: 61,1
212: 45 61,2 136
213: 61,1
215: 136
216: 61,2
217: 25,4 61,5
219: 61
220: 61,3
221: 60,11
222: 60,11
223: 60,11
224: 60,11
225: 33,2 33,4 60,6
226: 33,2
227: 38 60,12 61
229: 33,2
230: 61,3
231: 33,2 33,4
232: 33,2
233: 61,4
236: 60,12
238: 60,11
239: 60,11
240: 60,11
242: 36 69,18
244: 138
246: 36 138
247: 25,13 69,22 138
250: 25,10 39,9
251: 3,2 19 24,9 25,16 30,9 69,18 74 75 84
252: 131
253: 24,10
254: 24,10
257: 24,10
259: 23,14 24,10
261: 24,18 63
262: 47 63
265: 63 78
267: 63 76 77 78
269: 43
270: 43
272: 43 46 47
273: 47 75 77
274: 63
276: 63
277: 63
282: 63
283: 24,18 63
294: 69,3 74 130
295: 75 76 81 84 109,1
296: 69,7 109,1
298: 52 77 78 82
299: 52
300: 43
301: 25,6
302: 48,9
307: 79 102 133 134
310: 45
314: 102
320: 103
324: 102 134
325: 85 103 103,2
336: 122
337: 26,4
339: 103,1 121 122
345: 54
347: 29,7
348: 37,3 54
349: 26,3 30,10
352: 37,4 54
356: 55 122
359: 23,9
365: 121
367: 3,3 52,1
368: 79 136
369: 54
378: 37,1 54
381: 54
382: 27,3 29,8
384: 7 37,4 85 121 122
385: 36 54
388: 42
389: 42
391: 52 78
392: 30,4 122 136
393: 23,10 42

Ebers
402: 27,4 29,9 30,7
409: 54 122
410: 122
411: 122
412: 122
413: 122
414: 23,11 54
418: 52 52,2
419: 92
420: 55
424: 54
425: 69,19
432: 27,5
433: 27,5
434: 27,5
435: 27,5 128
436: 27,5 49,13 128
437: 52
453: 8,10 30,3 45
454: 45
455: 45 79
456: 45
457: 45 85
458: 45
462: 30,8
465: 8,11 82
482: 51,3
483: 129
487: 40 51
491: 51,4
492: 51,2
494: 51
497: 51,2
501: 51 88
504: 51 51,5
510: 32
515: 49,8
516: 129
517: 49,1 49,10
522: 49,11 120
523: 129
526: 49,11 77
527: 49,11 58 69,18
528: 48
529: 48
537: 48,4
538: 48,4
539: 49,1 49,11
541: 129
543: 48,5
544: 48,5
545: 48,5
551: 58
553: 53
554: 58
557: 125,1
561: 24 24,21
562: 56
563: 40 57
565: 40 57 107,1 125,1
571: 70,7
583: 57
584: 69,18
585: 57
588: 30,15
591: 3,4 29,6 56 57
592: 29,6
593: 30,13
598: 25,12
601: 25,6
602: 24,17
603: 56
605: 25,8 56
607: 56
608: 56
609: 25,8 56
611: 56
612: 24,20 56
613: 24,21 56
615: 56
616: 24 24,22 55
617: 35,2 55
620: 23,13 24,13 56
622: 56
623: 55
625: 40 131
626: 131
627: 23,6
631: 23,3
634: 56
636: 45
642: 69,24
644: 40
647: 56
648: 56
650: 55
663: 137
681: 23,2
688: 23,4
693: 23,5
694: 23,1

Ebers
696: 55
697: 24,3 25,3 53
698: 24,2 24,13
700: 24,1 24,13
705: 44
708: 8,12 42
709: 8,12 44
710: 8,12
711: 8,12
712: 52
714: 8,14
715: 8,14
716: 8,13 52
717: 7 84
718: 7
719: 7
725: 30,5
726: 39
727: 39
728: 39
729: 39
730: 39 39,10
731: 39
733: 67 133
734: 48,10 123
735: 123
736: 123
737: 123
738: 123
739: 53
740: 53
742: 53
746: 53 58
749: 53
751: 30 53 79
752: 78
761: 53
762: 53
763: 24,12 53
764: 51 53,1
765: 29,4 51
766: 49 50,4 53 55 106 119 127
767: 53 105
768: 29,4 51
770: 29,4
777: 52
778: 48,1
779: 48,1
780: 43 48,8 79
781: 43
783f.: 13
786: 77 84
789: 84
797: 16,6 84
798: 16,7
799: 16,7
810: 23,15 24,14
811: 16,1
813: 58
815: 12 24,27 69,15
816: 12
817: 25,9 30,7 76 77
820: 69,17
831: 80
832: 75 77 80
833: 37,2 75 80 81
836: 16
837: 16 84
838: 15 110
839: 15,3 110
842: 69,20
854: 29,2 vgl. unten nach 877
855: vgl. unten nach 877
856: 87 vgl. unten nach 877
857: 58 81 116,13
858: 3 29 40 81 125,1
859: 35,2 58 81
860: 57 58 81 104 116,13 119,1 120 125
861: 29 58 81
862: 28,15 81 119,1
863: 74 80 105 115 116,11
864: 28,14 58 63 74 80 105 115,3 115,5 120
865: 28,14 58 74 80 104
866: 58 80 104,1 110,2 115,3 115,6 116,12 120
867: 80 104,2 105 115,12 116,11 120
868: 3 80 104,2 116,12
869: 80 104,1 120
870: 58 80 104,1 116,15 120
871: 3 29 80 104,2 116,14 120 125 129
872: 3 74 80 104,2 105 116,12 125
873: 3 57 80 111,3 131
874: 28,15 34, 80
875: 80 104,2 105 127
876: 74 104 104,2 104,4 105 119 120 125 131
877: 28,15 34 116,10
99,1: 88
99,3: 114

Ebers
99,8: 25,15
99,11: 29
99,17: 34,7
100,2: 32,2
100,3: *30*,20
100,8: 25,17
100,11: 63
100,15: 32,5 114,1
100,18: 32
100,19: 32,6 69,10
101,7: 28,7
101,10: 30,17 30,23
101,19: 34,8
101,20: 25
102,2: 81
102,3: 28,4
102,4: 30,20 32,7
102,6: 30,17 30,24
102,8: 28,8
102,15: 37,5
103,3: 62
103,7: 24,31 34,6
103,9: 24,31 34,6
103,11: 55
103,16: 30,20
103,17: 24,32 25,5

Hearst
7: 24,19
8: 53
13: 44 45
14: 45
15: 50,3
18: 78
25: 133
27: 56 63
32: 44
36: 33,1 60,6
37: 45
38: 48,6
42: 40 60,2
46: 60,2
48: 25,4 61,5
51: 61,3
53: 25,7
54: 33,1
59: 63
62: 63
67: 63
69: 63
70: 63
83: 33,2 33,4 44 60,5
84: 33,2
85: 33,2 34,5
86: 33,2
87: 33,2
88: 24,18
89: 32
93: 62
111: 69,24
113: 57
132: 30,15
133: 44 125,1
134: 25,6 44
139: 44 69,18
140: 24,28
150: 46
151: 44 45 46
155: 52
156: 52
160: 138,11
167: 48,2
168: 48,7
169: 48,7
170: 43
171: 48,10 104 104,3 123
172: 48,3
179: 56 126,3
182: 56
184: 56
185: 56
188: 23,12
196: 31,9 55
199: 56
200: 56 57
205: 55
206: 78
212: 69,11 132
213: 132
214: 87,1 132 138,2
215: 132
216: 132
221: 50,2
226: 45
232: 40 44
233: 40 45
235: 57
239: 27,5 40
240: 27,5
241: 27,5 128
242: 27,5

Hearst
245: 48,12
260: 48,12

Kahun
1: 11 24,11
2: 11 24,9 84 111 112,2
3: 11 56
4: 11 76
5: 11 53 72
6: 11 24,9 26,1 54
7: 11 56 131
8: 11 113,7
9: 11
10: 11 28,10 84
11: 11 69,6
12: 11 56
13: 11 56 72 115,13
14: 11
15: 11 75
16: 11 54
24: 84
25: 84
27: 84
32: 116,1
34: 12

London
5: 36
6: 43
22: 53 74
25: 43
34: 76 79 130
43: 49,10
52: 51,5
53: 3,6
56: 51,5
61: 51,4
8,4: 25

Ramesseum IV C
15: 15
17: 15
18: 15
19: 15

Smith (vgl. Wundenbuch)
18,16: 69,20
19,1f.: 33,14
19,8: 70,1
19,14: 74
20,8: 34,3
20,13: 75 77 131
21,9: 8,14 52 85 137
22,8: 69,18
22,11: 77 109,1

Wundenbuch
1: 49,3 49,5 89 109,2 114,1
2: 115,2 115,10
3: 26,2 49,3 50 115,2 130,1
4: 50 74 80 106,2 113,5 115,2 115,7 119 130,1
5: 50 115,2 115,8 130,1 130,2
6: 1 50 115,2 115,9
7: 50 80 83 84 106,1 106,2 113,5 114,7 115,2 116,16 119
8: 3 32,3 39,1 50 109 115,2 119
9: 49,12 88,5 89 94
10: 70,8 106 115,2 127,1 127,2 128 128,2 128,3 128,4
11: 50 129,2
12: 50 129,4
13: 39,4 50 114,8
14: 117 127,1 128 128,2 128,3 128,4 129 129,2
15: 50 129,1
16: 50 119
17: 83 114,8 128
18: 3 49,4 115,2
19: 50 83 94 113,1
20: 39,6 49,1 80 83 84 111,7 119
21: 39,5 50 113,6
22: 39,3 50 84 111,8 129,3
23: 128 128,2 128,3 129,5
24: 50 114,8
25: 50 116 117 123 129,1
26: 127,1 128 128,1 128,2 128,4
27: 3 115,2 127,3
28: 106,4 117 126,2 127,1 128 128,2 128,4
29: 113,5
30: 50 111,2 113,3 128 129
31*:* 3 4,4 32,4 39,2 50 83
32: 50 113,1 119 128 129
33: 27 50 83
34: 50 124
35: 50 124 129
36: 50 124 129
37: 49,10 51 129
38: 50 129
39: 29,16 29 48 58 70,10 105 110,1 114,2 120
40: 50
41: 69,24 70,9 114,3 130

Wundenbuch
42: 50 129
43: 50 129
44: 51
45: 3 28,16 58 110,1 114,4
46: 28,16 114,6 120, 126
47: 49 49,7 84 114,5 115,2 127,1 127,2 128 128,2 128,3 128,4 130,1 130,3
48: 50 84 113,4 124

Zaub. f. Mutt. u. Kind
7,2: 107,2
B: 34,6
C: 34
D: 34 69,9
E: 25,14 34
F: 13,2 13,4
G: 13,4
H: 47
I: 47 70
K: 47
M: 34
R: 34
S: 34
T: 34
V: 16,10 34

b) Aus Texten nicht-medizinischen Inhalts

Amarna IV pl. 2 92
Amenemope 24,9–12 38,2
Anastasi I 27,3 8,4
II 7,3 14,1
III 4,9 3
III 6,1 70
VI 3,3 4,2
IV 13,6–7 30,4 31,8
V 14,6 5,8
Anii 6,18 11 15,4
Apophisbuch 27,5 16,4
Bauer 3023,78 5,3
Beatty (Pap.) III 8,12 53
V Rs. 4,1–9 39,7
V Rs. 4,10–6,4 39,8
V Rs. 6,5–9 39,11
V Rs. 6,7–8 85,1
VII 1,4–2,5 87,6
VII 2,5–7 21,2
VII Rs. 1,7 70,2 139,3
VII Rs. 6,1 69,8
Beni Hasan I 30 94,1
II pl. IV 7
Bentreschstele 73 139,8
Berlin 20377 70,5
Berlin Pap. 11247 21,5
Brit. Mus. 83 96,1
147 9
826 16,3
Demot. Mag. Pap.
Verso XXIX 38,4
Dendera (Thes. VI 1396) 4,8
Denksteine ed. Erman
A 21,4 139,6
C 19,2 21,3 70,11
Diodor I 25 138,10 140
I 82 7 28,2 99 101
I 91 91
Edfou II 77 4,8
Edfou Mammisi 158 13,7
Erman, Literatur 224 6,1
304 8,3
Erman-Ranke, Ägypten
81 203 432 593 8,5 8,8
Florenz 1505 5,7
Hatnub Gr. 12 u. 15 52 93,1 101,2
20 5,5 82 98
Hawara (Petrie) 6,10 70,4
19 7,2
Herodot II 35 8,9
II 77 7 28,1
II 84 97
Horus und Seth 10,6–9 139
Ichernofret 17,4
Johannesevangel. 9,6 132
Kairo 1419 92,1
20088 94,5
42127 17,1
Kairo Pap. 58027 70,13
Ḱubanstele 17 17,5
Lebensmüder 130 4,6 19,1 70,12
Leiden D 32 94,4 95,2
Leiden (Pap.)
Amonshymn. 3,14 138,1

343 Rs. 5,1 13,1
345 Vs. G. 2,14 35,1
345 Vs. G. 3,2 34,6
371,28 108,1
Lieb. Beatty
I Rs. Sect. C IV 6 22,2
30,16
Lieb. Harr. 2,9 22,1 70,6
Louvre B 50 94,1
C 62 94,3
815 54
1363 54,3
Markusevangel. 7,33 8,25 132
Mar. Mast. 42 8,15
Metternich 11 30,19 35,1
168 11,7
190 116,17
Mose I 3,16 12
Naophore Vatikan 96
Oase (große) 16,38 13,6
Odyssee 4,229–232 98
Ombos I 127,167 138,6
I 147,193 138,4
I 169,217 11,5
I 371,495 4,7
II 292,939 138,5
Onurislegende 139,2
Or. Lit. Ztg. Bd. 26, 421 91,6
Bd. 32, 725 59,1
d'Orbiney 3,6 9
4,8 7 21,6 70,6
7,9 105,1
12,9 7
18,5 11,1
Pianchi 10 8,3
101 7,2
Plutarch, de Iside cap. 12 16,5
Prinzengesch. 4,2 9,1 10 11,9
Ptahhoteplehre 4,2f. 6,4
10,2 25,21
Pyr. 370 7
484 131
521 132,3
660 104 105,1
788 7 7,2
921 8,6
1164 7,2
1181 7
1202 126
1368 7 7,4
1979 8,4
2012 8,2
2015 7 7,4
2067 7,2
Ramesseum (Quibell) 36 92,2
Red. u. Rufe Seite 13 100,2
Rhind, Pap. I 1,1–9 18,1
I 1,8 15
I 2,2 13,3
II 1,1–2,1 15,1 18,2
Sahure taf. 55 100,1
Sallier IV 14,8 69,25
IV 15,1 69,25
IV Rs. 2,3 5,6
Saqqara (Quibell) I 14 88,1
Saqqara Mast. 11 92,3
Sinai 117,7 94,6
121,8 94,6
Sinuhe 2–3 38,1
167f. 6,3
253–256 20,1
Sonnenauge 8,24 12
Sphinxstele A. II 17,6
Taimhotep 5,11 18,3
Textes réligieux ed. Lacau Nr. 23 8
theban. Gräber ⟨1074⟩ 11,3
⟨2060⟩ 17,2
Totb. 17 24,11 138,7 139,2
48,3 5,13
102,7 132,4
110 5,12
112 32,1 70,3
136 B, 18 132,2
162,9 (Pleyte) 4,3
164,15 (Leps.) 4,5
Totb. Stud.
III 95 100,5
V 24,11 32,1 108 139,4
Traumbuch
7,4 28,9
ed. Gard. Seite 11 17,3
Turin Stele 159 4,1
Turin, Pap. P. u. R.
55,1 16,9
118,5 5,9
121,10 16,8
124,4 138,8
125,12 30,18 30,22
131–133 21,1 34,6
Unamun 1 x + 3 38,3
Urk. I 3 99,2
I 16 25,22

I 39 5,2
I 41 126
I 42 93,3 100,4 101,3 107,3
I 130 5,4
I 152 25,23
I 178 25,24
II 65 138,3
II 108 139,9
Urk. IV 114 6,2
IV 218 9
IV 226 10,2 12,2
IV 546 7,3
IV 874 8,2
IV 1166 5,2
V 23 8,4
Wahrh. u. Lüge
4,4 f. 9 10,1 11,6 11,10
Westcar 2,25 8,4
7,16 5,10 131
9,9 11,8
9,22 12
10,7 14
10,12 13
11,18 15

FSC
www.fsc.org
MIX
Papier | Fördert
gute Waldnutzung
FSC® C083411

Kolibri 360 GmbH
Ferdinand-Jühlke-Straße 7
99095 Erfurt, Deutschland
produktsicherheit@kolibri360.de